Stanley Rosenberg

Der Selbstheilungsnerv

Stanley Rosenberg

Der Selbstheilungsnerv

So bringt der Vagus-Nerv Psyche und Körper ins Gleichgewicht

VAK Verlags GmbH
Kirchzarten bei Freiburg

Titel der amerikanischen Originalausgabe:
Accessing the Healing Power of the Vagus Nerve

ISBN 978-1-62317-024-0
Published by North Atlantic Books, Berkeley, California

Aus Gründen der besseren Lesbarkeit wurde im Text die männliche Form gewählt; alle Angaben beziehen sich selbstverständlich auf Angehörige beider Geschlechter.

Bibliografische Information der Deutschen Nationalbibliothek
Die Deutsche Nationalbibliothek verzeichnet diese Publikation in der Deutschen Nationalbibliografie; detaillierte bibliografische Daten sind im Internet über http://dnb.d-nb.de abrufbar.

VAK Verlags GmbH
Eschbachstraße 5
79199 Kirchzarten
Deutschland
info@vakverlag.de
www.vakverlag.de

16. Auflage 2025

Übersetzung: Rotraud Oechsler
Lektorat: Nadine Britsch
Layout: Karl-Heinz Mundinger
Illustrationen: Sohan Mie Poulsen
Fotos: Tau Bjorn Rosenberg
Umschlag: Kathrin Steigerwald
Umschlagillustration: Kathrin Steigerwald
Satz & Druck: Friedrich Pustet GmbH & Co. KG, Regensburg
Printed in Germany
ISBN: 978-3-86731-211-0 (Paperback)
ISBN: 978-3-95484-393-0 (ePub)

Für Linda Thorborg

Hinweise des Verlags

Dieses Buch dient der Information über Möglichkeiten der Gesundheitsvorsorge. Wer diese Informationen anwendet, tut dies in eigener Verantwortung. Autor und Verlag beabsichtigen nicht, Diagnosen zu stellen oder Therapieempfehlungen zu geben. Die vorgestellten Vorgehensweisen sind nicht als Ersatz für professionelle Behandlung bei ernsthaften Beschwerden zu verstehen.

Inhalt

Vorwort

von Stephen W. Porges

Ich lernte Stanley im Juni 2002 im Rahmen einer Konferenz der US-amerikanischen Association for Body Psychotherapy (Gesellschaft für Körperpsychotherapie) in Baltimore kennen. Am Abend vor meinem Vortrag bekam ich eine Nachricht von Jim Oschman, der anfragte, ob er und Stanley auch teilnehmen könnten. Jim machte deutlich, dass ich erfreut sein würde, Stanleys Bekanntschaft zu machen und etwas über seine Arbeit zu erfahren. Nach meinem Auftritt erklärte Stanley, er sei auf der Suche nach einer objektiven Messmethode wie etwa der Herzfrequenzvariabilität, die sich für Forschungsarbeiten zur Überprüfung seiner praktischen Arbeit eignen würde.

Meine Neugier war geweckt und ich wollte mehr über seine Arbeit, seine Herangehensweise und den Grund für sein Interesse an Messungen der Vagusfunktion erfahren. Ich erwähnte, dass ich an einer Spondylolisthesis litt, eine Instabilität der Wirbelsäule, bei der sich ein Wirbelkörper über den darunterliegenden Wirbel schiebt. Er antwortete beiläufig: „Ich kann das in Ordnung bringen." Auf meine Frage, wie lange er glaube, dass das dauern würde, sagte er, etwa zehn bis fünfzehn Sekunden! Jetzt wollte ich unbedingt wissen, was er in zehn bis fünfzehn Sekunden tun konnte. Da er im Rolfing und in Craniosacral-Techniken ausgebildet war, hatte ich angenommen, dass seine Behandlung mehrere Sitzungen erforderlich machen würde. Angesichts meiner Erfahrungen mit Orthopäden war ich neugierig, ob eine somatische Therapie, eine Körpertherapie, wirksam sein könnte. Die Idee, dass ich in wenigen Sekunden wiederhergestellt sein könnte, passte absolut nicht in mein Weltbild.

Meine Diagnose beruhte auf einer Verschiebung in der unteren Wirbelsäule, am lumbosacralen Übergang, der Verbindung zwischen Lenden- und Kreuzbeinwirbel. Das Gleiten verursachte Rückenschmerzen, die sich womöglich zunehmend verschlechtern und auf eine Operation hinauslaufen würden. Die Diagnose wurde von einem orthopädischen Chirurgen gestellt, der mir Angst vor einer Operation machte, um meine Fortschritte in der Physiotherapie anzuspornen. Nach Abschluss meiner Ausbildung suchte ich einen Sportmediziner auf, der mir einen Stützgürtel verschrieb, um meine Beweglichkeit einzuschränken. Aus diesem Bereich der medizinischen Fachwelt erhielt ich widersprüchliche Instruktionen; die Ärzte hielten mich dazu an, meinen unteren Rücken ruhig zu stellen, die Physiotherapeuten hingegen ermunterten mich dazu, mich zu bewegen und an der Beweglichkeit zu arbeiten. Als ich Stanley kennenlernte, war mir nicht mehr klar, wie ich mit meinem Leiden umgehen sollte, um die Symptome zu verringern und eine Operation zu vermeiden.

Als er großzügig anbot, „das in Ordnung zu bringen", begrüßte ich diese Gelegenheit. Stanley bat mich, in den Vierfüßlerstand zu gehen, meinen Rücken zu entspannen und relativ gerade zu halten. Dann bewegte er mit den Fingern das Gewebe über dem verschobenen Wirbel, wobei die Hände in entgegengesetzter Richtung arbeiteten. Dabei glitt der Wirbel sofort und mühelos zurück in die richtige Position zurück. Inzwischen wende ich eine Variante dieses Verfahrens seit 15 Jahren an, um schmerzfrei zu bleiben.

Ich verstand sofort, was er machte. Der „Handgriff", mit dessen Hilfe die obere Gewebeschicht sanft bewegt wurde, gab dem Körper das Signal, sich zu entspannen. Die Entspannung reichte aus, um die neuromuskuläre Regulation, die die Wirbelsäule unterstützte, zu reorganisieren und so dem Wirbel zu ermöglichen, sanft in die richtige Position zu gleiten. Auf diese Weise übermittelte Stanley dem neuromuskulären System Signale von Sicherheit, sodass es aus einem abwehrenden Verkrampfungszustand, mit dem es die Verletzbarkeit des unteren Rückens zu schützen versuchte, direkt in einen Zustand der Sicherheit wechseln konnte, in dem eine sanfte Berührung in funktioneller Hinsicht dazu führen würde, dass das System seine natürliche Position finden konnte.

Stanleys Methode bestätigte, dass Sicherheit im metaphorischen Sinne sich überall im Körper zeigt, nicht nur im innerlichen System, über die Muskeln im Gesicht, am Kopf oder in den Eingeweiden über die vorderen Bahnen des Vagus-Nervs, das auf Kontakt und Kommunikation, soziale Zugewandtheit oder soziales Engagement ausgerichtet ist und in Englischen als *Social Engagement System* bezeichnet wird. In allen Bereichen der Anatomie des Menschen wird Sicherheit durch das Herunterregeln und Einschränken von Abwehrverhalten zum Ausdruck gebracht. Ist Sicherheit vorhanden, können sich die Strukturen neu auf die Unterstützung von Gesundheit, Wachstum und Wiederherstellung einstellen. In funktioneller Hinsicht beruht Stanleys Arbeit auf der stillschweigenden Voraussetzung, dass das Nervensystem in einem Zustand der Sicherheit offen für Berührung ist, wodurch sich Körperstrukturen ausrichten lassen und die autonome Funktion verbessert werden kann.

Bei unserem ersten Zusammentreffen wurden Stanleys Einzigartigkeit und Brillanz greifbar, genauso wie sein glühender Wunsch, Schmerzen und Leiden zu lindern. Greifbar wurde auch seine einfühlsame Herangehensweise, durch die die Sicherheit über die sanfte Koregulation, die begleitende Steuerung, unterstützt wird. Und sein intuitives Verstehen der integrierten Körpersysteme wurde ebenfalls greifbar.

Stanley und ich sind inzwischen seit 15 Jahren gute Freunde. Bei zahlreichen Besuchen haben wir darüber gesprochen, wie er das autonome Nervensystem mit seinen manuellen Techniken beeinflusst und dadurch Gesundheit, Wachstum und Wiederherstellung fördert. Wie dieses Buch vermittelt, hat er Elemente der Polyvagal-Theorie mit Elementen der Craniosacral-Therapie und anderen somatischen Methoden auf brillante Weise kombiniert. Dafür wählte er geschickt das Grundprinzip der Polyvagal-Theorie: Die Körperstrukturen öffnen sich der Berührung und den manuellen Techniken, wenn sie sich in einem Zustand der Sicherheit befinden.

Gemäß der Polyvagal-Theorie funktioniert der Körper samt neuronaler Steuerung der Skelettmuskulatur anders, wenn er sich sicher fühlt: Die Bahnen des vorderen Vagus-Nervs koordinieren das autonome Nervensystem, seine Abwehrfunktionen sind eingeschränkt und der Körper ist offen, nicht nur für soziale Zugewandtheit durch die Ausdrucksweise in

Form von Betonung, Rhythmus und Tonhöhe der Stimme beim Sprechen – die sogenannte prosodische Vokalisation – sowie in Form des Gesichtsausdrucks, sondern auch für Berührung. Stanleys Erfolge beruhen auf seiner Fähigkeit, den Klienten über den Umgang mit seiner sozialen Zugewandtheit anzukoppeln und diesen Prozess begleitend zu regulieren sowie Signale von Vertrauen und Anteilnahme zu übermitteln, die einen Zustand von Sicherheit im ganzen Körper fördern, sodass der Schaltkreis des vorderen Vagus-Astes die ihm eigenen positiven Eigenschaften auslösen kann.

Stanley ist kein klassischer Therapeut, der nur in einer Fachrichtung ausgebildet wurde. Seine Ausbildung ist fachübergreifend und seine Herangehensweise reiht sich eher in die Traditionen eines Heilers ein. Heiler setzen die Selbstheilungskräfte des Körpers in Gang, und Stanley nimmt diese Rolle ein. Er ist an der Regulierung bei seinen Klienten mitbeteiligt, er versetzt sie in die Lage und befähigt sie dazu, durch ihre körpereigenen Selbstheilungsmechanismen gesund zu werden. Sein Interesse an der Polyvagal-Theorie ergibt sich aus seinem vorbehaltlosen Verständnis, dass der Körper bereit ist, Heilung geschehen zu lassen, wenn Sicherheit in seinen Strukturen offenbar wird.

Mit seinem Buch *Der Selbstheilungsnerv* bringt Stanley seine persönlichen Erkenntnisse zum Ausdruck und würdigt die Rolle, die die Bahnen des Vagus-Nervs im Heilungsprozess spielen, indem sie den Körper beruhigen und ihn in die Lage versetzen, sich der Berührung zu öffnen. Durch sein intuitives Verstehen dieses ganzheitlichen Prozesses, hat Stanley ein System von manuellen Techniken entwickelt, die die Sicherheit fördern und es dem Körper ermöglichen, das Nervensystem neu einzustellen und somit das Verhalten, die geistige Gesundheit und die physiologische Homöostase, die Selbstregulation der Körperprozesse, zu optimieren.

Als Wissenschaftler erfahre ich die Welt nicht als Therapeut. Als Therapeut erfährt Stanley die Welt nicht als Wissenschaftler. Er hat jedoch die Gabe, wissenschaftliche Informationen stillschweigend zu ordnen und sie intuitiv, einfühlsam und hilfreich therapeutisch anzuwenden. Stanleys Leistungen als kreativer Therapeut sind innerhalb der komplexen

Strukturen des Gesundheitswesens einzigartig. Zum Glück werden seine kraftvollen Einsichten, Metaphern und Behandlungsmodelle in seinem Buch *Der Selbstheilungsnerv* wunderbar wiedergegeben und bewahrt.

Dr. phil. Stephen W. Porges
Distinguished University Scientist am Kinsey Institute der Indiana University und Professor für Psychiatrie an der University of North Carolina

Vorwort
von Benjamin Shield

Es gibt Zeiten in der Geschichte, die reif dafür sind, einer entsprechenden Brillanz zu begegnen. Uns ist einer dieser seltenen Augenblicke beschieden. Stanley Rosenbergs Buch *Der Selbstheilungsnerv* gibt dem Leser ein Instrumentarium an die Hand, um Zugang zu einigen der komplexesten Krankheiten zu erlangen und sich damit zu befassen.

Stanleys Grundlage für diesen neuen Denkansatz sind seine fast ein halbes Jahrhundert umspannende praktische Erfahrung, seine Ausbildungen und seine Lehrtätigkeit. *Der Selbstheilungsnerv* gewährt Einblicke in die Entstehung physischer und psychischer Leiden, zeigt Gründe auf, warum ihre Behandlung mit konventionellen Methoden häufig keinen Erfolg hat und stellt ein wirksames Instrumentarium zu ihrer Bewältigung zur Verfügung.

Unser Wohlbefinden hängt von einem funktionierenden und anpassungsfähigen Nervensystem ab. Im Mittelpunkt unserer Anpassungsfähigkeit, insbesondere in Bezug auf Stress, steht der Vagus-Nerv. Dieser Hirnnerv ist Teil unserer gesamten physischen und neurologischen Matrix. Der Vagus ist für jeden Aspekt unseres Lebens von zentraler Bedeutung. Er kann für Tiefenentspannung sorgen, ebenso wie für eine unmittelbare Reaktion auf Situationen, in denen es um Leben und Tod geht. Er kann sowohl Ursache zahlloser Erkrankungen sein als auch ihre Lösung. Darüber hinaus kann der Vagus für die notwendige tiefe persönliche Verbundenheit mit anderen Menschen und mit unserer Umgebung sorgen.

Ich habe die besondere Ehre, Stanley seit mehr als 35 Jahren zu kennen. Wir haben zusammen studiert, ich habe von ihm gelernt und am Rosenberg-Institut unterrichtet. Ich kenne keinen anderen Behandler, der qualifizierter wäre, alle in diesem Buch vorgestellten wesentlichen Elemente zusammenzuführen.

Der Selbstheilungsnerv entschlüsselt die Rätsel chronischer Krankheiten. Es sind viele Bücher auf dem Markt, die diese Leiden erklären, aber keines befasst sich so eingehend und erfolgreich damit, wie und warum sie überhaupt erst entstehen.

Für Therapeuten, Betroffene oder einfach für Leser, die mehr über sich und andere erfahren möchten, ist dieses Buch ein absolutes Muss. Wir schulden Stanley Rosenberg Dank dafür, dass er seine jahrzehntelangen Erkenntnisse zu einem faszinierenden und unvergesslichen Werk verarbeitet hat.

Dr. phil. Benjamin Shield

Autor von *Das kleine Buch des Herzens,*
Das kleine Buch der Seele,
Was ist heilen? und
Wege zu Gott Leben aus der Liebe

Ein Wort zu Beginn

Mein Name ist Stanley Rosenberg, ich bin Körpertherapeut, geboren und aufgewachsen in den USA und lebe in Dänemark. In diesem Buch stelle ich ein neues, auf meinen Erfahrungen als Körpertherapeut beruhendes Behandlungskonzept vor, das im Rahmen eines vollkommen neuen Verständnisses von der Funktion des autonomen Nervensystems wirkt – der von Dr. Stephen Porges entwickelten Polyvagal-Theorie.

Das autonome Nervensystem steuert nicht nur die Arbeit unserer inneren Organe (Magen, Lunge, Herz, Leber usw.), sondern ist eng mit unserem emotionalen Zustand verbunden, der unser Verhalten direkt beeinflusst. Somit ist die ordnungsgemäße Funktion unseres autonomen Nervensystems für unsere Gesundheit und unser Wohlbefinden sowohl in psychischer als auch in physischer Hinsicht von zentraler Bedeutung. Dr. Porges' polyvagales Bezugssystem ermöglichte es mir, bei so breit gefächerten gesundheitlichen Problemen wie der chronisch obstruktiven Lungenerkrankung (COPD), Migräne und Autismus – um nur einige wenige zu nennen – positive Resultate zu erzielen.

Seit mehr als 45 Jahren arbeite ich mit verschiedenen Formen der Körpertherapie. Diese Laufbahn hatte so überhaupt nichts mit dem Swarthmore College zu tun, das ich 1962 in den Hauptfächern englische Literatur, Philosophie und Geschichte, inklusive eines extracurricularen Studienangebots, abschloss. Wenn ich an Ehemaligen-Treffen teilnehme, stelle ich fest, dass die meisten meiner Freunde Professoren, Ärzte, Anwälte, Psychologen und andere Spezialisten geworden sind. Ich bin der einzige Körpertherapeut unter den 250 Studenten meines Jahrgangs.

Hinter den Kulissen: Die Philosophie der Darstellung

Während meiner Zeit in Swarthmore weckte das Theater, insbesondere das japanische Theater, mein Interesse. So kam ich zu einem Graduiertenprogramm im Fach Theater an der Universität von Hawaii, wo wir Stücke aus Japan, China, Indien und Thailand inszenierten. Nach zwei

Jahren kehrte ich den Sandstränden von Honolulu den Rücken und zog zusammen mit anderen jungen Hoffnungsträgern des Theaters in die überlaufenen, schmutzigen, lärmenden Straßen der Lower East Side von Manhattan.

Zeitweise half ich Ellen Stewart, der Produzentin von La MaMa, einer beliebten Off-off-Broadway-Produktion, also einer, die in New York in kleinen Theatern mit weniger als 100 Plätzen aufgeführt werden, wo aufstrebende Schauspieler und Regisseure Stücke von hoffnungsvollen, bislang jedoch unentdeckten Theaterautoren auf die Bühne bringen. Ich weiß nicht, ob es mein Schicksal oder einfach Glück oder meine Nase für gute Leute war, mit denen man arbeiten konnte, es war jedenfalls ein Segen, dass Ellen mich unter ihre Fittiche nahm. Nachdem wir mit einer kleinen Theatergruppe durch Europa getourt waren, bestand Ellen darauf, dass ich mir das Odin-Theater ansah, eine kleine experimentelle Bühne in Dänemark.

Auf ihre Empfehlung wurde ich der Assistent von Eugenio Barba, dem Intendanten des Theaters. Er wollte, dass die Schauspieler bei ihren Auftritten bis ins Detail etwas Neues schufen. Einmal probten Barba und seine Schauspieler zwei Tage lang eine kleine Szene – sie probierten verschiedene Inszenierungen, ausdrucksstarke Körperbewegungen und ungewöhnliche stimmliche Ausdrucksmuster aus –, die nur 90 Sekunden dauerte, als sie schließlich fertig war und in das Stück eingegliedert wurde.

Barba hatte eine dreijährige Schulung als Regieassistent an einem polnischen Theater unter der Leitung von Jerzy Grotowski durchlaufen, der zur damaligen Zeit in dem Ruf stand, einige der spannendsten Theaterinszenierungen der Welt auf die Bühne zu bringen. Grotowski war sowohl ein innovationsfreudiger Intendant, als auch ein Anhänger der Theorien über die Verbindungen zwischen mentalen, physischen und psychischen Prozessen. Seine Schauspieler loteten die physischen und psychischen Aspekte extremer Augenblicke im Leben ihrer Figuren aus. Sie begaben sich in eine Welt auf halbem Weg zwischen Realität und Fantasie und erschlossen traumartige, durch traumatische Erfahrungen beschworene Zustände.

Nach drei Jahren als Grotowskis Assistent verbrachte Barba auch ein Jahr in Indien und studierte das klassische Kathakali-Tanztheater, eine expressive Form des indischen Tanzes oder Tanzdramas, das mit außergewöhnlichen Formen eines stilisierten Ausdrucks arbeitete, in die Kostüme, Schminke und häufiger Einsatz von Pantomime einbezogen wurden. Um den hohen Grad an Beweglichkeit und Muskelbeherrschung zu erzielen, unterziehen sich Kathakali-Tänzer einem anstrengenden Trainingsprogramm. Damit sie diesen Herausforderungen gerecht werden und die nötige Beweglichkeit erreichen können, erhalten sie immer wieder Körpermassagen.

Alle diese Erfahrungen übten ihren Einfluss auf Barba aus und schlugen sich im Odin-Theater nieder; die Schauspielausbildung, die ich dort erlebte, ging auf Grotowskis Arbeit zurück und schloss Akrobatik, Yoga und freie Bewegungsimprovisation ein. Ich blieb ein ganzes Jahr an Barbas Theater und nahm an den täglichen Stimm- und Bewegungsübungen sowie an den Übungen im emotionalen Ausdruck teil.

In seiner „Grundsatzerklärung" schrieb Grotowski: „Das Wichtigste ist, dass ein Schauspieler nicht versuchen sollte, sich irgendeine Art von Rezept zu erarbeiten oder sich eine ‚Trickkiste'zuzulegen. Dies ist nicht der Ort, um alle möglichen Ausdrucksmittel zusammenzutragen."[1] Diese Philosophie, der ich am Odin-Theater ausgesetzt war, prägte meine Herangehensweise bei allem, was ich danach für den Rest meines Lebens machte, auch das Lernen und Erforschen der Körpertherapie.

Bei den Stimmübungen sangen wir zum Beispiel kein Lied, das jemand anders getextet und vertont hat. Wir versuchten nicht, etwas zu imitieren, das wir bei jemand anderem gehört haben; wir versuchten, die Klangwelt zu erforschen, die wir in unserer eigenen Vorstellung erzeugten – Klänge, die wir von niemand anderem vorher gehört hatten. Es konnte Stunden, Tage, manchmal eine Woche oder mehr in Anspruch nehmen, bis ich das Gefühl hatte, dass mir genau der Klang aus meiner Vorstellung gelungen war – und es gab niemanden, der beurteilen konnte, ob es der „richtige" war oder nicht. Hatte ich diesen Klang erst einmal von mir gegeben, wiederholte ich ihn nie mehr. Ich widmete mich dem nächsten Klang, der in meiner Vorstellung auftauchte und arbeitete daran, diesen auszudrücken.

Genau diese Methode fand in meiner Herangehensweise an die Körperarbeit ihren Niederschlag. Alain Gehin, mein wichtigster Lehrer und Mentor auf den Gebieten der Craniosacral-Therapie, der Viszeralmassage und der osteopathischen Techniken sagte einmal etwas, das dem, was ich am Odin-Theater gelernt hatte, sehr ähnlich war: „Du lernst Techniken, um Prinzipien zu verstehen. Hast du die Prinzipien verstanden, kreierst du deine eigenen Techniken.“ Ein Prinzip betonte er auch ständig: „Teste, behandle und teste dann erneut.“

Tai Chi

Die Körpertherapie ergab sich bei meiner Arbeit mit Schauspielern ganz von selbst. Als Lehrer und Regisseur scheuchte ich sie aus ihrer Komfortzone heraus und über die üblichen Einschränkungen in ihrer Bewegung und ihres stimmlichen Ausdrucks hinaus. Wir arbeiteten zum Beispiel mit Pantomime und Akrobatik. In dieser Zeit fiel mir ein dünnes Buch über Shiatsu-Massage in die Hände, und sie wurde zu einem Bestandteil unseres Trainings, um den Körper in seiner Beweglichkeit zu unterstützen.

Während ich die Welt des experimentellen Theaters in New York City ergründete, lernte ich auch Tai Chi von Ed Young, einem Studenten und Übersetzer von Professor Cheng Man-Ch‘ing, einem der größten Tai-Chi-Meister des 20. Jahrhunderts. Als Quelle des Wissens über die natürlichen Möglichkeiten, den Körper zu bewegen, ist Tai Chi unerreicht. Täglich Tai Chi zu praktizieren ist das Kung Fu der Selbsterkenntnis, ähnlich wie die tiefer greifenden Formen der Meditation in anderen kulturellen Traditionen.

Die Bewegungen des Tai Chi sind fließend, kreisförmig und „weich“ im Vergleich zu denjenigen der „harten“ Arten der Selbstverteidigung wie Karate, deren Bewegungen geradlinig und schnell sind sowie definitive Ausgangs- und Endpunkte haben. Das Ziel von Tai Chi als Kampfkunst ist nicht, stärker und schneller als der Gegner zu werden, sondern mithilfe des eigenen Körperbewusstseins, der Beweglichkeit und des kinästhetischen Sinnes herauszufinden, wo die Gegner verspannt sind – und ihnen dann „zu helfen“, ihre eigene Kraft gegen sich selbst zu richten.

Das Ideal des Tai Chi ist es, mit minimalem Kraftaufwand Maximales zu erreichen oder, wie man sagt, „mit 100 Gramm 1000 Pfund umzulenken“. Dieser Gedanke wurde zu einem wesentlichen Bestandteil meiner Körpertherapie. Manche Massage- und Körpertherapeuten drücken fest in den Körper ihres Klienten, in der Absicht, tief hineinzugehen. Ich dagegen versuche, genau das Zentrum der Spannung und den für mich exakten Druckwinkel zu finden, um die Spannung zu erhöhen und den Körper dann mit minimalster benötigter Kraft dazu zu bringen, dass er sich entspannt. Oft arbeite ich nur mit einem Druck von wenigen Gramm.

Rolfing und andere Einblicke

Nach fünf Jahren in New York kehrte ich nach Dänemark zurück und unterrichtete ein Jahr lang Schauspiel an der Staatlichen Schule für Theater. Als Ausländer und jemand, der versuchte, ohne Netzwerk in der dänischen Theaterszene etwas zu erreichen, war es schwerer als ich gedacht hatte. Daher beschloss ich, meine Arbeit am Theater aufzugeben und meinen Lebensunterhalt mit Tai-Chi-Kursen und Körpertherapie-Sitzungen zu bestreiten. In Dänemark hörte ich immer wieder vom sogenannten Rolfing®, einer Form der manuellen Körpertherapie, die von Ida Rolf[2] entwickelt wurde. (Rolfing ist eine Form der „strukturellen Integration“, der Oberbegriff für eine Art der Bindegewebsmassage, deren Ziel es ist, Klienten zu einer besseren Haltung, Atmung und Beweglichkeit zu verhelfen).

Der Gedanke, aus einer inneren Absicht heraus zu arbeiten, wie wir es bei unserem Stimmtraining am Odin-Theater gemacht hatten, tauchte bei meinen Diskussionen mit dem deutschen Rolfer Siegfried Libich auf. Da er das „zielgerichtete Arbeiten“ als wichtiges Element von Ida Rolfs Schulungen zur Sprache brachte, beschloss ich, mir zehn Rolfing-Sitzungen von ihm geben zu lassen. Deren Wirkung war so intensiv, dass ich beschloss, die Methode selbst zu erlernen. Ich wurde einer der ersten drei Rolfer in Dänemark und arbeite nun seit mehr als 30 Jahren damit.

Im Theater übernehmen die Schauspieler meist die körperlichen Spannungen ihrer Charaktere, doch im Rolfing arbeiten wir daran, die typischen körperlichen Ausprägungen und gewohnten psychischen Muster, die unsere Klienten einschränken, ihre Bewegungen einengen sowie Schmerzen und Beschwerden verursachen, zu lösen. Das Augenmerk liegt eher auf dem Ausgleich der Spannungen im Bindegewebe als darauf, die Muskeln „zu entspannen", was der übliche Ansatz der Körpertherapie ist. Die Folge ist, dass sie sich auf neue, ungewohnte Weise bewegen können und auch psychisch viel flexibler sind. Sie können sich von Klischees befreien, die früher ihre Ausdrucksfreiheit eingeschränkt haben und sich zu mehr Kreativität und Authentizität entwickeln.

Rolfer arbeiten mit ihren Händen; sie lernen auch, den Körper zu „lesen". Die Bewegungs- und Haltungsanalyse ist ein wichtiger Teil der Ausbildung, der in andere Arten der Körpertherapie noch keinen Eingang gefunden hat. Rolfer fragen: „Wo ist der Körper aus dem Gleichgewicht geraten? Wo ist der Bewegungsfluss unterbrochen? Was ist zu tun, um das wieder in Form zu bringen?"

Nach ein paar Jahren Rolfingarbeit hörte ich andere Rolfer über die Craniosacral-Therapie als weiteres Neuland in der Körpertherapie sprechen. Ich ließ mich auch darin sowie in weiteren Formen osteopathischer Techniken ausbilden, einschließlich der viszeralen Bauchmassage und der Gelenkmanipulation. Im Laufe der nächsten 25 Jahre lernte ich immer weiter bei den besten Lehrern, die ich finden konnte und nahm mindestens 30 Tage im Jahr an Kursen und Fortbildungen für Fortgeschrittene teil.

In Dänemark konnte ich meine Fähigkeiten als Körpertherapeut allmählich im Laufe von mehr als 45 Jahren entwickeln. Jetzt, zum Zeitpunkt der Entstehung dieses Buches, bin ich Mitte Siebzig und ich glaube, dass mein Leben hier in Dänemark gemächlicher verlaufen ist, als wenn ich einen ähnlichen körpertherapeutischen Weg in den USA einschlagen hätte, wo die finanziellen Möglichkeiten größer und verlockender sind, sodass viele erfolgreiche Therapeuten ihren Praxen entwachsen und andere lukrativere Aufgaben übernehmen. Ich glaube auch, dass der Wechsel der Therapien, die gerade „in Mode“ sind, in den USA sehr viel schneller erfolgt als in Dänemark. Ich hatte das große Glück, meinen Weg in meinem eigenen Tempo gehen zu können. Alain Gehin, von dem ich die Craniosacral-Therapie lernen durfte, sagte, dass es nicht so sehr vom intellektuellen „Wissen über etwas“ abhängt, ob man ein fähiger Körpertherapeut wird, sondern davon, dass man „lernt, wie man etwas mit seinen Händen macht“. Er behauptete, dass ein Körpertherapeut erst nach 10 000 Behandlungen, das zu erwerben beginnt, was die Franzosen als *Savoir-faire* und Englisch- und Deutschsprachige gleichermaßen als *Know-How* bezeichnen. Mein Selbstbild ist das eines ausgebildeten Handwerkers der alten europäischen Schule – trotz meiner amerikanischen Wurzeln. Ich hatte Zeit zum Lernen, zum Üben und zum Entwickeln von Fähigkeiten. Mir war der Luxus vergönnt, nach einem immer höheren Niveau der Verfeinerung, der Sensitivität und der Kreativität mit meinen Händen streben zu können.

Alle diese Pfeile hatte ich in meinem Köcher, als ich Stephen Porges kennenlernte und von seiner Neuinterpretation der Funktion des autonomen Nervensystems schier umgehauen wurde – davon wird in diesem Buch noch die Rede sein.

Einführung

Das autonome Nervensystem

Es heißt, eine Entdeckung sei ein Unfall, der einem Geist widerfährt, der darauf vorbereitet ist.

Albert Szent-Györgyi, in Ungarn geborener Biochemiker (1893–1986), der 1937 für die Entdeckung von Vitamin C den Nobelpreis erhielt.[3]

Es spielt keine Rolle, wie lange man umherfährt. Ohne den richtigen Plan kommt man niemals zum Ziel.

Stanley Rosenberg

Mehr als 30 Jahre lang arbeitete ich mit verschiedenen Formen von körperorientierten Therapien, doch schließlich wurde mir klar, dass ich nicht den richtigen Plan verwendete. Als ich Stephen Porges' Polyvagal-Theorie kennenlernte, erweiterten seine Ideen mein Verständnis davon, wie das autonome Nervensystem funktioniert, und auf einmal hatte ich einen besseren Plan.

Das autonome Nervensystem ist ein wesentlicher Bestandteil des menschlichen Nervensystems und überwacht und steuert die Aktivität der inneren Organe – Herz, Lunge, Leber, Gallenblase, Magen, Darm, Nieren und Sexualorgane. Probleme in diesen Organen können die Folge einer Funktionsstörung des autonomen Nervensystems sein.

Bevor es die Polyvagal-Theorie gab, herrschte die weithin akzeptierte Auffassung, dass das autonome Nervensystem für zwei verschiedene Zustände verantwortlich sei – für Stress und für Entspannung. Die Stressreaktion ist ein Überlebensmechanismus, der aktiviert wird, wenn wir uns bedroht fühlen; er mobilisiert unseren Körper zur Vorbereitung auf einen Kampf oder auf die Flucht.[4] Im Stresszustand sind unsere Muskeln daher angespannt und dadurch können wir uns schneller bewegen und/oder mehr Kraft aufbieten. Die Arbeit der inneren Organe unterstützt diese außergewöhnliche Anstrengung unseres Muskelsystems.

Haben wir den Kampf gewonnen oder die Bedrohung ausgeschaltet oder haben wir uns weit genug entfernt, dass wir nicht mehr in Gefahr sind, springt unsere Entspannungsreaktion an. In diesem entspannten Zustand bleiben wir, bis die nächste Bedrohung auftaucht. In der früheren Betrachtungsweise des autonomen Nervensystems wurde Entspannung durch den Zustand des „Ruhens und Verdauens“ oder der „Nahrungsaufnahme und Fortpflanzung“ charakterisiert. Dieser Zustand wurde der Aktivität des Vagus zugeschrieben, des zehnten Hirnnervs, der wie alle Hirnnerven im Gehirn beziehungsweise Stammhirn entspringt. Nach dieser alten, allgemein akzeptierten Interpretation schwankte unser autonomes Nervensystem zwischen den Zuständen von Stress und Entspannung hin und her.

Es kommt jedoch zu Problemen, wenn wir uns aus einem Stresszustand nicht mehr lösen können, auch wenn die Bedrohung oder Gefahr vorüber ist – vielleicht deshalb, weil unsere Arbeit oder unser Lebensstil immer von Stress begleitet ist. Seit vielen Jahrzehnten gilt Stress als Gesundheitsproblem, und es wurde ungeheuer viel Forschungsarbeit investiert, um die schädlichen Folgen von langfristigem Stress zu verstehen.

Die Versuche, chronischen Stress zu behandeln und in den Griff zu bekommen, führten zu einem umfassenden Trend unter den heilkundlich Tätigen, die zu einer großen Anzahl populärer Beiträge für ein allgemeines Publikum in Zeitungen, Zeitschriften, Büchern und Blogs führten (und noch immer führen). Die pharmazeutische Industrie begann ebenfalls mit der Produktion einer breiten Palette von Medikamenten gegen den Stress und fuhr stattliche Gewinne ein, da der Gebrauch dieser Medikamente sprunghaft anstieg. Doch trotz all dieser Möglichkeiten haben viele Menschen weiterhin das Gefühl, dass die Hilfen, die ihnen zuteilwerden, nicht ausreichen. Sie fühlen sich immer noch gestresst. Viele glauben, dass der Stress in unserer Gesellschaft jedes Jahr zunimmt und dass die Menschen infolgedessen immer stärker stressbelastet sind.

Vielleicht liegt das Problem darin, dass wir uns immer noch am falschen Plan orientieren. Durch das antiquierte Verständnis vom autonomen

Nervensystem haben wir die wirklich wirksamen Methoden der Stressbewältigung noch nicht finden können.

Wie fast alle, die im therapeutischen Bereich der medizinischen und alternativmedizinischen Szene tätig sind, habe ich die bestehenden Ansichten über die Funktionsweise des autonomen Nervensystems, die ich für richtig hielt, weitergegeben. Tagtäglich wendete ich in meiner Arbeit an, was ich über das alte Stress- bzw. Entspannungsmodell des autonomen Nervensystems gelernt hatte. Die Tatsache, dass meine Behandlungen erfolgreich waren, diente mir als Bestätigung dafür, dass das stimmte.

Es machte mir Freude, mein erworbenes Wissen an Menschen weiterzugeben, die die verschiedenen Fertigkeiten in der Körpertherapie erwerben wollten, mit denen ich erfolgreich gearbeitet hatte. In all meinen Körpertherapie-Kursen schulte ich sie nach dem alten Modell der Funktion des autonomen Nervensystems. Als die Kurse immer größer wurden, gründete ich im dänischen Silkeborg eine Schule, das Stanley-Rosenberg-Institut. Im Jahr 1993 lud ich einige der von mir ausgebildeten Therapeuten ein, um Einführungskurse zu halten, sodass ich mich auf die fortgeschrittenen Teilnehmer konzentrieren konnte. Schließlich übernahmen andere Lehrer auch diesen Unterricht.

Unsere Schule spezialisierte sich auf die Craniosacral-Therapie, deren Ursprünge auf die Arbeit des amerikanischen Osteopathen und Begründers der Cranialosteopathie (OCF, von engl. *osteopathy in the cranial field*) William Garner Sutherland (1873–1954) zurückgehen. (In den USA erhalten Osteopathen eine Approbation, genießen dieselbe Grundausbildung wie schulmedizinische Ärzte und sind ihnen rechtlich gleichgestellt.) Bei der Untersuchung getrockneter Schädelknochen im anatomischen Sektionslabor stellte Sutherland fest, dass er die sägezahnartigen Nähte benachbarter Schädelknochen zwar zusammenfügen konnte – doch er bemerkte, dass zwischen zwei angrenzenden Knochen eine leichte Bewegung möglich war. Damals war man der Ansicht, wenn etwas in der Natur existiert, müsse es dafür auch einen Grund geben. Sutherland nahm an, dass durch die Bewegung der

Knochen die Zirkulation der cerebrospinalen Flüssigkeit, der Gehirn-Rückenmarks-Flüssigkeit, erleichtert werde und trug Techniken zusammen, die schließlich zur „Craniosacral-Therapie“ wurden.

Die Bewegung der Schädelknochen

Die Schädelknochen werden von einem System elastischer Membranen zusammengehalten, die eine leichte Bewegung zwischen den einzelnen Knochen zulassen. Wenn Sutherland die Knochen am Schädel seiner Patienten sorgsam abtastete, konnte er ihre geringgradige, aber wahrnehmbare Bewegung im Verhältnis zueinander spüren.

Er stellte fest, dass bei vielen seiner Patienten mit medizinisch fassbaren Problemen, die ihren Ursprung im Nervensystem hatten, die Beweglichkeit der Schädelknochen eingeschränkt war.

Durch das Lösen einiger dieser Verspannungen spürte er, dass die subtile Knochenbewegung zunahm. Diese Methode ermöglichte es ihm, manchen seiner Patienten mit einer breiten Palette von Gesundheitsproblemen zu helfen, denen durch die üblichen medizinischen Behandlungen oder durch eine Operation nicht hatte geholfen werden können.

Während Ärzte bei Stress und anderen Erkrankungen tendenziell Medikamente verschreiben, ist die Craniosacral-Therapie eine manuelle Methode, die sich insbesondere zur Verbesserung der Funktion des Nervensystems nachweislich als wirksam erweist. Sie kann chronischen Stress senken, Verspannungen im Muskelsystem lösen und ein besseres Gleichgewicht des endokrinen Systems, des Hormonsystems bewirken. Sutherland entwickelte therapeutische Techniken in drei Bereichen:

1. Zur Lösung von Membranspannungen,
2. zur Lösung der Bewegungseinschränkungen zwischen den einzelnen Schädelknochen und
3. zur Verbesserung der Zirkulation der Gehirn-Rückenmarks-Flüssigkeit.

Die Blut-Hirn-Schranke

Es gibt eine aus Epithelzellen (Deckzellen) bestehende Körperstruktur, die Gehirn und Rückenmark umschließt. Sie wird als Blut-Hirn-Schranke bezeichnet.

Die Nervenzellen des Gehirns und des Rückenmarks werden nicht direkt durchblutet. Stattdessen sind die Gewebe dieser Strukturen von der farblosen Gehirn-Rückenmarks-Flüssigkeit (Cerebrospinalflüssigkeit) umgeben, durch deren Zirkulation die notwendigen Nährstoffe in die Zellen von Gehirn und Rückenmark gebracht und die Abfallstoffe des Zellstoffwechsels abtransportiert werden, bevor sie wieder ins Blut gelangt.

Die Gehirn-Rückenmarks-Flüssigkeit findet sich in geringen Mengen über den ganzen Körper verteilt im Blut, doch sie ist „dünner" als das übrige Blut. Sie enthält keine roten oder weißen Blutkörperchen und weniger andere Stoffe als Blut.

Im Gehirn wird sie aus dem Blut herausgefiltert und zirkuliert in den Räumen des Schädels und des Rückenmarks, von denen das Gehirn und die Wirbelsäule umgeben sind. Danach fließt sie wieder in die Jugularvenen, die großen venösen Blutgefäße der Halsregion, und von dort erneut ins Blut, das aus dem übrigen Körper zum Herzen zurückkommt. Anschließend wird sie vom Herzen aus wieder in den Kreislauf eingespeist.

Die sich daraus ergebende Blutversorgung des Stammhirns und der Nerven ist für die Funktion der fünf Hirnnerven von entscheidender Bedeutung, zu denen auch der ventrale Ast des *Nervus vagus* gehört, und deren Funktion für den Zustand des sozialen Engagement-Systems wichtig sind.

Die uneingeschränkte Gewährleistung dieser Blutversorgung ist die Voraussetzung für eine Funktionsverbesserung der genannten Strukturen. Einige der besten zielführenden Möglichkeiten, um das zu erreichen, fallen in den Bereich der craniosacralen Osteopathie.

Jahrzehntelang lag die Ausbildung in Craniosacral-Therapie exklusiv in den Händen der osteopathisch arbeitenden Ärzte. Sie beschränkten die

Teilnahme an ihren Kursen ursprünglich auf approbierte Osteopathen und eingeschriebene Studenten an medizinischen Hochschulen für Osteopathie. Jedoch wurden schließlich auch fachfremde Ärzte und Studenten in einigen der manuellen Disziplinen ausgebildet. Da viele dieser Techniken so wirksam waren, entwickelte sich unter den Anbietern alternativer und komplementärer Therapien ein reger Wettbewerb.

Der amerikanische Osteopath John Upledger warf schließlich die Tradition über Bord und begann, Osteopathie-Ausbildungen für Nicht-Osteopathen anzubieten. Er richtete das Augenmerk in seiner Arbeit sehr stark auf die Lösung von Membranverspannungen. Er gründete das Upledger-Institut, an dem ich 1983 meinen ersten Kurs in Craniosacral-Therapie absolvierte. Inzwischen ist diese Therapieform bei alternativen Therapeuten weltweit beliebt.

Nachdem ich meine am Upledger-Institut erworbenen Kenntnisse erfolgreich angewandt hatte, setzte ich 1995 meine Ausbildung bei Alain Gehin, einem auf biomechanische Craniosacral-Therapie spezialisierten französischen Osteopathen fort. Sein Fokus lag auf der Lösung von Verspannungen im Bindegewebe, das benachbarte Schädelknochen umspannte und ihnen damit eine bessere Beweglichkeit ermöglichte.[5]

Einige Jahre danach absolvierte ich Einführungskurse auf dem Gebiet der biomechanischen Craniosacral-Therapie, dessen Schwerpunkt die gesteigerte Zirkulation der Cerebrospinalflüssigkeit ist. Alle drei Methoden haben das Ziel, für das Sutherland sich einsetzte – die Funktion des Craniosacral-Systems zu verbessern.

Meine eigene praktische Arbeit

In meiner eigenen Arbeit bevorzugte ich die biomechanische Craniosacral-Therapie (BCT), die mich an meine Rolfingarbeit erinnerte. Die BCT ist sehr präzise; sie half mir, genau herauszufinden, an welchen Stellen der Schädelknochen Verspannungen gelöst werden mussten und bot mir mehr als 150 spezifische Techniken dafür. Mit dieser leistungsstarken Methode wird die Funktion der Hirnnerven oft in kurzer Zeit wirksam wiederhergestellt.

In meiner Praxis gab ich zusätzlich zur Behandlung der Klienten mit Craniosacral-Therapie Rolfing-Einzelsitzungen, wodurch die Myofaszien ins Gleichgewicht gebracht werden (dabei handelt es sich um untrennbar miteinander verknüpfte Einheiten von Muskelgewebe [myo-] und umgebendem Bindegewebe [Faszie]; Anm. d. Übers.). Und ich bot auch viszerale (von lat. *viscera* für Eingeweide) Bauchmassagen zur Funktionsverbesserung des Verdauungs- und Atmungssystems an. Durch die Arbeit mit Techniken dieser verschiedenen Verfahren beobachtete ich während der manuellen Behandlung Veränderungen im Nervensystem des Klienten in Bezug auf Stress und Entspannung.

Meine Arbeit war sehr erfolgreich. Im Laufe der Zeit stieg die Anzahl derer, die meine Techniken erlernen wollten, immer weiter an, und das von mir gegründete Stanley-Rosenberg-Institut wuchs auf 12 teilzeitbeschäftigte Lehrer an. Die Kurse wurden in dänischer Sprache gehalten. Im Laufe von mehreren Jahren haben wir allein in Dänemark mehrere hundert Menschen ausgebildet. Diese Therapeuten wiederum behandelten Tausende von Klienten. Mein Ruf verbreitete sich über die dänischen Grenzen hinweg, und ich unterrichtete auch in anderen Ländern.

Der Gedanke der beiden Funktionszustände des autonomen Nervensystems (Stress und Entspannung) spielte in unserem Lehrplan eine bedeutende Rolle. Er war Bestandteil meiner Kurse in Craniosacral-Therapie, viszeraler Bauchmassage und Entspannung des Bindegewebes. Gemeinsam mit dem amerikanischen Neurologen Dr. Ronald Lawrence verfasste ich sogar ein Buch: *Pain Relief with Osteomassage*[6] (zu Deutsch etwa: „Schmerzlinderung durch Osteomassage"), wie man aufgrund dieser Auffassung vom autonomen Nervensystem Schmerzen durch manuelle Behandlung lindern kann.

Als ich 2001 in Baltimore erstmals Stephen Porges' Vortrag über seine Polyvagal-Theorie hörte, lagen schon fast 35 Jahre erfolgreiche Arbeit mit körperorientierten Therapien hinter mir. Seine Theorie war jedoch genau das Richtige für mich und vermittelte mir eine völlig neue Sicht auf das autonome Nervensystem. Und damit erschloss sich mir wiederum ein neuer und effektiverer Weg, um meinen Klienten zu helfen.

Die Polyvagal-Theorie bewirkte eine revolutionäre Weiterentwicklung meines Verständnisses vom autonomen Nervensystem. Laut dieser Theorie müssen fünf Hirnnerven richtig arbeiten, damit der erwünschte Zustand von Kontakt und Kommunikation erreicht wird. Dies sind die Hirnnerven V, VII, IX, X und XI und sie entspringen alle im Stammhirn.

Bevor ich Porges sprechen hörte, hatte ich Anatomie bei Professor Patrick Coughlin studiert, der uns jeden der insgesamt zwölf Hirnnerven erklärte, zu denen auch der Vagus als zehnter Nerv (X) gehört, und uns beibrachte, wie man ihre Funktion testet. Von meinem Craniosacral-Lehrer Alain Gehin hatte ich auch spezielle biomechanische Manualtechniken zu ihrer Funktionsverbesserung gelernt. Somit war ich gut auf all das vorbereitet, was mir die Polyvagal-Theorie an Erkenntnissen bieten würde. Ich passte die Techniken, mit denen ich gelernt hatte, einem breiten Spektrum von Krankheiten erfolgreich zu begegnen, an dieses neue Paradigma an.

Ich glaube, dass die Informationen und Übungen in diesem Buch praktisch von jedem, ob blutiger Anfänger oder erfahrener Craniosacral-Therapeut, nutzbringend umgesetzt werden können, um die Funktion der eigenen Hirnnerven oder jener von Klienten zu verbessern und viele unangenehme Symptome, Gesundheitszustände und gesundheitliche Probleme – insbesondere solche, deren Diagnose und Behebung schwierig waren – zu lindern.

Die Neurologie des sozialen Engagement-Systems

Spinalnerven (Rückenmarksnerven) entspringen im Gehirn, bilden einen Teil des Rückenmarks, verlassen es zwischen zwei Wirbelkörpern und ziehen dann zu verschiedenen Bereichen des Körpers. Ein Spinalnerv ist ein gemischter Nerv, das heißt, er überträgt motorische, sensorische und autonome Signale zwischen dem Rückenmark und den entsprechenden Körperregionen.

Manche Spinalnervenfasern verflechten sich miteinander und bilden den sogenannten sympathischen Grenzstrang, der die Wirbelsäule von dem Wirbel Th1, dem ersten Brustwirbel, bis L2, dem zweiten Lendenwirbel, durchzieht. Dieser Strang unterstützt die Aktivität der inneren Organe und der Muskeln, wenn angesichts einer drohenden Gefahr die Kräfte eines Menschen für eine „Kampf- oder-Flucht"-Reaktion mobilisiert werden.

Die Hirnnerven entspringen mit Ausnahme der Nerven I (*Nervus olfactorius*, Riechnerv) und II (*N. opticus*, Sehnerv) im Stammhirn, an der Basis des Gehirns (vgl. Bilder „Gehirn" und „Hirnnerven" im Anhang). Sie ziehen dann zu verschiedenen Strukturen im Schädel und im übrigen Körper. Der VII. Hirnnerv, der Gesichtsnerv, zum Beispiel, innerviert mit seinen Ästen die mimische Muskulatur, also die Muskeln für den Gesichtsausdruck, während andere Hirnnerven mit ihren Ästen zum Herzen, zur Lunge, zum Magen und zu anderen Verdauungsorganen ziehen. Manche Hirnnerven ziehen zu den Muskeln, die die Augen bewegen, andere zu Zellen in der Nase für unseren Geruchssinn.

Wenn ein Mensch sich sicher fühlt, also keiner Bedrohung oder Gefahr ausgesetzt ist, wenn er körperlich gesund ist und seine Körperfunktionen in Ordnung sind, dann kann er sich nach Auffassung der Polyvagal-Theorie eines physiologischen Zustands erfreuen, der Verhaltensweisen von spontaner sozialer Zugewandtheit begünstigt. Dieses soziale Engagement ist aus neurologischer Sicht ein auf der Aktivität von fünf Hirnnerven beruhender Zustand: dem vorderen Ast des Vagus (X. Hirnnerv) und der Bahnen der Hirnnerven V, VII, IX und XI.

Arbeiten diese fünf Nerven ordnungsgemäß zusammen, begünstigen sie einen Zustand, der zu Sozialverhalten, Kommunikation und angemessenen selbstberuhigenden Verhaltensweisen befähigt. Sind wir sozial zugewandt, können wir Gefühle von Liebe und Freundschaft erleben. Und wenn einzelne Mitglieder einer Gruppe zusammenkommen und mit anderen kooperieren können, steigen die Überlebenschancen aller.

Auch andere originäre Werte leiten sich von der sozialen Zugewandtheit, dem sozialen Engagement ab: Wir gehen Bindungen miteinander ein, entwickeln Freundschaften und kommen in den Genuss enger sexueller Beziehungen; wir kommunizieren, sprechen miteinander, kümmern uns umeinander, arbeiten zusammen, ziehen Kinder auf, erzählen

Geschichten, treiben Sport, singen gemeinsam, tanzen miteinander und feiern zusammen. Wir genießen es, mit Freunden und Angehörigen an einem Tisch zu sitzen, um zu essen und zu trinken. Soziales Engagement zeigt sich auch, wenn ein Elternteil ein Kind ins Bett bringt, noch bei ihm bleibt und ein Buch vorliest oder eine Geschichte erzählt, bis es einschläft, oder in dem intimen Moment, den zwei Liebende erleben, die nach dem Liebesakt eng beieinander liegen. Diese Beispiele gehören zu den wichtigen Erfahrungen, die uns als Menschen auszeichnen.

Sozialverhalten beschränkt sich nicht nur auf unsere Beziehungen zu anderen Menschen. Wir lieben unsere Haustiere, wir füttern sie und führen unsere Hunde spazieren. Oft sprechen wir mit ihnen und sind uns ganz sicher, dass sie verstehen, was wir sagen. Und wenn sie sich mit Zeichen von Zuneigung revanchieren, fühlen wir uns glücklich. Praktisch jeder kennt diese Aktivitäten, Erfahrungen und Vorzüge, die aus der sozialen Zugewandtheit erwachsen. Jedoch wird diese Art der Aktivitäten und Interaktionen durch das alte Modell des autonomen Nervensystems weder beschrieben noch erklärt.

Der positive Kontakt mit anderen wird nicht nur durch den neuralen Kreislauf des sozialen Engagement-Systems erleichtert, positive Erfahrungen mit anderen helfen uns auch bei der Regulierung unseres autonomen Nervensystems. Im Kontakt mit sozial zugewandten Menschen fühlen wir uns besser. Haben wir dagegen nicht genügend positiven sozialen Austausch mit anderen, können wir leicht unter Stress geraten, deprimiert oder einzelgängerisch werden oder sogar ein gemeinschaftswidriges Verhalten entwickeln.

Diese neuen Erkenntnisse über die vielfältigen Aufgaben der Hirnnerven und vor allem ihren Zusammenhang mit dem sozialen Engagement-System, ermöglichten es mir, mehr Menschen mit einem noch größeren Spektrum an Gesundheitsproblemen nachhaltig zu helfen. Ich musste lediglich feststellen, ob diese fünf Hirnnerven richtig funktionierten – und wenn nicht, ihre Funktion mithilfe einer Technik verbessern.

Dadurch wurde eine noch erfolgreichere Arbeit möglich, und ich konnte so hartnäckige Beschwerden behandeln wie unter anderem Migräne,

Depressionen, Fibromyalgie, COPD, posttraumatische Stressbelastungen, nach vorne verschobene Fehlhaltungen des Kopfes (allgemeinsprachlich auch als „Handy-Nacken“ bezeichnet; Anm. d. Übers.) sowie Probleme mit dem Nacken und den Schultern.

Dieses Buch ist eine Einführung in die Theorie und Praxis der polyvagalen Behandlung. Ich beschreibe zuerst die neurologischen Grundstrukturen und nenne dann einige der physischen, psychischen und sozialen Probleme, die durch eine Funktionsstörung dieser fünf Hirnnerven verursacht werden.

Gemäß der Polyvagal-Theorie hat das autonome Nervensystem zusätzlich zu den Funktionen des vorderen (ventralen) Vagus-Astes zwei weitere, nämlich die Aktivität des hinteren (dorsalen) Astes des Vagus und die Sympathikus-Aktivität des Grenzstrangs. Der Vielschichtigkeit (von griech. *poly* für viel, verschieden) des Vagus-Nervs verdankt die Theorie ihren Namen.

Die Unterschiede zwischen den Funktionen des vorderen und des hinteren Vagus-Astes haben tief greifende Folgen für die körperliche und seelische Gesundheit sowie für die Genesung. Im Verlauf des Buches schlage ich einen neuen Behandlungsansatz vor, zu dem Übungen zur Selbsthilfe und manuelle therapeutische Techniken gehören, die leicht zu erlernen und leicht anzuwenden sind. Ich hege die Hoffnung, dass dieses Wissen sich weiterverbreitet und viele Menschen in die Lage versetzt, sich und anderen zu helfen.

Die Wiederherstellung von Kontakt und Kommunikation

Dieses Buch entstand in der Absicht, einem großen Personenkreis die Vorteile zugänglich zu machen, die daraus entstehen, dass man die Funktionen des Vagus-Nervs wiederherstellen kann, auch wenn man nicht auf Erfahrungen mit der Craniosacral-Therapie und anderen manuellen Therapieformen zurückgreifen kann. Leserinnen und Leser können sich speziell zusammengestellte leicht erlernbare und leicht anzuwendende Selbsthilfeübungen und manuelle Techniken aneignen, die sie in die Lage versetzen, die Funktion dieser fünf Nerven bei sich und anderen zu verbessern. Ich habe sie auf der Basis der Prinzipien entwickelt, auf denen die Arbeit von Alain Gehin beruht.

Mithilfe dieser Übungen und Techniken wird das autonome Nervensystem in seiner Funktion wieder flexibel. Die Übungen können dazu beitragen, dass chronischer Stress gar nicht erst entsteht, der eine Folge der Überstimulierung des spinalen Grenzstrangs ist, ebenso wenig wie das depressive Verhalten und das Abschalten, die der Aktivität im Kreislauf des hinteren Vagus-Astes geschuldet sind. Die Übungen sind nichtinvasiv und erfordern weder die Verordnung von Arzneimitteln noch die Betreuung durch einen Arzt. Durch die Übungen verbessert sich die Funktion des vorderen Vagus-Astes und damit wird die Regulation der an Atmung, Verdauung, Ausscheidung und Sexualfunktion beteiligten inneren Organe unterstützt.

Vor dem Einsatz der Techniken bei engmaschig überwachten Gruppen in meinen Kursen und Vorlesungen habe ich sie an mehr als 100 Klienten in meiner Praxis getestet. Ich kam zu dem Schluss, dass mein neuer Ansatz, der auf den Übungen beruht, die in diesem Buch vorgestellt werden, bei den meisten Menschen zu einer verbesserten körperlichen und seelisch-sozialen Gesundheit führen dürfte. Die positiven Auswirkungen können überraschend lange anhalten.

Das Leben ist jedoch eine Herausforderung und nichts ist von Dauer. Unser Ziel ist zwar, das autonome Nervensystem widerstandsfähig zu machen, doch die soziale Zugewandtheit ist kein Dauerzustand. Wir können einen Menschen ja auch nicht immer vor bedrohlichen Umständen oder gefährlichen Situationen bewahren.

Der Körper, das Nervensystem und die Emotionen passen sich ständig an, damit wir auf sich verändernde Gegebenheiten reagieren können. Werden wir bedroht oder sind wir körperlich oder psychisch in Gefahr, so ist es angebracht, dass unser autonomes Nervensystem vorübergehend physiologisch mit einer Sympathikus-Aktivität des Grenzstrangs (z. B. einem Stresszustand) oder mit einer Aktivität im hinteren Vagus-Ast (z. B. eine Depression) reagiert. Diese Veränderungen helfen uns, zu überleben. Ist die akute Bedrohung oder Gefahr vorüber, ist es am besten, wenn wir direkt wieder in einen Zustand der sozialen Zugewandtheit wechseln können.

Da jedoch nichts im Körper ewig währt, rutscht das Nervensystem eventuell aus dem Zustand der sozialen Zugewandtheit zurück in eine Aktivität im sympathischen Grenzstrang oder im Kreislauf des hinteren Vagus-Astes. In diesem Fall sollten die Übungen die Funktion des vorderen Vagus-Astes rasch wiederherstellen und den Betroffenen erneut in den Zustand der sozialen Zugewandtheit zurückversetzen. Es kann also notwendig sein, diese Übungen bzw. Techniken gelegentlich oder auch regelmäßig zu wiederholen.

Die positiven Auswirkungen sind jedoch kumulativ. Jedes Mal, wenn wir nach der Aktivierung des sympathischen Grenzstrangs oder des hinteren Vagus-Astes wieder einen Zustand der sozialen Zugewandtheit herstellen können, steigt auch die Belastbarkeit unseres autonomen Nervensystems. Das können wir durch die Grundübung erreichen, einer in Teil 2 beschriebenen sehr einfachen Selbsthilfetechnik. Unser langfristiges Ziel ist es, das autonome Nervensystem dabei zu unterstützen, dass es von selbst ganz natürlich aus einem Stresszustand (Aktivierung des sympathischen Grenzstrangs) oder einer Depression (Aktivität im Kreislauf des hinteren Vagus-Astes) zu einem Zustand der sozialen Zugewandtheit zurückkehrt, sobald sich die äußeren Umstände zum Besseren verändern und wir uns wieder körperlich und emotional sicher fühlen.

Die Techniken und Übungen in Teil 2 tragen dazu bei, die Bewegung von Kopf, Nacken und Schultern zu verbessern und einige der haltungsbedingten und funktionellen Probleme zu korrigieren, die wir dem Älterwerden zuschreiben: die vorgestreckte und in den Nacken gelegte Kopfhaltung, die Kyphose (den „Buckel“), die Hyperkyphose (den „Witwenbuckel“), den Flachrücken, die eingeschränkte Atemleistung usw. Mit jeder Anwendung der Techniken aus diesem Buch sollten Sie eine Besserung feststellen können.

TEIL 1

Alte und neue anatomische Fakten: Die Polyvagal-Theorie

Gesundheitsprobleme überwinden: Kämpfen Sie gegen die Köpfe der Hydra?

Viele Menschen haben mit gesundheitlichen Problemen zu kämpfen. Oft erinnern ihre Geschichten an den in der griechischen Mythologie dargestellten Kampf zwischen Herkules, dem stärksten aller Männer, und dem Meeresungeheuer, der Hydra. Herkules war halb Gott, halb Mensch; sein Vater war Zeus, der Gott des Himmels und des Donners, der über alle anderen Götter auf dem Olymp herrschte. Herkules, der größte aller Helden, wurde mit der Mission betraut, die Hydra zu töten, ein schlangenähnliches, vielköpfiges Meeresungeheuer. Herkules hatte von Athene ein goldenes Schwert bekommen. In der griechischen Mythologie galt Athene – die Schutzheilige des Stadtstaates Athen – als Göttin der Weisheit, Zivilisation, gerechten Kriegführung, Strenge, Strategie, weiblichen Künste, Handwerkskünste sowie der Gerechtigkeit und Kunstfertigkeit, die Helden oft bei ihren Schlachten begleitete.

Die Hydra war eine gefährliche Gegnerin – selbst ihr Atem war giftig. Für jeden der vielen Köpfe der Hydra, die Herkules mit seinem Schwert abschlug, wuchsen der scheinbar unsterblichen Hydra zwei neue nach. Als Herkules erkannte, dass er die Hydra nicht besiegen konnte, indem er ihre Köpfe einzeln abschlug, rief er seinen Neffen Iolaos zu Hilfe. Dieser hatte die Idee, den Stumpf jedes abgeschlagenen Kopfes mit einer lodernden Brandfackel zu versengen, damit an derselben Stelle keine neuen Köpfe nachwachsen konnten. Zum Glück für Herkules hatte die Hydra einen wunden Punkt: Einer ihrer Köpfe war sterblich. Als er ihn fand und abschlug, starb sie schließlich.

Die mythologische Hydra ist eine Metapher für die Frustration darüber, dass man ein Symptom behandelt, und an seiner Stelle ein neues oder sogar mehrere andere auftauchen. Wie die vielen Köpfe der Hydra plagen viele von uns vielfältige gesundheitliche Probleme, und wenn man mit einem entsprechenden Medikament oder einer Operation immer nur hinter einem einzigen Symptom her ist, kommt es vielleicht zu einer vorübergehenden Linderung, aber man packt damit nicht unbedingt das Übel an der Wurzel.

Wir nehmen eventuell eine Tablette für das eine Gesundheitsproblem, eine andere für ein anderes und eine dritte, um den Nebenwirkungen der beiden vorherigen entgegenzuwirken. Vielleicht nehmen wir sogar jeden Tag viele verschiedene Tabletten. Doch oft helfen sie nur vorübergehend, wenn überhaupt, und manchmal müssen wir sie für den Rest des Lebens nehmen.

Unsere Gesellschaft verlässt sich hauptsächlich auf zwei Ansätze in der Schulmedizin, den biochemischen Ansatz (Medikamente) und den operativen. Diese hochwirksamen Instrumente sind in manchen Fällen von großem Wert und haben schon vielen Menschen geholfen, so auch mir. Operationen können lebensrettend sein. Doch selbst die besten Operationen hinterlassen Narbengewebe, das zu einer Bewegungseinschränkung führen kann, weil es dann für Muskel- und Bindegewebsschichten schwerer wird, frei über benachbarte Schichten zu gleiten.

Es gibt auch viele Symptome, Zustände und Gesundheitsprobleme, die nicht ganz so beeinträchtigend oder lebensbedrohend sind, und oft versuchen wir, mangels brauchbarer Alternativen, sie mit den üblichen medizinischen Methoden – verschreibungspflichtigen Medikamenten und/oder einer Operation – zu behandeln. Das sind jedoch vielleicht nicht die besten Lösungen. In vielen Fällen sind sie nicht so wirksam wie wir uns das wünschen, und oft führen sie zu unerwünschten Nebenwirkungen.

Wie beim Kampf mit der Hydra zieht die Unterdrückung von Symptomen einfach nur noch mehr Symptome nach sich. Zur Erzielung einer dauerhaften Gesundheit ist hingegen ein weitgehend ungenutztes Potenzial vorhanden, das auf dem Verstehen der Funktionsweise des Nervensystems und einer neuartigen Herangehensweise an schwierige Gesundheitsprobleme beruht. Einfach ausgedrückt: Wenn der vordere, neue Vagus-Ast nicht funktioniert, dann sollten Sie dafür sorgen, dass er wieder funktioniert. Da das autonome Nervensystem wichtige Körperfunktionen wie Kreislauf, Atmung, Verdauung und Fortpflanzung steuert, kann es zu einer breiten Palette von Konsequenzen kommen, wenn der Vagus und andere Hirnnerven nicht ordnungsgemäß arbeiten.

Es folgt eine Liste häufiger Probleme (ohne Gewähr auf Vollständigkeit), die dem autonomen Nervensystem geschuldet sein können. Von ihnen sind viele Menschen betroffen. Kennen Sie solche Symptome aus eigener Erfahrung oder kennen Sie Menschen, die darunter leiden? Wenn dem so ist, kann die Arbeit mit den Hirnnerven Linderung bringen.

Die vielköpfige Hydra: Häufige Probleme durch eine Funktionsstörung von Hirnnerven

Chronische körperliche Verspannungszustände

- Verspannte / verhärtete Muskeln
- Schmerzende Nacken- und Schultermuskulatur
- Migräne
- Rückenschmerzen
- Fest zusammengebissene Zähne
- Nächtliches Zähneknirschen
- Verspannung von Augen- oder Gesichtsmuskulatur
- Kalte Hände und Füße
- Grundloses Schwitzen (Hyperhidrose)
- Muskelverspannung nach Kraftanstrengung
- Arthritis
- Nervosität
- Schwindelgefühl/Benommenheit
- Kloß im Hals (Globusgefühl)

Psychische Probleme

- Reizbarkeit, Groll
- Seelisch „angeschlagen"
- Gefühl von Hoffnungslosigkeit
- Energiemangel

- Tendenz zu Weinerlichkeit
- Allgemeine Ängstlichkeit
- Schweregefühl
- Ausgedehnte depressive Phasen
- Furchtsamkeit
- Albträume
- Ruhelosigkeit
- Schlafschwierigkeiten/Schlafstörungen
- Konzentrationsschwierigkeiten
- Vergesslichkeit
- Frustration
- Übermäßiges Tagträumen und Fantasieren

Herz- und Lungenprobleme

- Brustschmerzen
- Asthma
- Hyperventilation
- Kurzatmigkeit
- Herzrhythmusstörungen
- Bluthochdruck

Funktionsstörungen innerer Organe

- Verdauungsstörungen
- Verstopfung
- Dickdarmreizung
- Durchfall
- Magenprobleme
- Übersäuerung, Geschwüre, Sodbrennen
- Appetitlosigkeit
- Übermäßiges Essen

Probleme mit dem Immunsystem

- Infektanfälligkeit
- Allergien

Verhaltensprobleme

- Häufige Unfälle oder Verletzungen
- Vermehrtes Trinken oder Rauchen
- Übermäßige Einnahme von verschreibungspflichtigen oder frei verkäuflichen Medikamenten
- Autismus, ADHS, Asperger-Syndrom

Zwischenmenschliche Beziehungen

- Übermäßiges oder unangebrachtes Misstrauen
- Mangelnde Kompromissbereitschaft
- Verlust des Interesses an Sex

Mentale Probleme

- Überbesorgtheit
- Konzentrationsschwierigkeiten
- Gedächtnisprobleme
- Entscheidungsunfähigkeit

Andere Probleme

- Übermäßige Menstruationsschmerzen
- Hautprobleme

Angesichts der Herausforderungen und Belastungen, mit denen wir es in unserem Leben zu tun haben, ist jeder Mensch von Zeit zu Zeit von einem oder mehreren Symptomen betroffen. Auf den ersten Blick scheint diese Liste auch Probleme zu umfassen, die nichts miteinander zu tun haben – manche von ihnen könnten wir als „körperliche", manche als „geistige", andere als „seelische" und wieder andere als „verhaltensbedingte" einstufen. In diesem Zusammenhang ist es jedoch nicht hilfreich, Symptome durch Gruppierungen zu unterscheiden und es lenkt von der Beobachtung ab, dass die zugrunde liegende physiologische Ursache im Wesentlichen dieselbe ist.

Meist haben Menschen mehr als eines dieser Symptome gleichzeitig. Der wissenschaftliche Terminus dafür ist Komorbidität. Die Symptome können in unregelmäßigen Abständen verschwinden und wiederkehren. Treten sie selten auf und sind sie nicht beeinträchtigend, ist das weniger tragisch. Kommen sie jedoch häufig oder die meiste Zeit vor, ist es ratsam, sich darum zu kümmern.

Anstatt einzelne Symptome als gesonderte Probleme zu behandeln, die jeweils ein eigenes Medikament erfordern, wäre es vorzuziehen, nach dem roten Faden zu suchen, der sie miteinander verbindet. Vielleicht können wir hierfür eine einfache, wirksame Behandlung finden, die diese vielen scheinbar unterschiedlichen Probleme entschärft oder löst – vielleicht können wir den sterblichen Kopf der Hydra finden.

Der rote Faden ist vielleicht ganz einfach zu erkennen: Alle aufgelisteten Probleme treten zumindest teilweise aufgrund der Aktivität des hinteren, dorsalen Vagus-Astes oder der Aktivierung des Grenzstrangs auf, und sie können durch Wiederherstellung des vorderen Vagus-Astes und anderer für Kontakt und Kommunikation erforderlicher Nerven, die auch als soziales Nervensystem bezeichnet werden, in Angriff genommen werden.

Der Gedanke, dass Hirnnerven bei einem dieser Gesundheitsprobleme eine Rolle spielen können, wird von der modernen Medizin nahezu durchgängig übersehen. Die meisten Menschen wissen nicht viel über den Hirnstamm, wo diese Nerven entspringen, und auch nicht über die Hirnnerven selbst.

Ich glaube, ich habe mehrfach zeigen können, das gute Chancen bestehen, viele der aufgelisteten Symptome zu lindern oder zu beseitigen, wenn es uns gelingt, die fünf Hirnnerven, die die soziale Zugewandtheit fördern, wieder funktionstüchtig zu machen. Diese Überzeugung beruht auf meiner eigenen jahrzehntelangen praktischen Erfahrung sowie der Erfahrung von Hunderten von Therapeuten, die ich am Stanley-Rosenberg-Institut ausgebildet habe.

Kapitel 1

Lernen Sie Ihr autonomes Nervensystem kennen

Das Nervensystem des Menschen hat eine primäre Aufgabe: Es soll das Überleben des physischen Körpers sicherstellen. Das autonome Nervensystem besteht aus dem Gehirn, dem Hirnstamm, den Hirnnerven, dem Rückenmark, den von dort ausgehenden Nerven, den sogenannten Spinalnerven, und dem enterischen oder enteralen Nervensystem (das Nervensystem im Darm oder auch „Bauchgehirn"; Anm. d. Übers.). Wir richten hier unser Hauptaugenmerk auf das autonome Nervensystem, das aus Elementen des Hirnstamms, einigen der Hirnnerven und Teilen einiger Spinalnerven besteht.

Die zwölf Hirnnerven

Die Funktion der zwölf Hirnnerven für eine unterschiedliche Leserschaft zu beschreiben – sie reicht von den Menschen, die, eventuell berufsbedingt oder aufgrund ihres Interesses, bereits ein umfangreiches Wissen darüber besitzen, bis zu den Menschen, für die dieses Thema ganz neu ist – hat sich als Herausforderung erwiesen. Wie kann ich einerseits interessierte, nicht „vorbelastete" Leser an dieses Gebiet heranführen und gleichzeitig sachkundigen Menschen helfen, die Funktion der Hirnnerven auf neue und nutzbringende Weise zu verstehen?

Für die „Neulinge" unter den Lesern gebe ich eine einfache Funktionsbeschreibung eines jeden der zwölf Hirnnerven. Und all jenen, die bereits damit vertraut sind, hoffe ich damit eine neue Sichtweise und neue Informationen über ihre Funktion präsentieren zu können.

Die Hirnnerven unterscheiden sich von den Rückenmarksnerven (Spinalnerven). Manche von ihnen verbinden den Hirnstamm mit den Organen und Muskeln des Kopfes wie den Augen, den Ohren und der Zunge. Der Hirnstamm erstreckt sich unterhalb des Gehirns; hier beginnt das Rückenmark (vgl. „Gehirn“, „Hirnnerven“ und „Rückenmark“ im Anhang). Andere Hirnnerven ziehen durch kleine Schädelöffnungen und gelangen so zum Hals, zum Gesicht, zum Nacken, in den Brustraum und zum Abdomen, dem Bauchraum. Alle zwölf Hirnnerven sind paarig angelegt und haben Leitungsbahnen, es gibt sie also auf der linken und auf der rechten Körperseite.

Einer der Hirnnerven „wandert“ durch den Körper, er zieht vom Hirnstamm zur Brust und zum Abdomen und steuert viele der inneren Organe. Er innerviert – d. h. er durchzieht – die Halsmuskeln (Rachen und Kehlkopf) und die Organe für die Atmung (Lunge) sowie für den Kreislauf (Herz), für die Verdauung (Magen, Leber, Bauchspeicheldrüse, Zwölffingerdarm, Dünndarm und den aufsteigenden und transversen, also querverlaufenden Abschnitt des Dickdarms) und die Organe für die Ausscheidung (Nieren). Da dieser Nerv so lang ist und so viele Äste hat, wurde er „Vagus“, der „Umherschweifende“ genannt, nach dem lateinischen Wort für „vagabundierend, umherziehend“.

Der Vagus-Nerv unterstützt die Steuerung sehr vieler Körperfunktionen, die für die Erhaltung der Homöostase erforderlich sind, also für den Gleichgewichtszustand eines offenen dynamischen Systems. Während der Grenzstrang des Sympathikus sich von den Rückenmarksnerven aus fortsetzt und den Spannungs- und Mobilisierungszustand für unser Überleben aufrechterhält, fördern manche Hirnnerven Zustände, die nichts mit Stress zu tun haben. Eine der wichtigsten Aufgaben der Hirnnerven besteht darin, Ruhe und Ausgleich zu erleichtern. Sie aktivieren auch die Sinne, den Sehsinn, den Geruchs-, Geschmacks- und Gehörsinn sowie den Tastsinn auf der Gesichtshaut. Bei Säugetieren arbeiten manche Hirnnerven zusammen und erleichtern und fördern dadurch das Sozialverhalten.

Jedem Hirnnerven ist eine römische Zahl zugeordnet; zum Beispiel wird der *Nervus olfactorius*, der Riechnerv, mit I bezeichnet, das bedeutet

„I. Hirnnerv". Bitte beachten Sie, dass die Benennung trotz der paarigen Anlage üblicherweise im Singular steht (s. obiges Beispiel), die römische Zahl bezieht sich also faktisch auf ein Nervenpaar.

Die Nummerierung der Hirnnerven beruht auf ihren Ausgangspositionen, die in einem Halbkreis auf jeder Seite des Gehirns liegen; sie wurde von einem frühen Anatomen (Samuel Thomas von Sömmerring, 1799) vorgenommen, der den obersten mit I, den nächstfolgenden mit II und so weiter bezeichnete.

Die verschiedenen Aufgaben der Hirnnerven

Da die Fasern innerhalb eines Kanals oft unterschiedliche Aufgaben haben, kann ein Hirnnerv ebenfalls vielerlei Aufgaben haben. Auf den ersten Blick scheinen diese nichts miteinander zu tun haben: Zum Beispiel unterstützt einer der Nerven den Schluckakt, ein anderer strafft einen Muskel, der den Augapfel nach innen zur Mittellinie hin dreht, und ein dritter hilft bei der Regulierung des Blutdrucks.

Alle zwölf Hirnnerven haben jedoch eines gemeinsam, auch wenn das im Anatomiestudium meist nicht berücksichtigt wird: Sie sind alle an der Nahrungssuche (einer archaischen Funktion aus unserer Zeit als Jäger und Sammler; Anm. d. Übers.), an der Kaufunktion, am Schlucken und Verdauen sowie an der Ausscheidung von unverdauter Nahrung über den Stuhl beteiligt.

Die Hirnnerven steuern die Sekretion von Enzymen und Säuren in Mund und Magen, die Bildung der Galle in der Leber und ihre Speicherung in der Gallenblase sowie die Bildung und Speicherung von Verdauungsenzymen in der Bauchspeicheldrüse, dem Pankreas. Sie überwachen und regulieren die Passage von unverdauter Nahrung auf dem Weg vom Magen zum Querdarm. Sie beeinflussen die mengenmäßig und zeitlich passende Freisetzung der Galle und der Bauchspeichelenzyme in den Zwölffingerdarm, das Duodenum, um die Nahrung zu verdauen, das heißt, sie in ihre Bestandteile abzubauen. Nach entsprechender Aufspaltung der Proteine, Kohlenhydrate und Fette können diese Nährstoffe über die Dünndarmwand resorbiert werden.

Beim Blick auf die einzelnen Hirnnerven stellen wir fest, wie sich jeder einzelne am Verdauungsprozess beteiligt. Dann sehen wir uns einige zusätzliche Aufgaben an, die nicht mit der Nahrung in Zusammenhang stehen, etwa die Regulierung von Nieren und Blase, Herz und Atmung sowie Sexualität und Fortpflanzung.

Auch wenn die Hirnnerven Neuland für Sie sind, brauchen Sie sich wegen der Namen und Funktionen dieser Nerven keine Sorgen zu machen; Sie können jederzeit zu diesem Abschnitt zurückblättern und Ihr Gedächtnis anhand der Übersicht auf Seite 56 auffrischen. Ganz besonders wichtig ist es, einen allgemeinen Eindruck davon zu bekommen, welche Funktionen von diesen Nerven gesteuert werden, und das betrifft auch den Zustand unseres sozialen Engagements, unserer sozialen Zugewandtheit. Haben Sie sich bereits mit den zwölf Hirnnerven beschäftigt, so bietet Ihnen das Folgende einen etwas anderen Ansatz, um Ihre Kenntnisse zu erweitern.

Der Riechnerv (*Nervus olfactorius*), also der I. Hirnnerv, ist für unseren Geruchssinn verantwortlich. Evolutionsgeschichtlich war er der erste Hirnnerv, der sich entwickelt hat. Der Geruchssinn ist für Menschen und alle anderen Säuger überlebenswichtig; zuerst musste man Nahrung finden und dann entscheiden, ob solch ein Happen auch essbar war. Auch heute löst der Geruch eine unmittelbare Reaktion der Verlockung oder des Widerwillens aus – läuft mir das Wasser zusammen, wenn ich einen Bissen näher zum Mund bzw. zur Nase führe oder wende ich den Kopf vor Ekel ab?

Wir reagieren auf Gerüche intensiv, archaisch und instinktiv, daher üben sie einen starken emotionalen Einfluss auf uns aus. Für ein Baby ist es wichtig, den Geruch seiner Mutter zu erkennen, und Sexualpartner müssen einander riechen können, um ihre Erregung zu intensivieren.

Die Nervenfasern des I. Hirnnervs entspringen in der Riechschleimhaut (mit Riechzellen) in der Nase und ziehen direkt zum Vorderhirn. Er ist der einzige Hirnnerv, der Informationen ohne dazwischen geschaltete Synapsen direkt vom Sinnesorgan zum Gehirn leitet. (Eine Synapse ist eine Struktur, die es einem Neuron, also einer Nervenzelle, ermöglicht, ein elektrisches oder chemisches Signal auf eine andere Zelle zu übertragen.)

Der Riechnerv ist somit der einzige Hirnnerv, der Informationen (Geruch) direkt zur Großhirnrinde überträgt, ohne sie durch einen anderen Teil des Zentralnervensystems zu leiten. Interessanterweise ist dieser Teil unseres „alten Gehirns“ bei der Gedächtnisbildung behilflich, was vom Standpunkt des Überlebens aus betrachtet – worauf es in den Anfängen der Menschheitsgeschichte ja vor allem ankam – durchaus sinnvoll ist. Daher sind Gerüche für einige unserer stärksten und emotionalsten Erinnerungen verantwortlich.

Andere Hirnnerven ermöglichen es uns, zu sehen. Das Sehvermögen hat bei der Nahrungssuche eine entscheidende Rolle gespielt und spielt diese Rolle auch noch heute beim Einkaufen. Der Sehnerv (*N. opticus*), der II. Hirnnerv, entspringt im Vorderhirn. Er überträgt Signale von den Zapfen und Stäbchen in der Netzhaut des Auges zu einer Synapse und nach dieser Synapse zum Sehzentrum im Hinterhauptslappen (Okzipitallappen) der Großhirnrinde. Das Gehirn übersetzt diese Nervenimpulse in die Bilder, die wir sehen.

Versetzen wir uns noch einmal zurück in die Anfänge unserer Existenz: Wir suchen eventuell nach etwas Essbarem und sehen etwas Interessantes. Können wir es aufgrund einer früheren Erfahrung erkennen? Sieht es aus wie Nahrung? Sieht es frisch aus? Ist es nicht schimmlig und verfärbt? Wenn es gut aussieht, beschließen wir vielleicht, es näher zum Gesicht zu führen, damit wir daran riechen können, und dann könnten wir es in den Mund stecken, um es zu schmecken. Wir machen das auch heute noch, wenn wir zum Beispiel herausfinden möchten, ob ein vor längerer Zeit gekauftes Nahrungsmittel noch genießbar ist.

Die Bewegung der Augäpfel in verschiedene Richtungen erweitert unser Blickfeld. Die kleinen Muskeln, von denen sie bewegt werden, unterliegen der Steuerung durch drei andere Hirnnerven: dem III. (*N. oculomotorius*, Augenbewegungsnerv), dem IV. (*N. trochlearis*, Augenrollnerv) und dem VI. (*N. abducens*, Augenabziehnerv). Sie ermöglichen uns die Augenbewegungen nach oben, unten, rechts oder links.

Wir können unser Blickfeld sogar noch mehr erweitern, wenn wir den Kopf mithilfe der Nackenmuskeln bewegen. Der XI. Hirnnerv, der (spinale) zusätzliche Nerv (*N. accessorius*), steuert den trapezförmigen

Muskel oder Kapuzenmuskel (*Trapezius*) und den großen Kopfwender oder Kopfnicker (*Sternocleidomasteoideus*). Sie bewegen den Kopf, sodass wir nach oben, unten, links und rechts schauen können. Dadurch können wir eine gefundene potenzielle Nahrung näher zu uns heranziehen, um daran zu riechen und den Kopf wegzudrehen, wenn sie nicht gut riecht. (Der *N. accessorius* entspringt zwar dem Rückenmark, er zieht jedoch parallel zum Rückenmark in die Schädelhöhle und verlässt sie an der Schädelbasis wieder. Daher wird er zu den Hirnnerven gezählt; Anm. d. Übers.)

Sehen und Riechen allein geben uns jedoch noch keine sichere Auskunft darüber, ob etwas essbar ist. Wir gehen also einen Schritt weiter und stecken die potenzielle Nahrung in den Mund: Ist der Geschmack in Ordnung? Damit wir richtig schmecken können, müssen wir sie einspeicheln. Die Speichelsekretion wird vom V. (*N. trigeminus*, Drillingsnerv), vom VII. (*N. facialis*, Gesichtsnerv) und vom IX. Hirnnerv (*N. glossopharyngeus*, Zungen-Rachen-Nerv) gesteuert, die unter anderem die Speicheldrüsen innervieren. Speichel steigert nicht nur unsere Fähigkeit zu schmecken, er leitet auch den Abbau von Stärke ein, befeuchtet die Nahrung, damit sie leichter zu schlucken ist, und stößt damit den Verdauungsprozess an.

Das Einspeicheln wird durch den V. Hirnnerv (*N. trigeminus*) unterstützt, der die Kaumuskulatur innerviert, zum Öffnen und Schließen des Kiefers und zum Zerkleinern der Nahrung durch Hin- und Herbewegen von einer Seite zur anderen. Mithilfe des XII. Hirnnervs (*N. hypoglossus*, Unterzungennerv) können wir die Nahrung mit der Zunge im Mund und auf den Zähnen umherschieben. Der VII. Hirnnerv (*N. facialis*, Gesichtsnerv) spannt die Wangenmuskulatur an und entspannt sie wieder, bildet dabei eine „Tasche“ für den Speisebrei, entleert diese und bringt ihn zurück zu den Mahlzähnen zur weiteren Zerkleinerung. Auch die Lippenmuskulatur, die ebenfalls durch den VII. Hirnnerv innerviert wird, beteiligt sich daran, den Speisebrei im Mund hin- und her zu bewegen.

Für das eigentliche Schmecken sind die Geschmacksknospen auf der Zunge zuständig, die die Äste von drei Hirnnerven verknüpfen: VII (*N. facialis*), IX (*N. glossopharyngeus*) und X (*N. vagus*).

Ist der Geschmack in Ordnung oder eigenartig und signalisiert eventuell Gefahr? Schmeckt die Nahrung nicht gut, können wir sie leicht ausspucken, bevor wir sie schlucken. So vermeiden wir, krank zu werden oder uns zu vergiften.

Wollen wir den eingespeichelten Speisebrei schlucken, schiebt die Zunge ihn nach hinten zur Speiseröhre, dem Oesophagus, einem muskulären Schlauch, der ihn durch rhythmisches Zusammenziehen und Entspannen wie bei der Darmperistaltik, der Bewegung des Darms, in den Magen befördert. Der Schluckakt erfolgt durch die Muskeln im Rachen, die vom IX. Hirnnerv (*N. glossopharyngeus*) und durch die Zungenmuskeln, die vom XII. Hirnnerv (*N. hypoglossus*) innerviert werden, sowie durch andere Muskeln, die von den Hirnnerven V und VII innerviert werden.

Das obere Drittel der Speiseröhre wird vom vorderen (ventralen) Ast, die restliche Speiseröhre vom hinteren (dorsalen) Ast des Vagus innerviert, d. h. durchzogen.

Wenn wir spüren, dass mit der Nahrung, sobald sie den Magen erreicht hat, etwas nicht in Ordnung ist, erhalten wir vom alten (dorsalen) Teil des Vagus eine letzte Gelegenheit, sie zu erbrechen, bevor sie in den Dünndarm gelangt. Unser Würgereflex wird von beiden Enden der Speiseröhre gesteuert, oben durch den Zungen-Rachen-Nerv (*N. glossopharyngeus*, IX) und weiter unten vom Vagus (X). Es ist leicht zu erkennen, wie kompliziert der Schluckakt tatsächlich ist, bei dem viele Hirnnerven koordiniert funktionieren müssen!

Die Hirnnerven sind auch heute noch auf andere Weise im Tierreich bei der Nahrungssuche behilflich. Viele Tiere machen ihre mögliche Beute mithilfe ihres fein abgestimmten Gehörsinns ausfindig. Die meisten anatomischen Quellen halten den VIII. Hirnnerv, den Hörnerv (*N. vestibulocochlearis*, Hör- und Gleichgewichtsnerv)[7] für den einzigen Hirnnerv, der das Hören unterstützt. Bei Säugern spielen jedoch der Trigeminus (V) und der Gesichtsnerv (VII) durch die Steuerung der Muskeln des Mittelohrs ebenfalls eine Rolle für das Lauschen und Zuhören sowie das Verstehen der menschlichen Sprache. Durch Erhöhung und Senkung des Spannungsniveaus im Trommelfell mithilfe dieser Nerven verändert sich die Lautstärke spezifischer akustischer Frequenzen, die durch das

Die wichtigsten Funktionen der Hirnnerven

I	*N. olfactorius*, Riechnerv	Geruch; hilft Nahrung ausfindig zu machen
II	*N. opticus*, Sehnerv	Sehvermögen; ermöglicht es zu sehen
III	*N. oculomotorius*, Augenbewegungsnerv	Schauen; steuert einige Augenmuskeln
IV	*N. trochlearis*, Augenrollnerv	Schauen; steuert einige Augenmuskeln
V	*N. trigeminus*, Drillingsnerv	Kauen und Schlucken; Hören; Trommelfellspanner (*Musculus tensor tympani*)
VI	*N. abducens*, Augenabziehnerv	Schauen; steuert einige Augenmuskeln
VII	*N. facialis*, Gesichtsnerv	Kauen; steuert einige Augenmuskeln und die Speichelsekretion; Hören; Steigbügelmuskel (M. stapedius)
VIII	*N. vestibulocochlearis*, Hör- und Gleichgewichtsnerv	Hören; übersetzt Klangwellen in Nervenimpulse
IX	*N. glossopharyngeus*, Zungen-Rachen-Nerv	Schlucken
X	Neuer *N. vagus*	Der neue (ventrale) Ast des Vagus innerviert und steuert das obere Drittel des Ösophagus (Speiseröhre) und die meisten Rachenmuskeln und er reguliert das Herz und die Bronchien.
	Alter *N. vagus*	Der alte (dorsale) Ast des Vagus innerviert die unteren zwei Drittel des Ösophagus; er steuert die Magenfunktion, die Verdauungsdrüsen und -organe wie Leber und Gallenblase sowie die Passage der Nahrung durch den Darm (mit Ausnahme des absteigenden Dickdarms).
XI	*N. accessorius*, zusätzlicher Nerv, entspringt dem Rückenmark	Innerviert den trapezförmigen oder Kapuzenmuskel (*Trapezius*) und den Kopfwender oder Kopfnicker, die wiederum den Kopf wenden und das Blickfeld erweitern
XII	*N. hypoglossus*, Unterzungennerv	Bewegt die Zunge

Trommelfell ins Innenohr gelangen. Ist der Schallpegel für die feinen Mechanismen des Innenohrs zu hoch, dämmt der Steigbügelmuskel (*Musculus stapedius*) die Schwingungen ein. (Mehr zum Thema Hören finden Sie in Kapitel 7.)

Nicht nur im Zusammenhang mit dem Essen, sondern auch für andere Funktionen werden die Hirnnerven gebraucht. Die viszeralen afferenten (sensorischen) Äste der Hirnerven V, VII, IX, X und XI, also jene, die Sinnesimpulse von den inneren Organen zum Gehirn leiten, sammeln Informationen aus den inneren Organen: Sind wir sicher, werden wir bedroht oder befinden wir uns in Lebensgefahr? Fühlt sich unser Körper gesund oder besteht ein Ungleichgewicht, gibt es Schmerzen, eine Funktionsstörung oder liegt eine Krankheit vor? Wenn wir uns in Sicherheit fühlen und gesund sind, fördern diese Nerven den erwünschten Zustand von Kontakt und Kommunikation, die soziale Zugewandtheit, das soziale Engagement.

Funktionsstörungen der Hirnnerven und das System von Kontakt und Kommunikation

Wir betrachten „normales" menschliches Verhalten als Ausdruck positiver sozialer Werte. Unsere Handlungen sollten sich positiv auf unser eigenes Leben und Wohlbefinden sowie auf das Wohlbefinden anderer auswirken.

Pflegen wir Kontakt und Kommunikation, ist es für andere Menschen einfach, unser Verhalten zu verstehen, und das, was wir tun, ergibt für andere Sinn; die meisten von uns pflegen die meiste Zeit Kontakt und Kommunikation. Manchmal geraten wir jedoch vorübergehend in einen Zustand, in dem das Grenzstrangsystem des Sympathikus (Kampf oder Flucht) oder der hintere Vagus-Ast (Parasympathikus, Rückzug, „Dichtmachen") chronisch aktiviert ist. Anschließend kehren wir aber wieder in den Zustand von Kontakt und Kommunikation zurück, wenn wir ein belastbares autonomes Nervensystem haben.

Leider befinden sich nicht alle Menschen die meiste Zeit in einem Zustand der sozialen Zugewandtheit; sind wir nicht genügend belastbar, um spontan wieder dorthin zurückzukehren, bleibt der Grenzstrang des Sympathikus oder der hintere Vagus-Ast aktiviert und wir verharren in diesem Zustand, wir verhalten uns also so, wie es uns diese beiden Strukturen vorgeben. Dann ist es für andere Menschen oft schwer, unsere Werte, unsere Motivation und unser Verhalten zu verstehen. Unsere Handlungen erscheinen irrational, laufen oft unseren eigenen besten Interessen zuwider und können uns selbst und anderen schaden. Ohne Kontakt und Kommunikation wird das Leben schwierig, nicht nur für uns, sondern auch für unser Umfeld.

Sehen wir uns die fünf Hirnnerven an, die erforderlich sind, damit wir sozial zugewandt sein können, und die Probleme, die entstehen können, wenn sie nicht richtig funktionieren. Diese Symptome geben einen Hinweis darauf, wenn das System von Kontakt und Kommunikation nicht aktiviert ist; diesem Menschen könnte die Behandlung der betroffenen Nerven zugutekommen.

Der V. und der VII. Hirnnerv

Der V. Hirnnerv, der Trigeminus, erfüllt mehrere motorische Funktionen, dazu gehört auch die Steuerung der Kaumuskulatur, die den Kiefer beim Kauen bewegt. Er hat auch sensorische Aufgaben, sie beziehen sich auf die Wahrnehmung von Reizen der Sinnesorgane und er erhält Impulse von den sensiblen Nerven der Haut und des Gesichts, also jenen, die Empfindungen zum Gehirn leiten.

Der VII. Hirnnerv, der Gesichtsnerv (*N. facialis*), hat ebenfalls mehrere motorische Aufgaben inne. Er steuert das Anspannen und Entspannen der einzelnen Gesichtsmuskeln. Durch Veränderungen im Spannungsmuster unserer Gesichtsmuskeln entsteht der Gesichtsausdruck, der nicht nur verschiedene Emotionen ausdrückt, sondern auch den innerlichen Zustand in Bezug auf Gesundheit oder Krankheit widerspiegelt. Im Idealfall verändert sich der Gesichtsausdruck spontan und zeigt sich verändernde Emotionen und Gedanken an.

Ist jemandes Gesicht ausdruckslos und fehlt es ihm an Lebhaftigkeit? Dann ist das meist ein Zeichen für eine Funktionsstörung des VII. Hirnnervs. Wir können auch absichtlich „ein Gesicht aufsetzen" – zum Beispiel, indem wir lächeln oder dadurch, dass wir die Augen weit aufmachen. Doch das hat mit einem spontanen Gesichtsausdruck nichts zu tun.

Die spontanen kleinen Veränderungen des Gesichtsausdrucks (oder ihr Fehlen) auf der gedachten Linie von den Augenwinkeln zu den Mundwinkeln können, ob sie von anderen bewusst oder unbewusst wahrgenommen werden, verraten, ob unser System von Kontakt und Kommunikation aktiviert ist oder nicht.

Zusätzlich zu diesen einzelnen Funktionen haben die beiden Hirnnerven V und VII Aufgaben, die miteinander in Beziehung stehen. Der VII. Hirnnerv innerviert die Gesichtsmuskeln und der V. Nerv ist ein sensibler Nerv der Gesichtshaut. Die Veränderung des Gesichtsausdrucks lässt uns unser Gesicht spüren. Beide Nerven spielen eine Rolle für das Hören und Verstehen von Gesprochenem und ermöglichen uns die Teilnahme an einem Gespräch. Das ist ebenfalls wesentlich, um uns die soziale Zugewandtheit zu erleichtern.

Der Muskel für den Steigbügel (*Stapedius*) im Innenohr, der kleinste Muskel im Körper, wird vom VII. Hirnnerv innerviert. Dieser Muskel schützt das Innenohr vor hohen Geräuschpegeln, vor allem vor der Lautstärke der eigenen Stimme. Das Brüllen eines Löwen kann ohrenbetäubend sein und versetzt andere Tiere in furchtbare Angst bis zur Schreckstarre. Der Löwe schützt sich vor seiner eigenen Stimme, indem er seinen Steigbügelmuskel im Moment vor dem Brüllen zusammenzieht, damit sein Gehör durch die Lautstärke keinen Schaden nimmt.

Weil der Stapediusmuskel bei einem Baby die Tonlautstärke oberhalb und unterhalb der Frequenz der weiblichen menschlichen Stimme senkt, wird dem Säugling ermöglicht, die Stimme seiner Mutter deutlicher zu hören. Wenn Sie sich durch Hintergrundgeräusche leicht stören lassen, dämpft Ihr Stapediusmuskel die Lautstärke im unteren Frequenzbereich eventuell nicht entsprechend, sodass Sie nur schwer hören können, was jemand anderes in einem Raum sagt, in dem es laut ist.

Die Hyperakusis, die Überempfindlichkeit gegenüber Geräuschen normaler Lautstärke, ist ein weiteres Hörproblem, das die Folge einer Funktionsstörung sein kann, und zwar des Stapediusmuskels sowie eines weiteren Muskels im Mittelohr, des Spanners des Trommelfells (*Musculus tensor tympani*), der vom V. Hirnnerv innerviert wird. Durch das Anspannen dieses Muskels wird die Spannung erhöht, was den Klang dämpft. Diese Funktion ist sehr sinnvoll beim Essen, da sie das Kaugeräusch verringert. (Mehr zur Hyperakusis und einer Funktionsstörung des Stapediusmuskels gibt es in Kapitel 7.)

Funktionsstörungen des V. und des VII. Hirnnervs kommen bei Erwachsenen recht häufig vor und sind oft unerwünschte Nebenwirkungen von Zahnextraktionen oder Zahnspangen. Bei mehreren meiner Klienten habe ich beobachtet, dass nach einem Zahnarztbesuch zwei Gesichtsknochen im Verhältnis zueinander „verschoben“ sind. (Dabei handelt es sich um den Flügelfortsatz des Keilbeins und das Gaumenbein am knöchernen Gaumen.)

Während meiner Ausbildung in biomechanischer Craniosacral-Therapie habe ich gelernt, auch den knöchernen Gaumen zu betrachten, um festzustellen, ob das Gaumenbein seitlich verschoben ist, und es mithilfe einer bestimmten Technik wieder in die richtige Position zu bringen.

Einige der Äste des V. und des VII. Hirnnervs treffen in diesem Gebiet zusammen. Schon eine ganz geringe Fehlausrichtung der Gesichtsknochen in den Gelenken zwischen dem Keil- und dem Gaumenbein kann Druck auf diese beiden Nerven ausüben. Manchmal behandle ich Klienten, die Probleme mit diesen Nerven hatten, nachdem ihnen ein Zahn gezogen wurde. Wenn ich Zahnärzte nach Zahnschmerzen und einer Fehlausrichtung dieser beiden Knochen frage, wissen die meisten von ihnen, was ich meine, und versichern glaubwürdig, dass sie sehr darauf achten, einen Zahn nicht nur aufgrund von Schmerzen zu ziehen, wenn es keine Anzeichen einer Infektion gibt.

Ich treffe aber auch auf Menschen, deren Zahnarzt davon nichts weiß. Eine Frau litt unter Zahnschmerzen, nachdem ein Zahn gezogen wurde.

Ihr Zahnarzt zog daraufhin auch den zweiten Zahn, aber die Schmerzen ließen nicht nach. Er schien nicht zu wissen, dass die Nerven im Gelenk durch eine Verschiebung dieser beiden Knochen im Verhältnis zueinander zusammengedrückt und irritiert worden sein konnten. Dieser Zahnarzt versuchte beharrlich, die Frau von ihren Schmerzen zu befreien; er zog einen weiteren Zahn, dann noch einen und so weiter. Als sie zu mir kam, hatte sie fast gar keine Zähne mehr – und noch immer dieselben Schmerzen.

Zurzeit habe ich einen Klienten, der nachts mit den Zähnen zu knirschen begann, nachdem ihm ein Zahn gezogen wurde. Viele Zahnärzte erkennen das Problem leider nicht oder sind nicht umfassend genug ausgebildet, um sich damit befassen zu können.

Bei der ersten Sitzung frage ich im Allgemeinen alle meine Klienten, ob ihnen ein Zahn gezogen wurde oder ob sie eine Zahnspange hatten. Beides kann dazu führen, dass der Grenzstrang des Sympathikus chronisch stimuliert oder dass der hintere Vagus-Ast chronisch aktiviert wird.

Das Keilbein ist der am zentralsten gelegene Knochen im Schädel. Seine Außenflächen bilden die Struktur, die wir allgemein als Schläfen bezeichnen. Wenn ein Boxer einen Schlag auf die Schläfe bekommt, besteht das Risiko, dass er K. o. geht. Viele Boxer wissen das und gehen gezielt auf die Schläfen ihres Gegners los. Wenn das gelingt, gewinnen sie mit ziemlicher Sicherheit. Daher tragen die Schlagmänner bei einem Baseballspiel auch eine Kopfbedeckung mit Klappen zum Schutz der Schläfen für den Fall, dass sie von einem Ball getroffen werden. Der innerste Teil des Keilbeins besitzt eine sattelartige Vertiefung, in der die Hypophyse, die Hirnanhangdrüse, liegt.

Wird ein Ast eines Hirnnervs einem direkten physischen Druck ausgesetzt, kann das nicht nur zu einer Funktionsstörung dieses Astes, sondern auch anderer Äste dieses Nervs führen. Somit kann eine Verschiebung zwischen Keilbein und Gaumenknochen eine Funktionsstörung der Gesichtsnerven und der Nerven des Mittelohrs zur Folge haben; das reicht aus, um das gesamte auf Kontakt und Kommunikation ausgerichtete System, das soziale Nervensystem sozusagen, zu blockieren.

Der V. Hirnnerv zieht zur Gesichtshaut, während der VII. Hirnnerv zu den Gesichtsmuskeln zieht. Zur Korrektur einiger dieser Funktionsstörungen und damit Sie sich selbst ein natürliches „Facelifting“ (im Sinne eines entspannten Gesichtsausdrucks) geben können, enthält Teil 2 dieses Buches eine Technik, die diese beiden Hirnnerven stimuliert. Auch wenn Sie beim ersten Durchführen sofort eine Verbesserung feststellen sollten, weil die Spannungen im Gesicht zurückgehen, ist es empfehlenswert, die Übung gelegentlich zu wiederholen, insbesondere, wenn Sie Ihr natürliches Lächeln verloren haben, weil Sie in einem Zustand sind, in dem Ihr hinterer Vagus-Ast oder Grenzstrang des Sympathikus aktiv ist.

Zwei weitere Muskeln, die vom V. Hirnnerv innerviert werden, sind der mittlere und seitliche Flügelbeinmuskel (*Musculus pterygoideus medialis et lateralis*), deren Ursprung am Keilbein zu finden ist und die das Öffnen und Schließen des Kiefers unterstützen. Eine leichte Verschiebung dieses Knochens kann Unregelmäßigkeiten verursachen wie einen Überbiss, einen Unterbiss oder einen Kreuzbiss.

Der IX., X. und XI. Hirnnerv

Einer der beiden Äste des X. Hirnnervs (der vordere Vagus-Ast) entsteht in einer Struktur im Hirnstamm mit dem Namen *Nucleus ambiguus* (das ist eine Ansammlung von Nervenzellen, ein Kerngebiet; Anm. d. Übers.) zusammen mit dem IX. und dem XI. Hirnnerv.

Der hintere Ast des Vagus entspringt auf dem Boden des vierten Hirnventrikels, nahe der Rückseite des Hirnstamms. (Ein Ventrikel ist keine physische Struktur, sondern ein Raum zwischen den Hirnlappen, der mit cerebrospinaler Flüssigkeit, der Hirn-Rückenmarks-Flüssigkeit, gefüllt ist. Es gibt vier solcher Ventrikel, die über schmale Kanäle miteinander verbunden sind).

Beide Vagus-Äste, der IX. und der XI. Hirnnerv sowie die Jugularvene (Drosselvene, Halsvene) verlassen den Schädel durch eine kleine Öffnung an der Schädelbasis zwischen dem Schläfenbein und dem Hinterhauptsbein, durch das sogenannte Drosselloch (*Foramen jugulare*).

Die Fasern des IX. und XI. Hirnnervs verflechten sich mit den Fasern des X. Hirnnervs. Mein Anatomie-Lehrer, Professor Pat Coughlin, war der Auffassung, dass in der modernen Interpretation der Anatomie eine steigende Anzahl von Lehrern die Hirnnerven IX und X als zwei Teile desselben Nervs betrachten. Ebenso wie die Fasern der Nerven miteinander verwoben sind, scheinen sie in ihrer Funktionsfähigkeit als Bestandteile des sozialen Nervensystems voneinander abzuhängen.

Für den Zweck, das Nervensystem in einen Zustand von Kontakt und Kommunikation zu bringen, finde ich es am einfachsten, die Hirnnerven IX, X und XI zu behandeln, als seien sie ein Nerv. Zeigt ein Klient Symptome, die auf eine Funktionsstörung bei einem dieser drei Nerven hinweisen, sind die beiden anderen davon fast immer ebenfalls beeinträchtigt. Zeigt der Klient nach der Behandlung bei der Überprüfung der Vagusfunktion (X) hier eine Verbesserung, verschwinden die der Funktionsstörung des IX. und XI. Hirnnervs zugeschriebenen Symptome meistens auch.

Zusatzinformationen zum IX. Hirnnerv

Er wird als Zungen-Rachen-Nerv (*Glossopharyngeus*, von griechisch *glossa* für Zunge und *pharynx* für Rachen, Schlund) bezeichnet. Dieser Nerv besitzt sowohl afferente (zum Gehirn führende, sensible), als auch efferente (vom Gehirn wegführende, motorische) Fasern. Der efferente Ast innerviert einen einzigen Muskel, den Griffel-Rachen-Muskel (*Stylopharyngeus*), der am Schluckakt beteiligt ist.

Der IX. Hirnnerv erhält sensorische Informationen von den Mandeln, vom Rachen, dem Mittelohr und dem hinteren Drittel der Zunge. Er ist auch Teil des Mechanismus, der den Blutdruck reguliert: Er hat afferente Äste im sogenannten Karotissinus, der Anfangserweiterung am Ursprung der inneren Kopfschlagader (*Arteria carotis interna*), und seine sensiblen Fasern überwachen den Blutdruck, um auf das Herz und den Tonus der Muskelzellen in den Arterien einzuwirken.

Dieser Nerv überwacht auch den Sauerstoff- und Kohlendioxidgehalt im Blut, um die Atemfrequenz anzupassen. Er ist außerdem verantwortlich für die Stimulierung der Sekretion aus der Parotis, der großen Ohrspeicheldrüse vor dem Ohr.

Der X. Hirnnerv (Vagus)

Der X. Hirnnerv ist ein wichtiger Bestandteil des autonomen Nervensystems. Bevor Stephen Porges die Polyvagal-Theorie vorstellte, wurde angenommen, dass der Vagus als einzelne Nervenbahn funktioniert. Wir wissen jedoch inzwischen, dass die beiden Vagus-Äste – der vordere und der hintere – an zwei verschiedenen Stellen entspringen und ganz unterschiedliche Aufgaben haben. Ziel dieses Buches ist es, die Unterschiede und ihre Folgen zu erklären.

Versteht man die beiden Bahnen des Vagus, bieten sich Behandlungsoptionen für eine große Bandbreite von gesundheitlichen Problemen, die im Folgenden noch besprochen werden.

Der unter dem Zwerchfell liegende (hintere) Ast des Vagus

Die motorischen Fasern des hinteren Vagus-Astes durchziehen die inneren Organe, auch die Bauchorgane, die unter dem zum Atemsystem gehörenden Zwerchfell (Diaphragma) liegen: Magen, Leber, Milz, Nieren, Gallenblase, Harnblase, Dünndarm, Bauchspeicheldrüse (Pankreas) sowie den aufsteigenden und den quer verlaufenden Abschnitt des Dickdarms. Aufgrund seiner Lokalisierung ist dieser Ast manchmal als „subdiaphragmaler Vagus-Ast“ bezeichnet worden.

Diese Beschreibung stimmt jedoch nur zum Teil, da manche Fasern, die im hinteren motorischen Kern im Hirnstamm entspringen, auch Einfluss auf das Herz und die Lunge nehmen, die oberhalb des Zwerchfells liegen. In ähnlicher Weise beeinflussen einige Fasern auch Organe, die unterhalb des Zwerchfells liegen, obwohl der vordere Vagus-Ast vor allem motorische Bahnen zu den Organen über dem Zwerchfell hat. Alle drei Teile des autonomen Nervensystems – der hintere und der vordere Ast des Vagus sowie der Grenzstrang des Sympathikus – wirken sich auf die lebenswichtigen Funktionen von Atmung und Blutkreislauf aus. Jeder der drei Kreisläufe beeinflusst Herz und Lunge auf unterschiedliche Weise.

Im Anhang befinden sich zwei Zeichnungen der inneren Organe (siehe „Vorderer Vagus-Ast“ und „Hinterer Vagus-Ast“). Auf einer Zeichnung sind die Organe abgebildet, die vom vorderen Vagus innerviert werden, und auf der anderen jene, die vom hinteren Vagus innerviert werden.

Weitere Aufgaben des vorderen Vagus-Astes

Der vordere Vagus-Ast entspringt im Hirnstamm am oberen Ende des Rückenmarks unter dem Gehirn (siehe „Gehirn“ im Anhang). Er stimuliert das rhythmische Zusammenziehen der Bronchiolen, der allerkleinsten Verzweigungen der Bronchien, und unterstützt damit den Sauerstofftransport, während der Bereich des Hirnstamms, der die Aktivierung des hinteren Vagus-Astes steuert, unter Umständen zu einer chronischen Zusammenziehung der Luftwege führt und die Passage von Luft erschwert. (Das gehört zu dem Mechanismus, der bei einem Schockzustand aktiviert wird. Diese Verengung der Bronchiolen tritt auch bei COPD, der chronisch obstruktiven Lungenerkrankung, sowie chronischer Bronchitis und Asthma auf).

Wenn wir uns sicher fühlen, fördert der vordere Vagus-Ast die Ruhe bzw. ruhige Aktivitäten. Die Öffnung der Luftwege schwankt rhythmisch; sie sind beim Einatmen mittelweit offen und beim Ausatmen mittelweit geschlossen.

Der vordere Vagus-Ast innerviert viele der kleinen Muskeln im Hals, einschließlich jener der Stimmbänder, des Kehlkopfs, des Rachens sowie einiger Muskeln auf der Rückseite des Kehlkopfs (den Gaumensegelheber, *Levator veli palatini*, und die Muskeln des Zäpfchens).

Der XI. Hirnnerv

Der XI. Hirnnerv, der „akzessorische (zusätzliche) Nerv“ ist einer der Schlüssel für das Wohlbefinden des gesamten Bewegungsapparates. Da er den trapezförmigen Muskel und den Kopfwender (*Sternocleidomasteoideus*, SCM) innerviert, die die Bewegung von Hals und Kopf ermöglichen, verschiebt eine Spannung in einem dieser Muskeln auf einer Seite die Ausrichtung der Schulter, der Wirbelsäule und des ganzen Körpers.

Trapezmuskel und Kopfwender entspringen beide an den Schädelknochen. (Der Trapezius setzt am Hinterhauptsbein an, dem *Musculus Sternocleidomastoideus*, der Kopfwender am Schläfenbein, dem *Processus mastoideus*.) Gemeinsam bilden sie den äußeren Ring der Muskulatur des Nackens, der Schultern und des oberen Rückens.

Eine Funktionsstörung des XI. Hirnnervs führt dazu, dass diesen Muskeln der richtige Tonus fehlt. Das kann wiederum zu akuten oder chronischen Schulterproblemen, zu steifem Nacken, Migräne und Schwierigkeiten beim Drehen des Kopfes von einer Seite zur anderen führen. (Weitere Informationen zu diesen Muskeln finden sich in Kapitel 5. Teil 2 enthält auch eine Übung zur Linderung von Migräne aufgrund von übermäßigen Verspannungen in diesen Muskeln.)

Anstatt einen chronisch verspannten oder schlaffen *Trapezius* einfach nur zu massieren, ist es besser, wenn ein Therapeut zuerst mithilfe der Grundübung (vgl. Teil 2) die Funktion des XI. Hirnnervs verbessert und den Muskel erst dann massiert, wenn der Nerv wieder funktionsfähig ist.

Die Behandlung der Hirnnerven

Zur Behandlung von Hirnnerven brauchen wir andere Techniken als die, mit denen wir im Allgemeinen Rückenmarksnerven (Spinalnerven) behandeln. Manche Therapeuten arbeiten bei einer Funktionsstörung von Spinalnerven mit Chiropraktik oder einer Mobilisation, die der Chiropraktik ähnlich ist (der sogenannten Thrust-Technik; hier stehen kurze, schnelle Manipulationen mit geringer Amplitude im Vordergrund). Ein Physiotherapeut dehnt und kräftigt vielleicht die Nacken- und Rückenmuskeln, um den Wirbel zu reponieren, und verringert dadurch den Druck auf die Spinalnerven. Bringt das nichts, muss man manchmal auf die orthopädische Chirurgie zurückgreifen.

Wenn wir jedoch die Funktion der Hirnnerven manuell verbessern oder wiederherstellen wollen, brauchen wir eine andere Methode. Seit 1920 gibt es eine Behandlungsform für die Funktionsstörung von Hirnnerven, die „craniale Osteopathie“ oder „Osteopathie im Schädelbereich“ (OCF, von engl. *osteopathy in the cranial field*).

In den USA erhalten die Ärzte für Osteopathie (DO, Doctor of Osteopathy) dieselbe universitäre Ausbildung wie die Mediziner (aller Fachrichtungen) und wie diese bekommen sie eine Zulassung, um Operationen durchzuführen, Arzneimittel zu verschreiben und an psychiatrischen Kliniken zu arbeiten. Ein wichtiger Unterschied zwischen ihnen ist jedoch, dass Osteopathen zusätzlich in manuellen Techniken ausgebildet werden.

Dr. William Garner Sutherland, US-Doktor der Osteopathie (1873–1954), ist der Begründer der kranialen Osteopathie. Sein Student und späterer Kollege, Dr. Harold Magoun (1927–2011), schrieb das wegweisende Buch *Osteopathie in der Schädelsphäre*[8], das 1951 zum ersten Mal veröffentlicht wurde und auch heute noch von osteopathischen Ärzten verwendet wird, die sich für das Erlernen der cranialen Techniken entschieden haben. Magoun beschreibt darin drei Herangehensweisen an die craniale Arbeit. Eine davon ist biomechanisch, dabei hält der Therapeut zwei benachbarte Schädelknochen, um sie in den Suturen, den Schädelnähten (an denen zwei oder mehr Schädelknochen zusammentreffen), zu mobilisieren. Dadurch kann der mechanische Druck auf die Hirnnerven dort, wo sie den Schädel durch die verschiedenen Öffnungen verlassen, gesenkt werden.

Diese biomechanische Methode erfordert ein detailliertes Studium der Schädelanatomie sowie umfangreiche Erfahrung in der manuellen Arbeit, um ein Gefühl dafür zu bekommen und die Techniken wirksam anwenden zu können. Der französische Osteopath Alain Gehin hat das biomechanische System, wie es von Sutherland und Magoun beschrieben wurde, weiterentwickelt und Studenten in vielen Ländern in seiner Methode ausgebildet.

Eine weitere craniale Behandlungsmethode beinhaltet das Dehnen der Weichteilmembranen im Schädel und in der Wirbelsäule. Die sogenannte *Dura mater*, die harte Hirnhaut, ist ein Bindegewebsschlauch, der sich vom Schädel bis zum Steißbein erstreckt. (Anm. d. Übers.: Gehirn und Rückenmark sind von drei Hirn- und Rückenmarkshäuten umgeben. Zwischen den anderen beiden Hirnhäuten, der Spinnwebenhaut und der weichen Hirnhaut, zirkuliert im Subarachnoidalraum der Liquor, die

Hirn-Rückenmarksflüssigkeit.) Die Hirnsichel (*Falx cerebri*) und das Kleinhirnzelt (*Tentorium cerebelli*) sind Bindegewebsschichten, die die Schädelknochen zusammenhalten und unter dem Oberbegriff „Duralmembranen" zusammengefasst werden.

Alle diese duralen Strukturen büßen mit zunehmendem Alter, bei Krankheit, durch bestimmte Arten von Antibiotika und körperliche Traumata an Flexibilität ein. Harold Magoun beschrieb diese Membranen und wie man sie entspannt. Später wurde diese Arbeit von dem Osteopathen Dr. John Upledger weiterentwickelt und wird nun weltweit von dem in Florida beheimateten Upledger-Institut gelehrt. Zu seinem Ansatz gehören das Dehnen der duralen Membranen sowie die Möglichkeit, sie sich „entspannen" zu lassen.

Die dritte Behandlungsmethode wird als biodynamische Craniosacral-Therapie bezeichnet. Ihr Ziel besteht darin, die Bewegung der um das Gehirn und das Rückenmark zirkulierenden Gehirn-Rückenmarks-Flüssigkeit zu maximieren, die Nährstoffe zu den Geweben transportiert und die Abfallprodukte des Stoffwechsels beseitigt.

Biodynamische Techniken erleichtern die Entspannung, indem sie das Fließen der in den Duralmembranen des Schädels und der Wirbelsäule enthaltenen Cerebrospinalflüssigkeit nutzen. Der Therapeut hält den Kopf durch äußerst leichte Berührung und mit der geschärften Wahrnehmung von winzigen, ganz feinen Bewegungen der Schädelknochen.[9]

Die Spinalnerven

Die meisten Menschen haben schon von Problemen gehört, die von Funktionsstörungen der Spinalnerven (Rückenmarksnerven) ausgehen. Viele leiden unter einem Bandscheibenvorfall, der auf das Rückenmark drückt, oder an einer (in diesem Bereich zusätzlichen) Knochenbildung (sogenannte Spinalstenose, eine Verengung des Wirbelkanals), die auf einen Spinalnerv drücken und Schmerzen, Gefühllosigkeit oder sogar Funktionsverlust (z. B. der Blasenkontrolle) verursachen kann. Eine Funktionsstörung von Spinalnerven kann auch zu einer lokalen Lähmung führen (d. h. ein bestimmter Skelettmuskel fällt aus).

Manche Menschen lassen sich osteopathisch behandeln, um die Spinalnervenkompression zu verringern. Chiropraktiker arbeiten meist mit schnellen Manipulationen mit geringer Amplitude, die zur Reponierung eines Wirbels gedacht sind, richten ihn besser aus und nehmen den Druck von dem Nerv, der die Schmerzen verursacht. Das Ziel von Osteopathen ist dasselbe, doch sie arbeiten meist mit einer sanfteren Methode.

Zu den anderen beliebten „konservativen" Wirbelsäulenbehandlungen gehören Yoga und Dehnen, das Dehnen der Rückenmuskulatur mit Calisthenics (Kalisthenie), Krafttraining, Physiotherapie und Massage, um den Tonus der Rückenmuskulatur auszugleichen. Wenn es mit diesen Methoden nicht gelingt, die Wirbelsäule in Form zu halten, fühlen sich Betroffene eventuell kraftlos, niedergeschlagen und tendieren dazu, sich für radikale Behandlungen wie eine Operation zu entscheiden.

Die Rückenchirurgie ist ein florierendes Geschäft. Etwa 500 000 Amerikaner unterziehen sich jedes Jahr allein wegen Rückenproblemen einer Operation. Laut der US Agency for Health Care Research and Quality (zu Deutsch etwa: „Behörde für Versorgungsforschung und Qualität") wurden 2008 mehr als 30,7 Milliarden Dollar nur für Eingriffe im Krankenhaus wegen Rückenschmerzen ausgegeben.[10]

Leider bringt eine Operation nicht immer Linderung. Und Studien zeigen, dass die meisten Rückenschmerzen mit der Zeit von selbst vergehen. In dem Krankenhaus in meinem dänischen Heimatort werden keine Operationen bei Rückenschmerzen mehr gemacht.

Seit Jahrzehnten behandeln orthopädische Chirurgen Rückenprobleme mittels Wegschneiden eines Teils der sich vorwölbenden Bandscheibe, durch Abtragen eines Knochensporns mit einem Meißel oder sogar durch Einsetzen einer Metallplatte zur Versteifung benachbarter Wirbel. Trotz der weitverbreiteten chirurgischen Eingriffe ist die Wirksamkeit solcher Operationen nicht wissenschaftlich dokumentiert. Im Gegenteil, immer mehr Forschungsergebnisse zeigen, dass solche Operationen auf lange Sicht nicht erfolgreich sind.[11,12,13]

Eine wichtige Aufgabe der Spinalnerven besteht darin, uns die Bewegung der Arme, Beine und des Rumpfes durch Kontraktion und

Entspannung verschiedener Muskeln zu ermöglichen. Spinalnerven innervieren auch einige innere Organe. Informationen für die Spinalnerven nehmen ihren Anfang im Gehirn und wandern durch das Rückenmark, einem schlauchartigen Bündel von Nerven, das den Schädel durch eine große Öffnung an der Schädelbasis, dem sogenannten *Foramen magnum* (lat. für „großes Loch") verlässt.

Danach treten die Spinalnerven aus dem Rückenmark paarweise zwischen zwei Wirbeln durch den Wirbelkanal aus und ziehen zu Muskeln, Gelenken, Bändern, Sehnen, inneren Organen und zur Haut. Von jedem Spinalnervenpaar zieht jeweils ein Nerv zur rechten Seite und einer zur linken Seite des Körpers.

Jedes Spinalnervenpaar entspricht einem Wirbelsäulensegment. Insgesamt gibt es 33 Wirbel: 7 Halswirbel, 12 Brustwirbel, 5 Lendenwirbel, 5 Kreuzbeinwirbel und 4 Steißbeinwirbel. Die Spinalnerven, die sowohl motorische als auch sensible Nervenfasern führen, übertragen Signale vom Gehirn zum Körper und umgekehrt. Zwei wichtige Ausnahmen sind der Trapez- und der Kopfwendermuskel in Nacken und Schulter, die vom XI. Hirnnerv innerviert werden; die entsprechenden Auswirkungen werden an anderer Stelle in diesem Buch besprochen, auch in Kapitel 5.

Zu jedem Muskel zieht immer mehr als ein Ast eines Spinalnervs. Damit ist sichergestellt, dass der Muskel durch die Nutzung von Signalen anderer verfügbarer Nerven auch dann noch (wenn auch weniger effizient) funktionieren kann, wenn einer der Spinalnerven geschädigt ist.

Jeder Spinalnerv hat Auswirkungen auf mehrere Muskeln. Oft sind die Muskeln an einem ganzen Bewegungsablauf beteiligt – zum Beispiel arbeiten die Muskeln der Schulter, des Oberarms, des Unterarms, des Handgelenks und der Finger als Einheit zusammen, um die Grundbewegungen des Arms oder der Hand zu steuern.

Die motorischen Bahnen eines Nervs geben einem Muskel das Signal, sich zu kontrahieren. Die sensiblen Anteile der Spinalnerven sammeln verschiedene Arten von Informationen aus dem Körper und melden sie an das Gehirn zurück: Sie leiten Schmerzempfindungen weiter, die Lage von Körperteilen zueinander, Bewegung, Spannung in den Muskeln oder Faszien, den bindegewebigen Füllen, von denen Muskeln umgeben sind, sowie das Tastgefühl für den gesamten Körper (außer jenen für das Gesicht, das von Hirnnerven innerviert wird).

Die Äste der Spinal- und Hirnnerven werden üblicherweise in motorische und sensible Funktionen eingeteilt, doch das ist eine zu starke Vereinfachung. Wenn wir uns die einzelnen „motorischen Nerven" genauer ansehen, beobachten wir, dass manche ihrer Fasern motorische Fasern sind – aber auch, dass sie sensible Fasern enthalten, die den Spannungszustand eines Muskels an das Gehirn zurückmelden. Wir wissen inzwischen, dass die Mehrzahl der Fasern in „motorischen Nerven" tatsächlich sensible Fasern sind.

Diese Kombination bietet eine Feedback-Schleife, die es uns ermöglicht, einen Muskel über die motorischen Fasern anzuspannen, während die sensiblen Fasern gleichzeitig Informationen hinsichtlich der Änderung des Spannungsniveaus zum Gehirn zurückmelden. Dadurch wird die Anspannung des Muskels abgestimmt – was sehr viel stärker und effizienter ist, als wenn der Muskel sich nur ganz oder gar nicht anspannen könnte und was der Fall wäre, wenn wir kein Feedback durch sensible Fasern bekämen.

Unter normalen Umständen begünstigen die Spinalnerven leichte, gut koordinierte, elegante Bewegungen, und die Muskeln nutzen die Minimalmenge an Energie für die gewünschte Bewegung. Steht der Körper jedoch unter Stress und sind alle Muskeln über Gebühr angespannt, geht diese natürliche Abstimmung oft verloren und die Bewegungen werden unkoordiniert, unbeholfen oder kraftlos.

Der Grenzstrang des Sympathikus

Die Äste der Spinalnerven ziehen zu spezifischen Körperstrukturen: zur Haut (Dermatome), zu den Muskeln (Myotome), zu den inneren Organen (Viszerotome) und zu den Bändern, Faszien (die Bindegewebshüllen um unsere Muskeln) und zum Bindegewebe (Fasziotome). Ein einzelner Spinalnerv innerviert nicht nur einen Muskel, es gibt vielmehr Überlagerungen, sodass Äste von mehreren Spinalnerven denselben einzelnen Muskel innervieren können. Dadurch entsteht ein Back-up-System, eine Art Bereitschaftssystem, sodass bei Schädigung eines Nerventeils andere Nerven diesen Muskel trotzdem kontrahieren lassen können und er funktionsfähig ist, wenn auch weniger effizient.

Manche Spinalnerven ziehen zu den inneren Organen. Zum Beispiel ziehen die Nerven von den Brustwirbeln Th1 und Th4 zum Herzen, diejenigen von Th5 und Th8 zur Lunge, Th9 zum Magen und Th10 zu den Nieren. Andere Nerven versorgen andere Strukturen, einschließlich Blase, Genitalorgane und Darm.

Beim Austritt aus dem Rückenmark legen einige Spinalnervenfasern im Brustwirbel- und oberen Lendenwirbelbereich (Th1 bis L2) an der Seite eine kurze Strecke zurück. Während manche von ihnen im selben Gebiet bleiben, schließen sich andere den Fasern von Wirbeln darüber und darunter an und bilden einen Teil des Grenzstrangs des Sympathikus. Der Grenzstrang des Sympathikus erstreckt sich entlang der Wirbelsäule zwischen Th1 und L2 und verbindet sich mit diesen Spinalnerven. Die meisten der sympathischen Fasern, die zu den inneren Organen und zum Kopf ziehen, werden von Arterien zu ihren Zielorten begleitet.

Wenn wir uns in Lebensgefahr befinden, kommt es zu einem Aktivitätsanstieg im gesamten Grenzstrang, der die Kampf- oder Fluchtreaktion zur Mobilisierung aller Ressourcen des Körpers weiterleitet. Diese Reaktion erfolgt sofort und vollständig, was bei einer Bedrohung oder Gefahr angemessen ist. Die Muskeln spannen sich an, um sich auf die für den Kampf oder für die Flucht benötigten Bewegungen vorzubereiten; in Gewichtheberkreisen wird das als „aufgepumpt“ werden beschrieben.

Manche der von diesen Nervenfasern des Sympathikus innervierten Organe erhöhen ihr Aktivitätsniveau, um diese „Mobilmachung“ zu unterstützen. Zum Beispiel schlägt das Herz schneller, um das Muskelsystem mit zusätzlichem Blut zu versorgen. Der Blutdruck steigt, damit mehr Blut in die angespannten Muskeln gepumpt werden kann. Die Leber setzt gespeicherten Zucker ins Blut frei, damit den Muskeln zusätzliche Energie als Brennstoff zur Verfügung steht. Die Überlebensstress-Reaktion des Grenzstrangs sorgt dafür, dass sich die Muskeln der

Luftwege maximal erweitern, sodass die Atemkapazität erhöht und so viel Sauerstoff wie möglich aufgenommen wird, damit alles bereit ist, um zu kämpfen oder zu flüchten.

Gleichzeitig wird die Funktion anderer Organe (vor allem jener, die mit der Verdauung zu tun haben) heruntergefahren oder sogar ganz gestoppt. Der Appetit wird eingestellt, die Darmperistaltik verlangsamt oder sie kommt ganz zum Erliegen und der Betroffene verspürt eventuell ein Spannungsgefühl im Bauch.

Bei einer Bedrohung oder Herausforderung beeinflusst der durch die Sympathikusreaktion hervorgerufene Stresszustand den ganzen Körper und kann die Muskeln aller Segmente gleichzeitig erfassen. Die Aktivierung des Grenzstrangs bei der Kampf-oder-Flucht-Reaktion ist eine der drei möglichen Zustände des autonomen Nervensystems, die im Folgenden noch detailliert besprochen werden.

Das enterische Nervensystem

Das enterische Nervensystem ist ein Netzwerk von Nerven, das die inneren Organe miteinander verbindet. Wir wissen fast nichts über diese Nerven; denn sie sind so sehr miteinander, mit den Bauchorganen und mit dem Bindegewebe zwischen diesen Organen verflochten, dass es anatomisch bislang nicht gelungen ist, die Bahnen der enterischen Nerven vollständig zu verfolgen. Deshalb werden sie in den meisten Anatomiebüchern stiefmütterlich behandelt.

Zudem wissen wir so gut wie nichts über die Funktionsweise der enterischen Nerven. Wir können bestenfalls raten, dass sie die verschiedenen Bauchorgane in ihrer Kommunikation miteinander irgendwie unterstützen, um den sehr komplexen Verdauungsprozess zu koordinieren.

Das enterische Nervensystem wird manchmal sogar als „zweites Gehirn" bezeichnet, das eine Intelligenz besitzt, die jenseits unserer bewussten Wahrnehmung wirkt.[14] Wir können weder bewusst wissen, was sich bei unserem Verdauungsprozess abspielt, noch können wir es willentlich steuern.

Kapitel 2
Die Polyvagal-Theorie

Ob Sie etwas beobachten können oder nicht, hängt von der Theorie ab, die Sie verwenden. Es ist die Theorie, die entscheidet, ob etwas beobachtet werden kann.

Albert Einstein

Die drei Kreisläufe des autonomen Nervensystems

Ursprünglich wurde das autonome Nervensystem als Steuerung der verschiedenen „automatischen" Organfunktionen wie Verdauung, Atmung, Sexualtrieb, Fortpflanzung usw. verstanden. Das alte Modell von „Stress oder Entspannung" beruhte darauf, dass es nur zwei Kreisläufe gab – den sympathischen und den parasympathischen.

Demnach war das sympathische Nervensystem für die Stressreaktion auf Bedrohungen und Gefahren verantwortlich, das parasympathische Nervensystem dagegen war für die Entspannungsreaktion zuständig und mit der Funktion des Vagus-Nervs verbunden. Bei diesem älteren, nahezu schon als Allgemeingut geltenden Modell des autonomen Nervensystems ging man von einem einzigen Vagus-Nerv aus und berücksichtigte nicht, dass es in Wirklichkeit zwei ganz verschiedene Nervenbahnen gibt, die beide „Vagus" genannt werden.

Die Polyvagal-Theorie (von griech. *poly* für „viele" und Vagus für den X. Hirnnerv) beginnt mit der Erkenntnis, dass der Vagus-Nerv zwei separate Äste besitzt – zwei gesonderte, unterschiedliche vagale Nerven, die an zwei verschiedenen Orten entspringen. Eine genauere Vorstellung von der Funktionsweise des autonomen Nervensystems bekommen wir, wenn wir beachten, dass es aus drei Nervenkreisläufen besteht: dem vorderen Ast des Vagus (positive Entspannungszustände und soziales Engagement / soziale Zugewandtheit), dem Grenzstrang des Sympathikus (Kampf oder Flucht) und dem hinteren Ast des Vagus (Verlangsamung, Abschaltung und depressives Verhalten). Diese drei Kreisläufe regulieren unsere Körperfunktionen und helfen uns, die Homöostase, also den ausgeglichenen und konstanten inneren Zustand, aufrechtzuerhalten.

Die Polyvagal-Theorie liefert uns noch eine weitere Dimension zum Verständnis des autonomen Nervensystems. Es reguliert nicht nur die Funktion der inneren Organe; diese drei Kreisläufe hängen auch mit unseren emotionalen Zuständen zusammen, die wiederum unser Verhalten steuern.

Menschen, die Massagen geben, wissen aus Erfahrung, dass der Körper bei dem einen eventuell zu verspannt ist, bei einem anderen zu wenig Spannung aufweist und sich beim dritten vielleicht „genau richtig" anfühlt. Wenn Therapeuten gelernt haben zu massieren, können sie in der Regel die vorhandene Spannung in einem Muskel lösen. Diese Methode funktioniert jedoch nicht, wenn ein Körper zu wenig Spannkraft hat.

Nicht zu viel und nicht zu wenig – ein Märchen als Analogie zu den drei Zuständen des autonomen Nervensystems

Eine gute Metapher für die drei Zustände des autonomen Nervensystems ist das Märchen „Goldlöckchen und die drei Bären".

Goldlöckchen spazierte allein im Wald umher und kam schließlich zur Hütte der drei Bären. Sie klopfte an, doch niemand öffnete. Da sie müde und hungrig war, beschloss sie, hineinzugehen und zu warten, bis jemand kam.

Sie sah drei Schüsseln mit Haferbrei auf dem Tisch stehen. Als sie davon kostete, stellte sie fest, dass der erste zu heiß, der zweite zu kalt und der dritte genau die richtige Temperatur hatte.

Nachdem sie den Haferbrei in der dritten Schüssel gegessen hatte, sah sie drei Betten und beschloss, ein wenig zu schlafen. Das erste Bett war zu hart, das zweite zu weich und das dritte genau richtig, also legte sie sich hinein und schlief zufrieden ein.

Die Qualität des Muskeltonus bei den drei autonomen Zuständen kann wie folgt beschrieben werden: Zu fest oder zu heiß (beim Zustand von Kampf oder Flucht, wenn der Grenzstrang des Sympathikus aktiv ist), zu weich bzw. schwach oder zu kalt (im abgeschalteten Zustand, wenn der hintere Vagus-Ast aktiv ist) und genau richtig (im Zustand der sozialen Zugewandtheit, wenn der vordere Vagus-Ast und die anderen vier, diesem Zustand zugeordneten Hirnnerven aktiv sind).

Die Aktivität, die vom Grenzstrang des Sympathikus gefördert wird, ermöglicht es uns zu kämpfen, um eine Gefahr zu bewältigen, oder wegzulaufen, um ihr zu entgehen. Denn mit festen, angespannten Muskeln kann sich der ganze Körper schneller bewegen. Auch ein höherer Blutdruck ist nötig, damit das Blut in die Muskeln transportiert werden kann.

Der Muskeltonus ist geringer, wenn der hintere Vagus-Kreislauf aktiviert ist, wenn die Muskeln nicht für einen Kampf oder eine Flucht angespannt werden müssen (oder in manchen Fällen von extremer Gefahr, wenn die Überlebensreaktion des Körpers darin besteht, dass er abschaltet). Ein niedriger Blutdruck reicht aus, um das Blut in die schlaffen Muskeln der Gliedmaßen zu pumpen. In der extremsten Form kann ein niedriger Blutdruck dazu führen, dass Menschen das Bewusstsein verlieren. Der medizinische Begriff dafür ist „Synkope“ (auch Kreislaufkollaps, eine kurz andauernde Bewusstlosigkeit, die mit einem Verlust der Haltungskontrolle einhergeht und ohne besondere Behandlung spontan wieder aufhört; Anm. d. Übers.).

Ein normaler Blutdruck reicht für Muskeln aus, die weder angespannt noch schlaff sind, sondern sich genau richtig anfühlen. Im Zustand der sozialen Zugewandtheit, also von Kontakt und Kommunikation, gibt es im Allgemeinen keine Bedrohung oder Gefahr in der Umgebung oder im Körper. Unser Nervensystem registriert das, also müssen wir gar nichts tun; wir können wirklich entspannen und es genießen, Zeit mit anderen Menschen zu verbringen. Auf die die Polyvagal-Theorie bezogen können wir dann ohne Angst, Zorn oder Depression „ruhiggestellt“ sein. Blutdruck, Blutzucker und Temperatur sind normal. Wir können ruhig und doch wach und aufmerksam sein.

Ein Händedruck gibt uns einen guten Hinweis darauf, in welchem Zustand sich das autonome Nervensystem unseres Gegenübers befindet. Ein übermäßig angespannter Körper, dessen gesamtes Muskelsystem ständig in Kampf-oder-Flucht-Bereitschaft ist, ist meist die Folge eines dauerhaft aktiven sympathischen Grenzstrangs. Dieser Mensch hat charakteristischerweise einen übermäßig kräftigen Händedruck, der stärker als nötig ist. Das Umgekehrte gilt für jemanden, der zu wenig Muskelspannung hat – das ist meist ein Zeichen der Überaktivität im hinteren Vagus-Kreislauf. Der Händedruck dieses Menschen ist im Allgemeinen schlaff, feucht und manchmal kalt.

Bei einem genau richtigen Händedruck herrscht der vordere Ast des Vagus-Nervs vor. Es mag eine gewisse Spannung in einzelnen Muskeln vorliegen, doch sie entspannen sich sehr schnell, und ein Massagetherapeut kann feststellen, dass sich der Körper genau richtig anfühlt.

Der Muskeltonus ist nur eine von vielen Möglichkeiten, wie der Zustand des autonomen Nervensystems überprüft werden kann.

Die Homöostase und das autonome Nervensystem

Man kann die neuronalen Kreisläufe, von denen die Nerven gesteuert werden, die wiederum die Funktionen der inneren Organe regulieren, mit einem Thermostat vergleichen, der mit einer Heizung und mit einer Klimaanlage verbunden ist. Registriert der Thermostat, dass die Luft zu kalt ist, schaltet er die Heizung ein; ist die Luft zu warm, aktiviert er die Klimaanlage. Säugetiere müssen ihre Körpertemperatur in ähnlicher Weise innerhalb bestimmter Grenzen aufrechterhalten, und die sensorischen Nerven liefern das Feedback über die Körpertemperatur an den „Thermostat".

Verhaltensmuster sowie physiologische Funktionen unterstützen den Körper bei der Temperaturregulierung. Wenn uns kalt ist, können wir uns zum Beispiel bewegen, um durch die Muskelaktivität Wärme zu erzeugen, oder wir können mehr anziehen, um nicht zu viel Körperwärme zu verlieren. Die Blutgefäße der Haut ziehen sich zusammen, um die Wärme zu halten. Ist uns sehr kalt, beginnen wir unkontrolliert zu zittern, um Wärme zu erzeugen.

Ist uns warm, legen wir uns hin oder sitzen still, verringern also die Muskelaktivität, um ein weiteres Überhitzen zu vermeiden. Die Blutgefäße erweitern sich, sodass mehr Wärme an die Hautoberfläche gelangt, wo sie verdunsten kann. Wir ziehen Kleidungsstücke aus und wir schwitzen; beim Verdunsten des Schweißes bildet sich die sogenannte Verdunstungskälte, der Körper kühlt ab.

Wenn Menschen zornig werden, sagen wir manchmal, „es geht heiß her". Wir ermahnen sie eventuell dazu, sich „abzukühlen". Wenn Menschen etwas nicht mögen, ziehen sie sich vielleicht zurück und wir sagen dann, das lasse sie „kalt". Wir überlegen uns Möglichkeiten, sie für die Idee zu „erwärmen". Sowohl Hitze als auch Kälte werden als Spiegelung emotionaler Zustände wahrgenommen.

Die drei Teile des autonomen Nervensystems arbeiten zusammen, um die Aktivitäten der Organe zu steuern, den Zustand der Homöostase herbeizuführen und uns dabei zu helfen, den Gegebenheiten in unserer Umgebung weiterhin angemessen gerecht zu werden und die Verhältnisse im Körper im Gleichgewicht zu halten.

Das Modell der Polyvagal-Theorie ist auch auf Probleme und Diagnosen in vielen Bereichen der Physiologie, also der Vorgänge im Körper, anwendbar, etwa auf die Verdauung oder die Fortpflanzung, die wir sonst als nicht kontrollierbar oder beeinflussbar betrachten würden.

Zum Beispiel befasst sich die wissenschaftliche Forschung zunehmend damit, die Aktivität des vorderen Vagus-Astes mithilfe der sogenannten Herzfrequenzvariabilität (HRV, von engl. *heart rate variability*), der Fähigkeit des Organismus zur Veränderung der Herzfrequenz, zu bestimmen, indem sie den spontanen Herzrhythmus misst: Bei der Einatmung schlägt das Herz schneller, das heißt, die Herzfrequenz steigt, bei der Ausatmung schlägt es langsamer, die Frequenz sinkt wieder. Das wird auch als respiratorische Sinusarrhythmie bezeichnet, also als Schwankung der Herzfrequenz in Abhängigkeit von der Atmung. In diesen Studien wird festgestellt, dass eine geringe Aktivität des vorderen Vagus-Astes mit einer ganzen Reihe von Gesundheitsproblemen verbunden ist, zum Beispiel Fettleibigkeit, Bluthochdruck, Schwankungen der Herzfrequenz usw.[15] Es gibt auch Spekulationen, dass die HRV als potenzielle Messmethode geeignet ist, um den Beginn einer Krebserkrankung, von Krebsmetastasen oder des wahrscheinlichen Sterberisikos von Krebskranken zu prognostizieren[16] (mehr zur HRV in Kapitel 4).

Die fünf Zustände des autonomen Nervensystems

Bioverhalten: Die Wechselwirkung zwischen Verhaltensweisen und biologischen Prozessen

Im Unterschied zum alten Modell des autonomen Nervensystems, das ausschließlich auf die Funktionssteuerung der inneren Organe ausgerichtet ist, umfasst das neue Modell, wie oben beschrieben, drei eigenständige Nervenbahnen und ordnet jedem dieser drei Kreisläufe einen emotionalen Zustand zu, der unser Verhalten steuert. Zu diesen drei Zuständen kommen noch zwei gemischte, sogenannte Hybridzustände aus einer Kombination von jeweils zwei Einzelkreisläufen, sodass es insgesamt fünf mögliche Zustände unseres autonomen Nervensystems gibt.

Einer von ihnen fördert die Erfahrung von Vertrautheit und Nähe: Der hintere Vagus-Ast dient der Entschleunigung unserer körperlichen Aktivität, während der vordere gleichzeitig dafür sorgt, dass wir beim Zusammensein mit einem anderen Menschen Sicherheit und Geborgenheit empfinden können. Das wird nachfolgend genauer besprochen.

Der zweite gemischte Zustand findet seinen Ausdruck im freundschaftlichen Wettbewerb. Wir mögen zwar extrem hart kämpfen, um im Sport oder bei einem Spiel zu gewinnen, doch dieser Wettbewerb findet innerhalb eines Rahmens von Sicherheit und Regeln statt, auf die sich alle Konkurrenten vorher geeinigt haben. Bei diesem Hybridzustand handelt es sich um eine Kombination von Kampf- oder Fluchtreaktion – weil der Grenzstrang des Sympathikus aktiviert ist – mit den Gefühlen von Sicherheit, die mit der Aktivität des vorderen Vagus-Astes einhergehen.

Die drei neuronalen Bahnen des autonomen Nervensystems

Die erste Bahn des autonomen Nervensystems ist das System für Kontakt und Kommunikation, also das soziale Nervensystem. Dazu gehören die Aktivität im ventralen Ast des Vagus-Nervs (X. Hirnnerv) und in vier weiteren Hirnnerven (V, VII, IX und XI). Die Aktivität in diesem Kreislauf hat eine beruhigende, dämpfende Wirkung und fördert Ruhe und Erholung.

Zum vorderen Vagus-Ast gehören die positiven Emotionen von Freude, Zufriedenheit und Liebe. Im Verhalten drückt sich das in positiven sozialen Aktivitäten mit Freunden und Angehörigen aus. Der Zustand der sozialen Zugewandtheit fördert soziale Verhaltensweisen, durch die wir andere Menschen unterstützen und die wir mit ihnen teilen. Die Zusammenarbeit mit anderen verbessert meist unsere Überlebenschancen – wir sprechen miteinander, singen miteinander, tanzen miteinander, essen gemeinsam, arbeiten zusammen, um ein Projekt abzuschließen, unterrichten unsere Kinder und sorgen für sie usw.

Die zweite Nervenbahn ist der Grenzstrang des Sympathikus, der bei einer Bedrohung unseres Lebens aktiviert wird. Wird unser Körper durch diese Reaktion mobilisiert, können wir zusätzliche Kräfte freisetzen, um auf eine Bedrohung zu reagieren. Dieser Zustand der „Mobilisierung durch Angst" tritt auf, wenn wir unsicher sind oder uns nicht sicher fühlen. Der Grenzstrang des Sympathikus ist mit Gefühlen von Zorn oder Angst verbunden, die sich in Verhaltensweisen wie Kämpfen zur Überwindung der Bedrohung oder Fliehen zur Vermeidung einer bedrohlichen Situation ausdrücken.

Die dritte Nervenbahn ist der hintere Ast des Vagus-Nervs. Sie wird angesichts einer übermächtigen Kraft und der bevorstehenden Vernichtung aktiviert. Fallen die Optionen Kämpfen oder Fliehen weg, schonen wir unsere vorhandenen Ressourcen – und erstarren. Die Aktivierung dieser Bahn begünstigt Gefühle von Hilflosigkeit, Hoffnungslosigkeit und Apathie und äußert sich als Rückzug und Abschalten, wir „machen dicht". Dieser Zustand kann als „Immobilisierung durch Angst" beschrieben werden.

Werden Menschen oder andere Säuger mit einer unausweichlich anmutenden tödlichen Gefahr, dem Tod oder der Vernichtung konfrontiert, wird der hintere Vagus-Ast aktiviert. Ein plötzlicher oder extremer Aktivitätsanstieg in diesem Bereich kann zu einem Schockzustand, zum Abschalten, führen. Unter anderem kommt es zu einem Tonusverlust des Muskelsystems und zu einem Blutdruckabfall. Wir werden eventuell ohnmächtig oder der Kreislauf kollabiert vorübergehend (Synkope).

Dokumentationen über das Leben in freier Wildbahn in der afrikanischen Savanne haben die folgende Szene eingefangen. Ein Löwe jagt und erwischt ein Antilopenjunges und packt es mit seinen mächtigen Kiefern. Bei dem jungen Tier war der Grenzstrang des Sympathikus aktiv, als es bedroht wurde und weglief. Nun, da sein Tod unmittelbar bevorsteht, geht es in einen Schockstand und schaltet ab: Es wird ohnmächtig und sein Körper erschlafft.

Löwen sind im Allgemeinen keine Aasfresser. Bemerkt der Löwe also, dass seine Beute plötzlich leblos ist, lässt er sie eventuell fallen und entfernt sich. Ist er gerade dabei, das Antilopenjunge zu schütteln, um ihm das Genick zu brechen oder ihm seine Zähne ins Fleisch zu schlagen, können die schlaffen Muskeln keinen normalen Widerstand mehr leisten. Möglicherweise reicht die Abschaltreaktion der Antilope aus, um den Tötungsinstinkt des Löwen zu stoppen. Er lässt los, das Antilopenjunge fällt zu Boden, und der Löwe trottet davon.

Wenige Sekunden später steht es auf, schüttelt sich und kehrt zu seiner Mutter zurück. Dann grast es weiter, als sei nichts geschehen. Dank seiner lebensrettenden Abschaltreaktion ist das Tier nun bereit, sich der nächsten Herausforderung für sein Überleben zu stellen. Dies veranschaulicht den Wert einer Anpassung – der Immobilisierungsreaktion des hinteren Vagus-Astes – für das Überleben in Situationen von extremer Gefahr.

Ein weiteres Beispiel dafür, wie der hintere Vagus-Ast eine erfolgreiche Verteidigung erleichtern kann, ist das folgende: Ein Stachelschwein entzieht sich der Gefahr durch einen Beutegreifer, indem es sich zu einem Ball einrollt. Seine scharfen Stacheln stellen sich nach außen auf und machen es dem Angreifer unmöglich, erfolgreich zuzubeißen.

Die beiden Hydrid-Kreisläufe

Wie bereits erwähnt, gibt es noch zwei zusätzliche Hydridzustände, bei denen zwei der drei Kreisläufe des autonomen Nervensystems unterschiedlich kombiniert sind.

Der vierte Zustand ist, wie Sie auch bereits wissen, einer, der den freundschaftlichen Wettbewerb oder die „Mobilisierung ohne Angst" fördert, was angebracht ist, wenn wir uns im Sport messen. Es ist Ihnen auch schon bekannt, welche beiden Nervenkreisläufe dabei in ihrer Wirkung kombiniert werden: Die Aktivierung des sympathischen Grenzstrangs ermöglicht uns eine Mobilisierung zu höchster Leistungsfähigkeit. Die Aktivierung des Kreislaufs von Kontakt und Kommunikation hält die Dinge im freundlichen Rahmen, sodass wir sicher innerhalb der Regeln und ohne einander zu verletzen spielerisch gegeneinander kämpfen können.

Im Sport kann der Kampf um den Sieg sehr hart sein. Beide Teams akzeptieren die Regeln und bleiben innerhalb der Grenzen, um die Sicherheit zu wahren. Schließlich geht es nur um ein Spiel. Es gibt viele andere Beispiele für eine Mobilisierung ohne Angst. Hundewelpen aus demselben Wurf spielen ständig miteinander so, als würden sie kämpfen. Sie knurren einander an und beißen einander (nicht ernsthaft) stundenlang.

In Japan tragen Liebespaare manchmal eine rituelle Kissenschlacht aus. Die Kissen sind prall mit Federn gefüllt und werden auf einer Seite aufgeschlitzt. Nach ein paar Schlägen verteilen sie sich und fliegen im ganzen Zimmer herum, meist zum großen Vergnügen des Paares. Was als „Schlacht" begann, sorgt nun für Lächeln und Gelächter auf beiden Seiten.

Der fünfte Zustand ist ebenfalls ein Hybrid, eine Mischung, aus zwei neuronalen Kreisläufen und wurde auch bereits erwähnt. Die Aktivität im hinteren Vagus-Ast in Kombination mit dem vorderen Vagus-Ast fördert Gefühle von Vertrautheit und vertrautem Verhalten. Dieser Zustand, den wir „Immobilisierung ohne Angst" nennen könnten, ist durch Gefühle von Ruhe und Vertrauen gekennzeichnet, die es uns zum Beispiel ermöglichen, mit einem geliebten Menschen zu kuscheln.

Der Vagus-Nerv

Körperliches und psychisches Wohlbefinden sind eng miteinander verbunden. Haben wir Kopfschmerzen, kann es uns schwerfallen, uns glücklich und voller Freude zu fühlen und Interesse an Kontakten zu anderen Menschen zu zeigen. Wenn wir allerdings erholsam geschlafen, ein wenig Sport getrieben und gut gegessen haben, fühlen wir uns pudelwohl und haben den natürlichen Wunsch nach Geselligkeit. Dieser Zusammenhang ist allgemein bekannt.

Weniger bekannt ist jedoch, dass ein Nerv namens Vagus die Steuerung der für unsere Gesundheit und das seelische Wohlbefinden erforderlichen Körperfunktionen fördert. Dieser Nerv muss ordnungsgemäß funktionieren, damit wir gesund sind, uns psychisch wohlfühlen und uns positiv mit Familie, Freunden und anderen Menschen austauschen können.

Historische Würdigung des Vagus-Nervs

Die Anatomie des Nervensystems beschreibt die Lage der Nerven im Körper in Bezug zu den Muskeln, den Knochen, der Haut, den inneren Organen usw. Die Physiologie des Nervensystems beschreibt die Funktion dieser Nerven – wie sie überwachen, was an verschiedenen Stellen des Körpers vor sich geht, wie sie diese Informationen zusammentragen und integrieren und wie sie Signale aussenden, um verschiedene Körperfunktionen zu steuern.

Das gewissenhafte Studium der Anatomie und Physiologie des Nervensystems ist ein ziemliches Unterfangen. Diese beiden Bereiche bilden die Wissensgrundlage, die im vorklinischen Teil des universitären medizinischen Lehrplans vermittelt wird. Das Studium der beiden Fächer hat zumindest im letzten Jahrhundert in der westlichen Welt auch Eingang in die Ausbildung zu fast allen anderen Gesundheitsberufen gefunden.

Die erste schriftliche Erwähnung des Vagus-Nervs geht auf den griechischen Arzt Claudius Galen (130–200 n. Chr.) zurück, der im Römischen Reich lebte und den Vagus an Gladiatoren studierte, deren Verletzungen er behandelte, sowie an Berberaffen und Schweinen, die er sezierte, um noch mehr über den Körper zu lernen. Galen stellte bestimmte Funktionsstörungen fest, die auftraten, wenn bei manchen der Gladiatoren der Vagus durchtrennt wurde.

Galens Schriften über den Vagus sind nur ein Teil seines Vermächtnisses. Tatsächlich umfassen seine schriftlichen Aufzeichnungen die Hälfte aller Werke, die insgesamt aus dem antiken Griechenland erhalten geblieben sind. Seine umfangreichen Texte waren so weit verbreitet und angesehen, dass sie mehr als 1 500 Jahre lang die Grundlage der europäischen Medizin bildeten. Seit Galens ersten Untersuchungen ist der Vagus-Nerv in allen einschlägigen medizinischen Texten sowie den entsprechenden wissenschaftlichen Arbeiten vieler Psychologen vertreten.

Im Laufe der Jahrhunderte, in denen Mediziner und andere Gesundheitsfachleute sich auf das Wissen aus Galens Beobachtungen stützten, gelangten sie zu der Überzeugung, dass das autonome Nervensystem aus zwei Bereichen besteht, dem sympathischen und dem parasympathischen, die beide die inneren Organe innervieren. Laut dieser Interpretation wird der Bereich des Sympathikus bei Stress aktiviert und unterstützt die Mobilisierung des Körpers zu Kampf oder Flucht – oder lässt ihn nötigenfalls erstarren. Das parasympathische Nervensystem wurde in erster Linie dem Vagus zugerechnet und als Förderung von Entspannung, Ruhe und Erholung verstanden.

Es galt nahezu als Allgemeingut, dass Sympathikus und Parasympathikus ein ausgewogenes System sind, das seine Aktivitäten an die jeweiligen Zustände des Menschen anpasst, in denen er sich zwischen Stress und Entspannung bewegt. Die alte Vorstellung vom autonomen Nervensystem kann mit zwei Kindern auf einer Wippe verglichen werden; wenn ein Kind nach unten sinkt, steigt das Kind auf der anderen Seite nach oben und umgekehrt.

Seit den letzten etwa hundert Jahren erkennt man in chronischem Stress ein Gesundheitsproblem, das an Herzkrankheiten, Asthma, Diabetes und einer ganzen Menge anderer Krankheiten beteiligt ist. Daher wurde die Entspannung durch einen gut funktionierenden Vagus als unerlässlich für die Gesundheit betrachtet. Man nahm an, dass dieser Nerv die ordnungsgemäße Funktion der inneren Organe für den Kreislauf (Herz und Milz), für die Atmung (Bronchiolen und Lunge), für die Verdauung (Magen, Bauchspeicheldrüse, Leber, Gallenblase und Dünndarm) sowie für die Ausscheidung (aufsteigender und quer verlaufender Teil des Dickdarms, Nieren und Harnleiter) gewährleistet.

Außer dem Vagus gehörte zur Definition des „entspannten Zustands" meist die Aktivität der parasympathischen Bahnen im Bereich des Kreuzbeins, die zum absteigenden Dickdarm, zum Enddarm, zur Blase und zu den unteren Abschnitten der Harnröhre ziehen. Einige dieser Bahnen innervieren auch die Genitalien und ermöglichen verschiedene sexuelle Reaktionen. Dem parasympathischen System ordnete man auch die Kreuzbeinnerven zu, die aus dem Kreuzbein um unteren Ende der Wirbelsaule kommen. Zusammen mit dem Vagus wurden sie als das System der „Ruhe und Verdauung" oder des „Brütens und Hütens" charakterisiert.

In seiner Antrittsrede als Präsident der Gesellschaft für psychophysiologische Forschung im Jahr 1994, stellte Stephen Porges seine Polyvagal-Theorie vor, die er aus einem neuen Verständnis der Vagus-Funktion entwickelte. Ein Jahr später veröffentlichte er diese Gedanken in der Fachzeitschrift *Psychophysiologie*[17] in einem Artikel mit dem Titel „Orienting in a Defensive World: Mammalian Modifications of our Evolutionary Heritage – A Polyvagal Theory" (zu Deutsch etwa: Orientierung in einer defensiven Welt: Veränderungen unseres evolutionären Erbes aus dem Reich der Säugetiere – eine Polyvagal-Theorie).

Porges präsentierte ein radikal anderes Modell des autonomen Nervensystems. Sein Stress-Konzept ist dem des älteren Modells zwar ähnlich, doch er legte seinen Schwerpunkt auf die drei bereits erwähnten Bereiche des autonomen Nervensystems: den vorderen Vagus-Ast, das sympathische Nervensystem (den Sympathikus) und den hinteren Vagus-Ast.

Die zwei Äste des Vagus-Nervs

Der hintere und der vordere Ast des Vagus (X. Hirnnerv) entspringen jeweils an unterschiedlichen Orten im Gehirn und im Hirnstamm, ziehen auf unterschiedlichen Bahnen durch den Körper und haben auch sehr unterschiedliche Aufgaben. Es gibt tatsächlich keine direkte anatomische oder funktionale Verbindung zwischen den beiden Ästen; sie sind separate und deutlich voneinander getrennte Einheiten.

Bevor es die Polyvagal-Theorie gab, haben wir nicht hinreichend zwischen ihnen unterschieden. Der vordere und hintere Ast wurden unter dem Oberbegriff „Vagus-Nerv" oder „zehnter Hirnnerv" zusammengefasst. Dadurch kam es bei unseren Versuchen, die Funktion des autonomen Nervensystems zu verstehen, zu einer jahrelangen Verwirrung.

Die Polyvagal-Theorie macht es nun möglich, die Unterschiede zwischen den beiden Vagus-Ästen zu erfassen. Sie entspringen, wie erwähnt, an verschiedenen Orten. Der vordere (fachsprachlich „ventrale", also vorne, bauchseitig gelegene) Ast entspringt in einem Nervenkerngebiet, dem sogenannten *Nucleus ambiguus* des Hirnstamms. Der hintere (fachsprachlich „dorsale", also zum Rücken hin gelegene) entspringt am Boden des vierten Hirnventrikels (die Ventrikel sind Hohlräume im Gehirn, die das lebenswichtige Hirnwasser bilden; es gibt vier davon; Anm. d. Übers.). Die beiden Äste sind für unterschiedliche physiologische Zustände verantwortlich, beeinflussen die einzelnen inneren Organe auf unterschiedliche Weise, fördern unterschiedliche emotionale Reaktionen und begünstigen unterschiedliche Verhaltensweisen. Der vordere Vagus-Ast arbeitet mit vier anderen Hirnnerven (V, VII, IX und XI) zusammen, die ebenfalls in Stammhirn entspringen. Der vordere Vagus-Ast besitzt eine Isolierschicht, die sogenannte Myelinschicht, das heißt, er wird von Bindegewebszellen, den sogenannten Schwann-Zellen umhüllt. Dadurch kann er Informationen schneller übertragen als Nerven, die diese Schicht nicht besitzen. (Die Schicht wird in Abständen unterbrochen; es gibt Stellen, an denen der Nerv nicht von der Isolierschicht umschlossen ist, die sogenannten Ranvierschen Schnürringe. Die Informationen springen von einem solchen Ring zum nächsten, was die Übertragung enorm beschleunigt; Anm. d. Übers.)

Der hintere Vagus-Ast, der ältere der beiden, besitzt keine Myelinschicht.

Im Gegensatz zum sympathischen Nervensystem, das zu extremer körperlicher Leistung befähigt, um ein Kampf- oder Fluchtverhalten zu erleichtern, können die beiden Vagus-Äste eine Immobilisation, eine Ruhigstellung bewirken. Doch diese ist bei den zwei Ästen aufgrund der verschiedenen physiologischen Aktivitäten sehr unterschiedlich; sie gehen mit zwei verschiedenen Verhaltensweisen einher, rufen zwei verschiedene emotionale Reaktionen hervor und wirken sich unterschiedlich auf die inneren Organe aus.

Auswirkungen der Aktivität im Kreislauf des vorderen Vagus

Wenn der vordere Vagus-Ast und die vier zugehörigen Hirnnerven richtig arbeiten, dann sind Menschen und andere Säuger in einem wünschenswerten Zustand von sozialer Zugewandtheit. Um diesen Zustand zu erreichen, müssen wir uns sicher fühlen, es darf keinen Grund zur Bewältigung oder Vermeidung einer Bedrohung von außen durch Kampf oder Flucht geben, und wir müssen körperlich gesund sein. Wenn wir im Zustand von Kontakt und Kommunikation sind, brauchen wir nichts zu tun oder zu verändern, wir können es uns leisten, ohne Angst (entspannt) ruhiggestellt zu sein. Unser Muskeltonus kann dauerhaft kräftig sein, ohne dass wir kollabieren oder übermäßig stimuliert sind.

Der vordere Vagus-Ast fördert gemeinsam mit den anderen vier dazugehörigen Hirnnerven Ruhe und Erholung und er stellt sicher, dass die physiologischen Voraussetzungen für eine optimale körperliche und seelische Gesundheit, Freundschaft, gemeinsames Arbeiten, gegenseitige Unterstützung, die Eltern-Kind-Bindung und liebevolle Beziehungen gegeben sind. Im Zustand von Kontakt und Kommunikation können wir kreativ, positiv, produktiv und glücklich sein.

Manchmal wird der vordere Vagus-Ast auch als „neuer Vagus“ bezeichnet, denn es gibt ihn in der Stammesgeschichte des Menschen noch nicht so lange wie den hinteren Ast. Er ist evolutionsgeschichtlich jünger und kommt nur bei Säugern und keiner anderen Wirbeltierklasse vor, obwohl eventuell die Möglichkeit besteht, dass Vögel eine der vorderen Bahn des Vagus ähnliche Struktur besitzen. Laut Stephen Porges entstanden die beiden Vagus-Äste in verschiedenen Stadien der Entwicklung der Wirbeltiere.

Wenn wir (oder andere Säuger) in unserer Umgebung sicher und geschützt – frei von Bedrohungen, Gefahr und unnötigen Sorgen – sowie bei guter körperlicher Gesundheit sind, zeigen wir normalerweise ein sozial zugewandtes Verhalten.

Werden wir jedoch bedroht oder sind wir in Gefahr, stellt unser autonomes Nervensystem die Aktivität des vorderen Vagus-Astes ein und greift auf eine frühere, primitivere Reaktion aus der Evolution zurück, entweder auf die Aktivität des sympathischen Grenzstrangs (Kampf/Flucht) oder auf depressives Verhalten (Rückzug).

Haben wir ein intaktes Nervensystem und sind wir in Kontakt und Kommunikation, begegnen wir einer neuen Situation eventuell mit Offenheit, Vertrauen und positiven Erwartungen. Wir fühlen uns sicher und versuchen erst einmal, zu kommunizieren, zusammenzuarbeiten und teilzuhaben oder teilhaben zu lassen. Selbst angesichts einer Bedrohung ist unser Verhalten unter Umständen dennoch offen und freundlich. Manchmal kann dieses positive pro-soziale Verhalten, also das Verhalten im Sinne des allgemeinen Wohls, auch einem Gegenüber das Gefühl von Sicherheit vermitteln, was wiederum ausreichen könnte, um eine potenziell bedrohliche Situation zu entschärfen.

Reicht es jedoch nicht aus, um die Bedrohung oder Gefahr zu abzuwenden, wird unser evolutionär jüngster neuronaler Mechanismus – der Schaltkreis des Systems von Kontakt und Kommunikation – als Erster stillgelegt. Wir verlassen den Bereich des verstandesmäßigen Denkens und der bewussten Wahl, und unsere gesamte Energie geht in die instinktiven, abwehrenden Reaktionen.

Nimmt unser autonomes Nervensystem eine Situation als unsicher wahr, dann kann unsere Reaktion von der sozialen Zuwendung auf die Stufe des (entwicklungsgeschichtlichen) Reptilienstadiums zurückfallen und mit großer Stärke über den Grenzstrang des Sympathikus ablaufen, das heißt, wir können kämpfen, um die Bedrohung zu bewältigen oder fliehen, um sie zu vermeiden. Ist die Situation so extrem, dass es nicht mehr ausreicht, zu kämpfen oder zu fliehen, dann gibt es vielleicht sogar noch eine weitere Verschiebung nach unten, und wir schalten ab oder kollabieren und geraten in einen Zustand, in dem der hintere Vagus-Ast aktiv ist, der zu Rückzug, Distanzierung und Stilllegung führt.

Auswirkungen der Aktivität im Schaltkreis des hinteren Vagus

Der hintere Ast ist der ältere der beiden Vagus-Äste und bei allen Klassen der Vertebraten (Wirbeltiere) vorhanden, angefangen vom knochenlosen Fisch bis zum Menschen und anderen Säugern. Manchmal wird er auch als „alter Vagus" bezeichnet.

Die Polyvagal-Theorie beschreibt zwei Zustände des autonomen Nervensystems, bei denen der hintere vagale Schaltkreis aktiv ist. Beim hinteren Vagus-Ast, der eigenständig arbeitet, wird die Stoffwechselaktivität praktisch stillgelegt. Dadurch können zum Beispiel Tiere das Aktivitätsniveau ihrer Vitalfunktionen absenken, um Energie zu sparen. Diese Ruhigstellung gibt es auch beim Menschen; man kann sie als „Immobilisierung durch Angst" beschreiben: Wir haben Angst, aber wir tun nichts, um uns der Gefahr zu stellen oder wegzulaufen; wir geben einfach auf.

Der andere Zustand ist die „Immobilisierung ohne Angst", an dem der hintere vagale Schaltkreis beteiligt ist und seine Aktivität mit jener im Schaltkreis des auf Kontakt und Kommunikation ausgerichteten Systems verbindet. In diesem Zustand fühlen wir uns sicher und entscheiden uns selbst für eine relative Immobilisierung, um mit einem anderen Menschen vertrauten Umgang zu pflegen.

Bei Säugetieren im Winterschlaf ist der hintere Vagus-Ast zu einem gewissen Grad aktiv, doch das ist nicht dasselbe wie ein Abschalten. Bären halten zum Beispiel keinen Winterschlaf, sondern Winterruhe, dabei handelt es sich eher um eine Verlangsamung als um eine Stilllegung ihrer Vitalfunktionen. Bären sind Warmblüter und müssen wie alle anderen Säugetiere ein Minimum an Sauerstoffzufuhr und

Körpertemperatur aufrechterhalten, die oft höher als die Lufttemperatur der Umgebung ist, damit die Gehirnfunktion erhalten bleibt und nicht durch Unterkühlung geschädigt wird.

Reptilien können dagegen ihre Vitalfunktionen fast vollkommen stilllegen und ihren Herzschlag, die Atmung und die Verdauung drastisch absenken, um bis zu ihrer nächsten Mahlzeit Energie zu sparen. Eine Wasserschildkröte fährt ihren Stoffwechsel und die Lebensprozesse weit herunter, wenn sie im winterlichen, fast gefrierenden Wasser am Grund eines Frischwasserteichs schläft; ihre Körpertemperatur fällt auf die Temperatur des umgebenden Wassers ab. Sie ist ein Kaltblüter und erzeugt selbst keine Energie, um ihre Körpertemperatur zu erhöhen. Stattdessen liegt sie oft auf einem Felsen, um Wärme aus der Sonne und aus der Luft aufzunehmen. Die Winterruhe des warmblütigen Bären unterscheidet sich also hinsichtlich der Aktivität des hinteren Vagus-Astes erheblich von dem Winterschlaf der kaltblütigen Wasserschildkröte. Die Körpertemperatur des Bären sinkt nur um ein paar Grad ab.

Droht uns oder anderen Säugern eine tödliche Gefahr und steigt dadurch die Aktivität des hinteren Vagus-Astes plötzlich extrem an, kann das zu einem Schockzustand oder einer Immobilisierung durch Angst führen. Obwohl ich diesen physiologischen Zustand manchmal als „Abschalten“ bezeichne, trifft die Vorstellung von einer drastischen Verlangsamung bei Säugetieren eher zu. Diese Immobilisierung durch Angst kann als Verteidigungsstrategie eingesetzt werden, zum Beispiel beim Erstarren und Totstellen. Eine Maus erstarrt zum Beispiel, wenn sie einen Fressfeind in der Nähe wittert, und wird „mäuschenstill“, um nicht entdeckt zu werden.

Habichte haben extrem scharfe Augen und können die geringste Bewegung ausmachen, selbst die normale Atmung einer Maus. Einem Habicht, der über einem Feld kreist, entgeht keine Maus, die auf der Flucht ist, und er stößt herab, um sie mit seinen scharfen Klauen zu fangen. Daher ist die Verteidigungsstrategie der Maus nicht die Flucht, sondern die Erstarrung. Sie verlangsamt ihre Vitalfunktionen und hält den Atem an, bis der Habicht weggeflogen und die Gefahr vorüber ist.

Werden die Vitalfunktionen jedoch zu plötzlich oder zu extrem verlangsamt, kann die Maus sich buchstäblich zu Tode erschrecken. Etwa 10 Prozent der Mäuse sterben, weil sie als Reaktion auf die Gefahr durch einen Raubvogel oder eine Schlange erstarren.

Die Polyvagal-Theorie beschreibt den Anstieg der Aktivität im hinteren Vagus-Ast als Verteidigungsstrategie, die zu einem physiologischen Schockzustand oder zum Abschalten führt und uns helfen soll, traumatische Ereignisse, eine extreme Gefahr oder eine drohende Vernichtung, ob real oder nur in der Vorstellung, durch plötzliches Kollabieren und Abschalten abzuwenden. Aufzugeben oder sich totzustellen kann lebensrettend sein; wenn wir uns nicht bewegen, können wir es vermeiden, die Aufmerksamkeit eines Angreifers auf uns zu ziehen. Physiologisch gesehen spart die Immobilisierung auch Energie.

Ein dauerhaftes Verharren in einem Zustand, in dem der hintere Vagus-Ast aktiv ist, jedoch ohne Bedrohung oder Gefahr, geht auf Kosten von Klarheit, Produktivität und Lebensfreude, solange man nicht wieder zu einem Zustand der sozialen Zugewandtheit zurückkehren kann. In unserer westlichen Kultur werden wir vollkommen von stressbedingten Problemen in Anspruch genommen. Leider ist uns noch immer kaum bekannt, dass von der weitverbreiteten chronischen Aktivierung des hinteren Vagus-Schaltkreises eine weitere Gefahr für unsere Gesundheit ausgeht.

Ist der hintere Vagus-Ast zwar nicht extrem, aber chronisch aktiv, prägt sich das im psychischen Bereich durch depressive Gefühle aus. In Alltagsgesprächen äußern viele Menschen, dass sie „Depressionen“ haben oder beschreiben ihre Stimmung und ihr Verhalten als „depressiv“, ohne dass von einem Psychiater oder Psychologen eine solche Diagnose gestellt wurde. Im Sinne dieses Buches ziehe ich Begriffe wie „depressive Gefühle“ und „depressives Verhalten“ oder „die Aktivität des hinteren Vagus-Astes“ vor, um den Begriff Depressionen zu vermeiden, der eine medizinische oder psychologische beziehungsweise psychiatrische Diagnose ist.

Menschen, bei denen Depressionen diagnostiziert wurden, oder Menschen in einem depressiven Zustand verlieren typischerweise das Interesse an

Aktivitäten, die ihnen früher Freude bereiteten. Sie essen entweder zu viel oder haben gar keinen Appetit mehr oder es gibt Probleme mit der Verdauung. Ihr Energiepegel ist niedrig und sie werden inaktiv, introvertiert, apathisch, hilflos und ungesellig. Sie können sich traurig, ängstlich, leer, hoffnungslos, wertlos, schuldig, reizbar, beschämt oder rastlos fühlen. Sie empfinden eventuell Lethargie, einen Mangel an Energie und an zielgerichteter Aktivität.

Sie können Probleme damit haben, sich zu konzentrieren, sich an Einzelheiten zu erinnern oder Entscheidungen zu treffen und werden oft von Fibromyalgie-Schmerzen geplagt. (Eine Fibromyalgie geht mit tiefen Muskelschmerzen in verschiedenen Körperregionen einher. Außerdem bestehen Erschöpfung, Konzentrations- und Schlafprobleme; Anm. d. Übers.). Sie denken eventuell an Selbstmord, machen einen Selbstmordversuch oder nehmen sich sogar das Leben. All das können Symptome sein, die mit der Aktivität des hinteren Vagus-Astes zusammenhängen.

Die medizinische Literatur legt den Schwerpunkt im Allgemeinen auf die Physiologie von chronischem Stress und widmet der Physiologie, die chronischen Depressionen zugrunde liegt, weniger Aufmerksamkeit. Doch bei Menschen, die mit einer von einem Psychologen oder Psychiater diagnostizierten Depression zu mir kommen oder ein depressives Verhalten zeigen, stelle ich fest, dass ihr Problem meist von einer Aktivierung des hinteren Vagus-Astes begleitet wird.

Kam es beim Übergang in einen solchen Zustand auch zu einer plötzlichen Zunahme der Aktivität des hinteren Vagus-Astes, kann man das Ereignis als Schock oder Trauma bezeichnen und seine Auswirkung als „Abschalten“ beschreiben. In einer übermächtig gefährlichen Situation, in der auch mit der Möglichkeit des unmittelbaren Todes gerechnet werden muss, ist die Abspaltung vom eigenen Körper, die Trennung vom „Hier und Jetzt“, das körperliche, psychische und geistige Abschalten bis hin zur Ohnmacht eine natürliche Reaktion.

Im Idealfall sollte dieser Zustand beendet werden, wenn die Gefahr vorüber ist und man sollte wieder in den Zustand von Kontakt und Kommunikation zurückkehren – „wieder zur Besinnung kommen“. Viele

Menschen bleiben jedoch auf einer Stufe dieser Immobilisierung durch Angst stecken. In diesem Fall ist der Verdacht gerechtfertigt, dass der Schaltkreis des hinteren Vagus-Astes chronisch aktiviert ist. Vor der Polyvagal-Theorie gab es, was das Nervensystem betraf, kein physiologisches Modell der Depression und der depressiven Verhaltensweisen. Sie passten weder in die Kategorie Stress, noch in die Kategorie Entspannung. Vielleicht liegt es daran, dass es so schwierig ist, sichere, nicht abhängig machende und wirksame Behandlungen für Krankheiten wie die Depression zu finden.

Bei Stephen Porges Polyvagal-Theorie liegt der Schwerpunkt auf den Zusammenhängen von autonomem Nervensystem, Emotionen und Verhalten. Durch seine Arbeit hat weckt er bei Psychologen, Psychiatern und einer Reihe von begabten, einfühlsamen Traumatherapeuten zunehmend das Interesse am Einsatz dieser Erkenntnisse. Er beschreibt etwas, das er als „Vagus-Bremse" bezeichnet – wie nämlich die Aktivierung des auf Kontakt und Kommunikation ausgerichteten Schaltkreises die anderen Schaltkreise „ausbremst" und uns aus einem Zustand herausholt, im dem der hintere Vagus-Ast oder der Sympathikus-Grenzstrang chronisch aktiv ist.

Unter normalen Umständen wird, wenn es um das Überleben geht, eventuell der Grenzstrang oder der hintere Vagus-Ast zur aktiven Verteidigung getriggert. Wird jedoch das auf Kontakt und Kommunikation ausgerichtete System mit einem dieser Schaltkreise gekoppelt, erweitert sich das Spektrum des menschlichen Verhaltens, ohne dass eine Verteidigung vorbereitet wird. Schließen sich soziales Verhalten und sympathischer Grenzstrang zusammen, ermöglicht dieser Hybridzustand freundschaftliche Aktivitäten, einschließlich symbolischer Kämpfe, was zentral zur spielerischen Aktivität des Menschen gehört. Treffen Immobilisierung ohne Angst durch die Aktivität des hinteren Vagus-Astes und die positiven Besonderheiten des vorderen Vagus-Astes sowie anderer Komponenten des sozialen Nervensystems (wie der Art des sprachlichen Ausdrucks) zusammen, können spontan Gefühle von Vertrautheit entstehen. Menschen können einander körperlich nahe sein und die Liebe miteinander teilen.

Mithilfe der Übungen in diesem Buch sollte es höchstens eine Minute oder zwei Minuten dauern, um in den Zustand der sozialen Zugewandtheit zurückzukehren.

Symptome der Aktivität des hinteren Vagus-Astes

Wenn wir nicht sozial zugewandt sind, können wir unter ungünstigen Umständen viele negative körperliche und psychische Symptome erleben. Bei einer solchen Reaktion ist der für Kampf oder Flucht zuständige Grenzstrang des Sympathikus mobilisiert.

Durch den aktivierten Kreislauf des hinteren Vagus-Astes kommt es noch zu einer weiteren Reaktion: Unsere Muskeln und das Bindegewebe verlieren ihren normalen Tonus, sie geben nach, erschlaffen und der Körper wird schwer. Für einen anderen Menschen fühlen sie sich kraftlos an. Selbst bei dem Versuch, eine geringfügige Aufgabe zu erledigen, können wir uns nur mit großer Anstrengung bewegen.

In diesem Zustand fühlen wir uns normalerweise hilflos, apathisch und verzweifelt. Die Herzfrequenz sinkt und der Blutdruck fällt; das Blut zieht sich aus der Peripherie des Körpers zurück und sammelt sich in der Körpermitte. Viel sauerstoff- und nährstoffreiches Blut, das normalerweise in die Arme und Beine fließen würde, um uns durch die Aktivität des sympathischen Grenzstrangs eine Kampf- oder Fluchtreaktion zu ermöglichen, wird in den Brust- und Bauchraum zurückgezogen, um die Grundfunktionen der inneren Organe auf Minimalniveau aufrechtzuerhalten. Daher fühlen sich unsere Hände und Füße kalt und feucht an.

Ist der hintere Vagus-Ast aktiv, leiden wir oft unter wandernden Schmerzen im Körper. Die meisten Menschen glauben, dass diese von verspannten Muskeln kommen, und Therapeuten massieren den Körper oft an den schmerzenden Stellen und / oder dort, wo die Muskeln verhärtet sind. Doch wenn diese Schmerzen gelindert werden, treten oft an einer anderen Stelle neue auf.

Das mag Massagetherapeuten unerklärlich erscheinen, die wissen, dass sie gut gearbeitet haben und der vorher verhärtete Muskel jetzt weich ist. Der Klient, der eine Verbesserung durch unsere Arbeit nicht bestätigen kann, sagt dann: „Jetzt tut es hier weh.“ Also „jagt“ der Therapeut die Schmerzen von einer Stelle zur anderen, ohne dass es dem Klienten wirklich besser geht. Dieser Zustand wird oft als Fibromyalgie diagnostiziert.

Anstatt einen schmerzenden Bereich einfach zu massieren, tut man besser daran, die betroffene Person aus dem Zustand des aktivierten hinteren Vagus-Astes herauszuholen, indem man den Schaltkreis des vorderen Vagus-Astes mithilfe der Grundübung (Teil 2) aktiviert.

Befindet sich ein Mensch in einem Schockzustand oder hat er abgeschaltet, kann man gewöhnlich weitere Anzeichen beobachten: Das Gesicht wird blass und erscheint leblos und teilnahmslos; der Gesichtsausdruck ist starr und die Gesichtsmuskeln erschlaffen. Die Stimme wird monoton, sie ist leer und der Sprache fehlt die Melodie. Die Augen erscheinen glanz- und ausdruckslos, sie „glitzern“ nicht. Der Blutdruck ist eventuell auch niedrig, was zu Benommenheit oder Ohnmacht (einer sogenannten vaso-vagalen Synkope) führen kann. Der Grund hierfür ist, dass der Blutdruck bei einer zu geringen Muskelspannung gar nicht hoch sein muss, um das Blut gegen den nun verringerten Muskelwiderstand zu transportieren.

Der hintere Vagus-Ast ist eventuell auch am sogenannten POTS, dem posturalen orthostatischen Tachykardiesyndrom, beteiligt. Dabei kommt es typischerweise zu einer kurzzeitigen Bewusstlosigkeit nach plötzlichem Lagewechsel, insbesondere vom Liegen zum Stehen (aber auch vom Sitzen zum Stehen), wenn der Blutdruck sinkt. Betroffene zeigen oft zahlreiche Symptome einer Fehlsteuerung des autonomen Nervensystems, die dadurch zustande zu kommen scheinen, dass die Regulierung von Durchblutung und Blutdruck nicht funktioniert. Wenn wir aus dem Sitzen oder Liegen aufstehen, sorgt das autonome Nervensystem dafür, dass Gefäßtonus, Herzfrequenz und Blutdruck entsprechend angepasst werden. Bei einem POTS scheint dieses System aus dem Gleichgewicht geraten zu sein, und das Blut gelangt nicht dorthin, wo es hingelangen soll.[18]

Wenn der Schaltkreis des hinteren Vagus-Astes aktiviert wird, kann es auch zu Schwitzen oder Übelkeit kommen. In Extremsituationen wie einem plötzlichen und schweren Erschrecken ist ein Kontrollverlust der Blasenfunktion und des Schließmuskels am After möglich. Die Atmung verlangsamt sich, und das Atemvolumen ist weitaus geringer als üblich. Bei einer überwältigenden Gefahr richtet sich das mentale Bewusstsein nach innen oder geht ganz verloren und es kommt zur sogenannten Dissoziation, dem Rückzug des Bewusstseins aus dem Körper. Man ist dann nicht im Hier und Jetzt und hat eventuell das Gefühl einer außerkörperlichen Wahrnehmung, als würde man das Geschehen aus großer Entfernung beobachten.

Bei einer Aktivierung des hinteren Vagus-Astes wird die Durchblutung der Stirnlappen des Gehirns ebenfalls eingeschränkt. Dort befindet sich der Sitz unserer höheren Funktionen; die Stirnlappen gelten als der Teil des Gehirns, der den Menschen ausmacht und sie sind an den Funktionen von Sprache und Wille beteiligt. Mit „Wille" meine ich hier, dass man eine Idee für ein Vorhaben entwickelt und den Fortschritt auf dieses Ziel hin überwacht.

Nach einem traumatischen Ereignis sagen wir oft, dass wir uns nicht erinnern, was passiert ist. Unser Gehirn ist nicht in der Lage, das Geschehene in Worten auszudrücken oder es sich vorzustellen, da wir von einem ganz anderen, primitiveren Teil unseres Gehirns und Nervensystems aus reagiert haben.

Dissoziierung ist ein weitverbreitetes Problem. Sie kann als Daueraktivität des hinteren Vagus-Astes beschrieben werden, die uns in einem physiologischen Zustand der Angst hält. Wir mögen zwar körperlich in einer Gruppe anwesend sein, doch wir beteiligen uns nicht am Gespräch; wir sind vielleicht lethargisch und es kann uns an Einfühlungsvermögen fehlen. Oder wir sprechen eventuell viel, sagen jedoch nichts von Bedeutung über uns selbst und unsere Situation. Wir können keine Ziele setzen oder Maßnahmen ergreifen, um Veränderungen herbeizuführen, die für unser Leben hilfreich sein könnten. Diese depressive Denkweise wird durch die chronische Aktivität des hinteren Vagus-Astes gefördert.

Haben wir jedoch keine Angst, hat diese Aktivität eine ganz andere Auswirkung. Der Zustand der Immobilisierung ohne Angst, der auf der

Aktivität des hinteren Vagus beruht und mit der Aktivität der Hirnnerven des sozialen Nervensystems kombiniert ist, liefert die physiologische Grundlage für Ruhe und Erholung und begünstigt die Entwicklung von Vertrautheit.

Die Auswirkungen der Aktivität des vorderen Vagus-Astes

Eine Stufe über den Reptilien, an der Spitze der evolutionären Leiter, besitzt die Klasse der Säugetiere, in die auch der Mensch eingeordnet wird, ein höher entwickeltes Nervensystem, zu dem ein Schaltkreis des vorderen und des hinteren Vagus-Astes gehört. (Beachten Sie bitte, dass die heutigen Reptilien nicht die evolutionären Vorfahren der Säugtiere sind; die primitiven, inzwischen ausgestorbenen Reptilien sind unsere entwicklungsgeschichtlichen Vorgänger.)

Im gesamten Tierreich besitzen nur die Säugetiere und damit auch der Mensch einen vorderen Schaltkreis, der identisch mit dem vorderen Vagus-Ast ist. Damit dieser vordere vagale Schaltkreis aktiviert werden kann, muss der Einzelne sicher sein und sich sicher fühlen, sowohl was die Umgebung betrifft, als auch in Bezug auf das Feedback aus den propriozeptiven Nerven, den Nerven der Eigenwahrnehmung, die überwachen, was im Körper vor sich geht.

Der Schaltkreis des vorderen Vagus-Astes kann aktiv sein, wenn wir körperlich aktiv sind oder uns in Ruhe befinden. Das führt zusammen mit vier anderen Hirnnerven (V, VII, IX und XI) zum Zustand von Kontakt und Kommunikation, also der sozialen Zugewandtheit. Er geht weit über die einfache Vorstellung von „Entspannung" hinaus, die zum alten Modell des autonomen Nervensystems gehört und zwischen den beiden Zuständen von Stress und Entspannung hin- und herpendelt. Der Zustand des vorderen Vagus-Astes ermöglicht es uns, zu ruhen und wieder zu uns zu finden. Wir sind nicht einem Zustand der Angst und wir können uns für die Bewegungslosigkeit entscheiden. Wir können an einem warmen Sommerabend in einem Schaukelstuhl auf der hinteren Veranda sitzen, zusammen mit jemandem, den wir mögen, und den Sonnenuntergang beobachten. Wir können Musik hören. Wir können in den Tag träumen oder meditieren.

Sind wir jedoch nicht sozial zugewandt, kann es zu vielen negativen körperlichen und psychischen Symptomen kommen, etwa zur Mobilisierung des sympathischen Nervensystems (Kampf oder Flucht) oder zur Immobilisierung des hinteren Vagus-Astes (Erstarrung und / oder depressives Verhalten).

Trotz dieser sehr unterschiedlichen Funktionen des vorderen und hinteren Vagus-Astes überrascht es nicht, dass Galen und die Anatomen nach ihm nicht wussten, dass diese beiden Vagus-Äste separate Einheiten sind. Wenn er sich die Wunden der Gladiatoren ansah oder Schweine und Berberaffen sezierte, stand ihm nicht wie uns heute der Luxus von Sektionsräumen in Universitäten zur Verfügung; er konnte die Leichen und Tierkadaver weder kühlen, noch in Formaldehyd konservieren oder sie unter dem Mikroskop betrachten.

Angesichts all dieser Schwierigkeiten ist es bemerkenswert, dass Galen so viele anatomische Einzelheiten der Vagus-Nerven entdecken konnte und das mit so großer Genauigkeit. Dass er allerdings diese zwei Äste, die beide „Vagus“ heißen, verständlicherweise nicht unterscheiden konnte, hat Studenten der Anatomie, Physiologie und Medizin sowie Behandler Tausende von Jahren in die Irre geführt.

Stress und das sympathische Nervensystem

Ebenso wie das Wort „Depression“ in aller Munde ist und oft nicht zutrifft, wird auch das Wort „Stress“ so inflationär gebraucht, dass seine Bedeutung inzwischen schwammig geworden ist. Exakter wird Stress als der physiologische Zustand beschrieben, der durch die Aktivierung des sympathischen Nervensystems entsteht und zu einer Kampf- oder Fluchtreaktion führt.

Im alten Stress-Entspannungs-Modell galt Stress als das Gegenteil von Entspannung. Es wurde nicht beschrieben, was mit den inneren Organen im physiologischen Schockzustand oder im damit verwandten psychischen Zustand der Depression geschieht – die beide eine Immobilisierung durch Angst zum Ausdruck bringen. Noch wurden dadurch die einzelnen physischen Strukturen im Nervensystem erfasst, die einerseits für Schock oder depressive Gefühle und andererseits für Kontakt und Kommunikation verantwortlich sind.

Im Polyvagal-Modell geht das Verständnis des Vagus-Nervs, der lange als alleinverantwortlich für einen einzigen Zustand der Entspannung galt, jetzt dahin, dass er aus zwei verschiedenen Bahnen besteht, die zwei nicht mit Stress zusammenhängende Zustände aktivieren – wobei keiner von beiden exakt der Definition von Entspannung im älteren Modell des autonomen Nervensystems entspricht.

Um Verwirrungen zu vermeiden, die das Wort „Stress" hervorruft, ziehe ich Stephen Porges' Beschreibung des Kampf- oder Fluchtzustands als „Mobilisierung durch Angst" vor und werde versuchen, am biologischen Stressmodell festzuhalten: der Reaktion des sympathischen Nervensystems (Mobilisierung durch Angst) auf ein äußeres Ereignis oder einen inneren Zustand unter Maximierung seines Kampf- oder Fluchtpotenzials. Die neurologische Grundlage für diesen Zustand ist die erhebliche Aktivierung des sympathischen Grenzstrangs. Als Defensivstrategie ruft sie eine gewaltige Muskelreaktion hervor, die das Potenzial zu einem außergewöhnlichen lebensrettenden Einsatz (für sich selbst und / oder für jemanden anderen) in einer bedrohlichen Situation hat.

Im Idealfall sollte die Aktivierung des sympathischen Grenzstrangs auch wieder zurückgefahren werden, wenn die Gefahr vorüber ist. Ist das Nervensystem widerstandsfähig und flexibel, sollte es ganz natürlich wieder in den Zustand der sozialen Zugewandtheit zurückkehren. Ist das nicht der Fall und der sympathische Grenzstrang bleibt chronisch aktiviert, tut das unserer körperlichen und seelischen Gesundheit sowie unseren sozialen Beziehungen nicht gut.

Die Aktivierung des sympathischen Grenzstrangs ist nicht auf Defensivstrategien beschränkt. Wenn wir sicher sind und unser autonomes Nervensystem optimal funktioniert, kommt es bei jeder Einatmung zu einer leichten Aktivierung des sympathischen Nervensystems, der Blutdruck steigt ein wenig und die Herzfrequenz wird ebenfalls leicht erhöht. Tastet man den Puls, fühlt er sich etwas stärker an. Beim Ausatmen hört diese leichte Sympathikusaktivierung wieder auf, Herzfrequenz und Blutdruck sinken. Der Herzschlag sollte sich verlangsamen und der Puls sich weicher anfühlen.

Therapeuten können die Sensibilität ihrer Fingerspitzen darauf trainieren, dass sie diesen normalen Wechsel zwischen der leichten Aktivierung des sympathischen Grenzstrangs und der Aktivierung des vorderen Vagus-Schaltkreises spüren. Verändert sich der Puls zwischen Ein- und Ausatmung nicht, ist das ein Zeichen einer Funktionsstörung im autonomen Nervensystem.

Die Kampf- oder Fluchtreaktion

Die Kampf- oder Fluchtreaktion hat eine Reihe von Auswirkungen auf unsere Physiologie, die allesamt darauf ausgerichtet sind, in einem Stresszustand, wenn wir also bedroht werden, zu überleben. Angespannte Muskeln bieten dem zirkulierenden Blut mehr Widerstand. Damit die Zirkulation trotzdem funktioniert, steigt der Blutdruck.

Die Herzfrequenz steigt ebenfalls, sodass mehr Blut in die Muskeln gepumpt werden kann. Die Bronchien erweitern sich, um die Atmung zu erleichtern, und dadurch gelangt mehr Sauerstoff in die Lunge, ins Blut und in die Zellen. Eine bessere Atmung fördert zudem den Abtransport von mehr Abfallstoffen aus dem Stoffwechsel der Muskelzellen; Kohlendioxid (CO_2) wird abgeatmet. Die Leber setzt zusätzlichen Zucker als schnelle Energiequelle ins Blut frei.

Knochenfische sind die erste Klasse von Wirbeltieren mit einem „spinalen" sympathischen Nervensystem, das den Zustand erzeugt, den Biologen als „Stress" bezeichnen. Amphibien haben auch ein spinales sympathisches Nervensystem und sind bei Gefahr ebenfalls in der Lage, rasch zu fliehen. Auch Reptilien nutzen ihren Sympathikus, um außergewöhnliche körperliche Anstrengungen zu vollbringen. Ein Krokodil, das seinen Stress-Zustand einsetzt, kann sich mit hoher Geschwindigkeit und kraftvoll bewegen; auf kurzen Strecken kann es sich eineinhalbmal so schnell fortbewegen wie ein Olympiasieger im Kurzstreckenlauf.

Genau dieses spinale sympathische Nervensystem ermöglicht es Menschen und anderen Säugern, den Stress-Zustand als Verteidigungsstrategie zu nutzen – durch die Maximierung unserer Fähigkeit zu kämpfen oder vor einer Bedrohung weglaufen. (Mobilisierung durch Angst). Genau wie Reptilien und Amphibien können wir durch Stress sehr flexibel auf verschiedene Situationen reagieren.

Ist ein Mensch sozial zugewandt, kann sein sympathisches Nervensystem zusammen mit den Schaltkreisen von Kontakt und Kommunikation vorübergehend auch positiv aktiviert werden und erleichtert dann, wie bereits erwähnt, den sozialen Austausch beim Spiel, beim sportlichen Wettkampf und selbst beim sexuellen Vorspiel.

Die Kampfreaktion ist nicht auf die Anwendung körperlicher Gewalt beschränkt, sie umfasst die ganze Bandbreite anderer Verhaltensweisen, die darauf abzielen, Dinge gewaltsam zu verändern: Verbale Aggression in Form von Sarkasmus und Beleidigung, passive Aggression (sich widersetzen durch Verweigerung), willkürliche Aggression gegen Fremde und mutwillige Zerstörung von Eigentum.

Dementsprechend besteht Flucht nicht nur im Weglaufen – dazu gehört auch das aktive Meiden von Menschen, Situationen oder Orten. Es kann einfach der Rückzug aus sozialen Situationen sein, indem man sich, vermutlich getrieben von Angst- oder Panikattacken, vor den Fernseher setzt oder sich allein mit etwas beschäftigt.

Gewalttätige Videospiele, zum Beispiel, können unser Nervensystem vorübergehend in einen Erregungs- und Kampfzustand versetzen, und wer süchtig nach solchen Spielen ist und sie ständig spielt, könnte in diesem Zustand verharren. In diesem Sinne läge es an den Eltern zu versuchen, die Zeit zu beschränken, die ihre Kinder vor dem Computer verbringen.

Das kann aber auch heißen, dass die Eltern selbst weniger Zeit vor dem Computer verbringen. Anstatt die Kinder mit dem Fernseher oder anderen elektronischen Geräten sich selbst zu überlassen, ist es besser, bei ihnen zu sein, um für soziale Interaktionen und Gespräche zur Verfügung zu stehen. Eltern sollten initiativ werden und Spiele und andere soziale Aktivitäten mit den Kindern und anderen Familienmitgliedern einführen – Aktivitäten, die vor dem elektronischen Zeitalter ganz selbstverständlich waren.

Ein neues Verständnis von Stress

Auch wenn viele Menschen davon sprechen, dass sie gestresst sind, hat ein hoher Prozentsatz von ihnen, was die Aktivität des sympathischen Grenzstrangs betrifft, streng genommen keinen Stress. Physiologisch sind manche Betroffenen faktisch in einem Zustand, in dem der hintere Vagus-Ast aktiviert ist (Abschottung oder Rückzug); in emotionaler Hinsicht befinden sie sich in einem depressiven Zustand.

Das kann die Folge eines traumatischen Ereignisses aus der Vergangenheit sein. Vielleicht wurde eine posttraumatische Belastungsstörung diagnostiziert, auch wenn diese Menschen physiologisch nicht in einem tatsächlichen Stresszustand im Sinne des sympathischen Grenzstrangs sind. Gemäß der Polyvagal-Theorie wird ihr Zustand zutreffender als Aktivierung des hinteren Vagus-Astes beschrieben, und die Betroffenen können demzufolge an einer Lethargie und Immobilisierung leiden.

Der Weg, die Menschen aus beiden Zuständen herauszuholen – Stress mit begleitendem Kampf- oder Fluchtverhalten (Mobilisierung durch Angst) und depressives Verhalten mit Abschalten (Immobilisierung durch Angst) – besteht darin, ihren vorderen Vagus-Ast zu aktivieren.

Die drei Schaltkreise des autonomen Nervensystems sind hierarchisch organisiert, das Fortschreiten von einem Zustand zum nächsten erfolgt stufenartig, entsprechend der evolutionären Entwicklung des autonomen Nervensystems bei den Wirbeltieren. Kontakt und Kommunikation, die auf dem zuletzt entwickelten neuronalen Schaltkreis, einschließlich des vorderen Vagus-Astes beruhen, stehen ganz oben auf der evolutionären Leiter und fördern die friedliche Immobilisierung und ein Gefühl von Wohlbefinden. Auf der Leitersprosse darunter befindet sich der sympathische Grenzstrang, der die Kampf- oder Fluchtreaktion aktiviert. Am Ende der Leiter veranlasst der Schaltkreis des hinteren Vagus-Astes, die älteste evolutionäre Struktur, die defensive Reaktion der Immobilisierung durch Angst.

Ein aktiver vorderer Vagus-Ast hemmt die beiden unteren Stufen. Die Aktivierung des vorderen Vagus-Schaltkreises, der Aktivitäten zugunsten des persönlichen Überlebens sowie im sozialen Bereich fördert, holt uns aus der chronischen Aktivierung des sympathischen Nervensystems sowie aus der Abschaltung des hinteren Vagus-Astes heraus.

Ein schrittweises Erklimmen der Leiter, vom Abschalten zum Stress und dann vom Stress zu Kontakt und Kommunikation, ist nicht nötig. Ein aktiver Schaltkreis des vorderen Vagus-Astes führt einen Menschen aus dem Zustand der Abschaltung und der emotionalen Depression auf direktem Weg zu einem Zustand, in dem der vordere Vagus-Ast aktiv ist.

Der Grenzstrang des Sympathikus befindet sich auf der Sprosse darunter. Die Aktivität in diesem Schaltkreis hemmt den Schaltkreis des hinteren Vagus-Astes. Laufen, Schwimmen oder andere Sportarten, die Kampf- oder Fluchteinsätze simulieren, tragen oft dazu bei, Patienten aus einer Depression zu holen.[19]

Viele Arten von Antidepressiva wirken in ähnlicher Weise. Der Körper wird chemisch unter Stress gesetzt und dadurch wird der sympathische Grenzstrang vorübergehend aktiviert. Antidepressiva führen uns jedoch nicht bis zur Ebene von Kontakt und Kommunikation hinauf und können unerwünschte Nebenwirkungen haben. Ich glaube, die meisten Menschen würden, vor die Wahl gestellt, ihre Depression lieber durch einfache Selbsthilfeübungen wie den in Teil 2 beschriebenen überwinden. (Das setzt aber voraus, dass die Depression nicht so schwer ist, und die Betroffenen noch selbst dazu in der Lage sind; Anm. d. Übers.)

Ziel meiner Behandlung ist, meine Klienten aus dem Stresszustand oder der Depression herauszuholen und auf die Stufe von Kontakt und Kommunikation zu bringen. Die Übungen und die manuellen Behandlungen in diesem Buch helfen im Idealfall vielen Menschen, einen Zustand der sozialen Zugewandtheit und des Wohlbefindens zu erreichen.

Mit gutem Grund wird hervorgehoben, wie wichtig es ist, dass der vordere Vagus-Ast zur Erzielung einer optimalen physischen und psychischen Gesundheit ordnungsgemäß funktioniert. Der Zustand unseres autonomen Nervensystems gibt uns einen Hinweis auf die körperliche und seelische Gesamtgesundheit. Befindet es sich in einem Stresszustand oder ist es abgeschaltet, äußert sich das oft durch gesundheitliche Probleme, in zwischenmenschlichen Beziehungen klappt es nicht richtig oder das psychische Befinden lässt zu wünschen übrig. Wenn sich bei meinen Klienten anhand von Tests zeigt, dass der vordere Vagus-Ast nicht in Ordnung ist (vgl. Kapitel 4), kümmere ich mich zuerst darum, dass seine Funktion wiederhergestellt wird.

Im Laufe der Jahre habe ich mit verschiedenen Techniken gearbeitet, um Menschen aus depressiven und gestressten Situationen herauszuholen und die Funktion ihres vorderen Vagus-Astes wiederherzustellen. Seit einigen Jahren halte ich es für ausreichend, dass meine Klienten sich durch die Grundübung (vgl. Teil 2) selbst helfen.

In manchen Fällen (zum Beispiel bei Babys, Kleinkindern oder Menschen, die unter Problemen aus dem autistischen Formenkreis leiden) kann eine ausreichende sprachliche Verständigung schwierig oder unmöglich sein, sodass nicht gewährleistet ist, dass sie die Übung selbst richtig machen können. In solchen Fällen arbeite ich mit manuellen Techniken aus der biomechanischen Craniosacral-Therapie. Die Beschreibung einer dieser Techniken finden Sie unter „Die neuro-fasziale Entspannungstechnik" (auch in Teil 2).

Nach der Durchführung der Grundübung durch die Klienten oder mithilfe meiner manuellen Technik teste ich ihre Vagusfunktion nochmals, um nachzuprüfen, ob sich die gewünschte Veränderung eingestellt hat. Funktioniert der vordere Vagus-Ast wieder richtig, arbeite ich mit zusätzlichen Techniken aus der biomechanischen Craniosacral-Therapie. In vielen Fällen bessern sich die gesundheitlichen Probleme oder verschwinden ganz, wenn die Vagusfunktion wiederhergestellt ist.[20]

„Aber Sie sind doch kein Arzt!", mögen einige Menschen sagen. Nein, das bin ich nicht. Ich stelle auch keine Diagnosen und behandle keine Krankheiten. Das Stellen einer Diagnose und die Behandlung einer Krankheit mit der Verschreibung von Medikamenten liegt ausschließlich in der Verantwortung eines gut ausgebildeten Arztes. Alles, was ich in diesem Zusammenhang für einen Klienten tun kann, ist, die Funktion bzw. Funktionsstörung seines vorderen Vagus-Astes und der anderen vier für Kontakt und Kommunikation nötigen Hirnnerven zu beurteilen und mich darum zu kümmern.

Viele Menschen, die zu mir kommen, haben bereits eine ärztliche Diagnose. Ich behandle sie in erster Linie, um die Funktion ihres Nervensystems zu verbessern. Wenn ihr autonomes Nervensystem wieder im Zustand von Kontakt und Kommunikation ist und sie die Richtung zu optimaler Gesundheit eingeschlagen haben, wirkt sich das meiner Erfahrung nach positiv aus und hilft vielen von ihnen bei verschiedenen medizinischen Problemen.

Wenn mir Klienten beim Erstgespräch von einem gesundheitlichen Problem berichten, notiere ich es mir – und überlege: Kann ich das mit einer möglichen Funktionsstörung in einem der fünf zu Kontakt und Kommunikation gehörenden Hirnnerven in Zusammenhang bringen? Ich teste die Funktion eines Vagus-Astes. In manchen Fällen teste ich auch einige der anderen Hirnnerven.

Dann lasse ich sie die Grundübung machen oder wende eine der manuellen Techniken an, die in Teil 2 beschrieben werden, oder andere Techniken aus der biomechanischen Craniosacral-Therapie. Danach teste ich erneut. Ist es zu einer positiven Veränderung bei der Funktion des vorderen Vagus-Astes gekommen, bestehen gute Chancen, dass es im Körper des Klienten zur Selbstregulation kommt und seine gesundheitlichen Probleme abgeschwächt werden oder sogar ganz verschwinden.

Mein Ansatz hat schon vielen Menschen mit einem breiten Spektrum von Problemen geholfen, auch bei Stress, Depressionen, Migräne, Fibromyalgie, Konzentrations-, Gedächtnis- oder Schlafproblemen, bei Schwierigkeiten mit der Verdauung, einer Genickstarre sowie Rücken- und Schulterschmerzen.

Wir leben in einer Welt, in der sich in uns und um uns herum ständig alles verändert. Unser Überleben, unser Wohlbefinden und unser Glück ist auf ein flexibles autonomes Nervensystem angewiesen, das uns steuert, damit wir auf Veränderungen in unserer Umgebung und in unserem eigenen Organismus entsprechend reagieren können.

KAPITEL 3

Richtige und falsche Neurozeption

„Neurozeption“ – hier handelt es sich um die unbewussten Sinneswahrnehmungen aus der Umwelt mittels neuronaler Schaltkreise – ist ein von Stephen Porges geprägter Begriff, um zu beschreiben, wie neuronale Schaltkreise unterscheiden, ob eine Situation sicher, bedrohlich oder gefährlich ist. Das ist ein kontinuierlicher Prozess, durch den unser autonomes Nervensystem Sinnesinformationen über unsere Umwelt und den Zustand unseres Körpers beurteilt.

Die Neurozeption findet in den primitiven Hirnteilen statt und entzieht sich unserer bewussten Wahrnehmung. Man kann sie mit einem guten Wachhund vergleichen, der ständig aufpasst und es uns ermöglicht, tief zu schlafen oder uns auf andere Dinge als das Überleben zu konzentrieren, und der uns nur weckt, wenn Eindringlinge uns gefährden könnten. Durch die Signale aus der Neurozeption werden klar definierte neuronale Schaltkreise aktiviert, um das System der sozialen Zugewandtheit und Verhaltensweisen der freundlichen Kommunikation zu fördern, wenn wir in Sicherheit sind, die Defensivstrategien von Kampf oder Flucht, wenn wir bedroht werden, und das Abschalten, wenn wir in ernsthafter Gefahr sind.[21]

Die meisten Menschen haben ihre eigenen Erfahrungen mit der Neurozeption, wenn sie über einen sogenannten „sechsten Sinn“ verfügen und schon vorher wussten, dass sie in Gefahr waren oder von etwas bedroht wurden, allerdings ohne zu wissen, warum sie es wussten. Eine junge Frau sagte in einem meiner Kurse einmal: „Ich kann mit dem Rücken zu einem Mann stehen, den ich nicht kenne, und ich weiß, dass er mich anschaut. Ich kann seine Augen auf mir spüren, bevor er neben mir auftaucht.“ Obwohl wir dafür keine logische Erklärung haben und auch wenn wir nicht wissen, dass es sich dabei um Nervenbahnen handelt, ist uns die Neurozeption alles andere als fremd.

Falsche Neurozeption und Überleben

Durch die Neurozeption erhalten wir Zugriff auf Informationen, die wir nicht mit unserem bewussten Verstand aufnehmen. Wenn sie ordnungsgemäß funktioniert, ist sie ein wahres Geschenk und kann uns helfen zu überleben. Sie arbeitet schneller, als bewusste Wahrnehmungen verarbeitet werden.

„Ich wusste, dass etwas nicht stimmte, schon bevor ich in das Zimmer ging" – wie nehmen wir diese Art von Informationen auf? Manchmal kommt es zu einem Konflikt zwischen der Neurozeption und anderen Gedanken: „Ich hatte das Gefühl, dass etwas einfach nicht stimmte, aber ich ließ mich dazu überreden, trotzdem weiterzumachen."

Die Neurozeption kann jedoch falsch sein und wenn sie nicht richtig funktioniert, kann uns das in große Schwierigkeiten bringen. Anstatt ganz klar wahrzunehmen, was tatsächlich los ist, verzerren wir, was vor sich geht. Eine falsche Neurozeption tritt auf, wenn die Funktion der neuronalen Schaltkreise, durch die es von der Wahrnehmung zum Verhalten kommt, fehlerhaft ist. Jemand reagiert dann in einer sicheren Situation eventuell so, als sei sie bedrohlich oder gefährlich, oder in einer gefährlichen Situation so, als sei sie sicher.

Für eine falsche Neurozeption kann es zahllose Gründe geben. Unsere Wahrnehmung kann durch Zorn, Angst, Eifersucht oder Apathie getrübt sein oder wir sind vielleicht in einer traumatischen Erinnerung gefangen. Wir können in einem Schockzustand feststecken; wir können hungrig sein und einen niedrigen Blutzuckerspiegel haben, wir können müde sein, körperliche Schmerzen haben oder an einer Krankheit leiden.

Wir fühlen uns vielleicht noch ganz normal und plötzlich gibt es einen Auslöser, der uns an ein traumatisches Ereignis in der Vergangenheit erinnert – und wir reagieren darauf, als würde es in der Gegenwart stattfinden. Wir mögen gar nicht tatsächlich bedroht oder gefährdet sein, doch unser Nervensystem kann in der Vergangenheit festhängen, bereit, beim geringsten Auslöser aus der Umgebung zu kämpfen oder wegzulaufen.

Eine falsche Neurozeption kann sogar aus einer sehr positiven Erfahrung entstehen, wenn man sich beispielsweise verliebt und an den Partner oder die Partnerin bindet. Zuweilen ist zu hören, dass das Urteilsvermögen eines Menschen gelitten hat, weil er „blind vor Liebe" war, sodass er eine möglicherweise destruktive Situation nicht wahrnehmen konnte.

Das Nervensystem sollte flexibel sein, damit sich der ganze Organismus an die aktuelle Situation anpassen kann und zu verschiedenen Verhaltensweisen in der Lage ist, je nachdem, ob sie sicher, bedrohlich oder gefährlich ist. In Fällen von chemischer Beeinflussung (etwa durch verschreibungspflichtige Medikamente, Drogen oder Alkohol), erhalten wir zwar Informationen über unsere Sinne, doch die neuronalen Schaltkreise verarbeiten sie nicht auf normale Weise und wir reagieren physiologisch nicht entsprechend. Alkohol verändert zum Beispiel die Art des Fühlens und damit die Art des Handelns. Viele Drogen – verschreibungspflichtige Medikamente sowie illegale Substanzen und Freizeitdrogen – versetzen uns auch in einen Ausnahmezustand, in dem wir ganz neue Erfahrungen machen.

Die folgende Geschichte veranschaulicht eine solche falsche Neurozeption unter biochemischem Einfluss. Drei Freunde, junge Männer Mitte zwanzig, machten sich zu einer tagelangen Wanderung auf den Mount St. Helens auf, einen aktiven Vulkan in einem Nationalpark im Südwest des Bundesstaates Washington. Der Anstieg ist zwar anstrengend, doch für jedermann in guter körperlicher Verfassung geeignet, der gerne in einem steilen, felsigen Gelände klettert. Die meisten Kletterer schaffen die Tour hin und zurück in sieben bis zwölf Stunden.

Die drei Freunde bereiteten sich gut darauf vor; in ihren Rucksäcken befanden sich eine Landkarte, ein Kompass, ein Erste-Hilfe-Kasten und ein Schweizermesser. Jeder war mit guten Bergschuhen, einem Kletterhelm zum Schutz vor herunterfallenden Steinen, einem leichten Pullover, Sonnencreme und Staubmasken sowie einer Schutzbrille für den Fall eines Ascheregens ausgerüstet. Die Sonnenreflexionen von Schnee und Vulkanasche können intensiv sein, daher nahmen sie Sonnenbrillen mit seitlicher Abschirmung mit. Sie hatten etwas zu essen und zwei Liter Wasser pro Person dabei.

Früh am Morgen gingen sie los. Laut Wetterbericht sollte es ein milder, sonniger Tag werden, und sie zogen sich entsprechend an. Bald war ihnen von der Sonne und durch die Anstrengung ziemlich warm, obwohl sie nur T-Shirts trugen. Sie spritzten sich Wasser auf den Kopf und zogen die verschwitzten T-Shirts aus.

Die Körpertemperatur wird durch einen neuronalen Feedback-Mechanismus reguliert, hauptsächlich über den Hypothalamus, dem Teil des Gehirns, der die Informationen der wichtigsten Temperatursensoren im Körper verarbeitet. Wenn der Körper zu überhitzen beginnt, kommt es zu mehreren physiologischen Veränderungen. Steigt die Körpertemperatur über 37 °C, sorgen die entsprechenden Nerven dafür, dass sich die oberflächennahen Blutgefäße erweitern, man nennt das Vasodilatation, sodass die Hautdurchblutung erhöht wird und mehr Blut in die kleinen Kapillaren gelangt. Bis zu einem Drittel des Blutes kann in der Haut zirkulieren und wird an der Hautoberfläche durch die Umgebungsluft abgekühlt. Auch Schwitzen, bei dem sich Verdunstungskälte bildet, hilft dem Körper dabei, sich abzukühlen.

Einige Stunden nach Beginn des Aufstiegs kam es zu einem plötzlichen Wetterumschwung. Es bildeten sich Wolken, die Luft kühlte ab und es begann zu schneien. Alle drei Wanderer froren und zogen ihre Pullover über. (Ihre klammen T-Shirts zogen sie nicht wieder an). Leider sorgte die trockene Kleidung nicht schnell genug für ausreichend Wärme, und sie hatten keine Regenausrüstung dabei. Innerhalb von Minuten waren ihre Pullover von kaltem feuchtem Schnee durchweicht.

Der Hypothalamus kümmert sich um die Erhaltung der Wärme, wenn die Körpertemperatur fällt – es kommt zu Wärme speichernden und Wärme bildenden Reaktionen. Eine normale Reaktion auf Kälte ist die Ausschüttung der Stresshormone Adrenalin (Epinephrin), Noradrenalin (Norepinephrin) und Thyroxin. Sie sorgen dafür, dass die Muskeln hart werden, was zu Zittern führt. Die raschen Kontraktionen der zitternden Muskeln erzeugen Körperwärme.

Während der Stressreaktion sorgen auch die Nerven an den muskulären Wänden der Blutgefäße dafür, dass diese sich zusammenziehen, man nennt das Vasokonstriktion. So wird der Wärmeverlust durch eine verringerte Durchblutung minimiert; das Blut fließt jetzt vom Körperinneren nicht mehr zur Haut hin, insbesondere nicht zu den Händen und Füßen.

Einer der jungen Kletterer hatte einige Zeit zuvor sein übliches, vom Arzt verschriebenes Medikament zur Unterdrückung von chronischem Stress genommen. Eine der Wirkungen dieses Präparates besteht darin, den Spiegel der Stresshormone im Blut zu senken. Infolgedessen konnte sein Körper nicht für eine normale Stressreaktion auf das kalte Wetter sorgen. Er zitterte nicht, seine Blutgefäße verengten sich nicht, seine Arterien und Kapillaren blieben weit und die Durchblutung der Haut wurde nicht verringert, es kam also zu einem weiteren Wärmeverlust.

Das Medikament verhinderte die Anpassung an die Veränderungen der Umgebung, und er kühlte immer stärker aus. In Fällen einer extremen Hypothermie, einer Unterkühlung, kann es zum Herzstillstand kommen und schließlich versagte tatsächlich sein Herz. Dieser junge Wanderer überlebte nicht, weil sein Körper sich nicht an die Witterungsveränderung anpassen konnte.

Diese Geschichte ist ein abschreckendes Beispiel dafür, wie chemische Substanzen in unsere normalen Reaktionen auf gefährliche Situationen eingreifen und den Körper an entsprechenden Schutzreaktionen hindern können.

Andere Ursachen einer falschen Neurozeption

Welche Bedeutung das Herunterfahren für unser Überleben hat, habe ich bereits beschrieben. Wenn ein Löwe seine Zähne in den Hals einer Antilope oder in ein anderes Beutetier schlägt, schaltet dessen autonomes Nervensystem – angesichts des bevorstehenden Todes und einer vergeblichen Möglichkeit zu kämpfen oder zu fliehen – normalerweise ab; in manchen Fällen kann das dazu führen, dass der Räuber das Interesse verliert, was der vorgesehenen Beute das Leben rettet.

Im Gegensatz dazu sind die persönlichen Probleme in unserem komplizierten, modernen, zivilisierten menschlichen Leben meist nicht so dramatisch, sie dauern jedoch meist länger als nur ein paar Sekunden. Wir mögen nicht körperlich bedroht werden, aber wir werden oft psychisch oder mental herausgefordert. Eventuell müssen wir ein Projekt fristgerecht abschließen, uns mit schwierigen Problemen in den Beziehungen zu den Menschen in unserem Umfeld befassen, ein wirtschaftliches Problem lösen oder uns um ein Familienmitglied kümmern, das dem Tod durch eine Krebserkrankung entgegensieht. Wir müssen handeln – etwas tun oder etwas sagen – um unsere Welt wieder in ein vorläufiges Gleichgewicht zu bringen. Wir können nicht immer nur am Strand sitzen, uns entspannen und die Umgebung genießen.

Außerdem schütteln Menschen ihre Traumata meist nicht einfach ab, wie viele Wildtiere das tun, sobald die Gefahr vorüber ist. Idealerweise sollten wir eine Art imaginären „Reset-Knopf" für unser Nervensystem haben und in der Lage sein, es neu zu starten. Doch oftmals hängen uns die Auswirkungen traumatischer Ereignisse noch lange nach, wenn der ursprüngliche Schock längst vorüber ist. Sowohl das bewusste als auch das unbewusste Gedächtnis können monatelang, jahrelang oder sogar für das ganze restliche Leben in unserem Nervensystem erhalten bleiben. Können wir die Erinnerung nicht abschütteln, kann es zu immer wiederkehrenden unangemessenen Verhaltensweisen und ständigen körperlichen Stress- und Abschaltsymptomen kommen.

Anormale Reaktionen auf bestimmte Reize können auftreten, wenn wir einmal eine traumatische Erfahrung gemacht haben, an denen sie beteiligt waren. Der psychische Auslöser einer Stress- oder Abschaltreaktion kann sehr spezifisch sein. Die Erinnerung an das Ereignis ist wie eine noch nicht explodierte Landmine, die darauf wartet, dass – bildlich gesprochen – ein Soldat darauf tritt oder vielleicht Jahre später ein argloses Kind. Die Reaktion wird ausgelöst, weil ein Geschehen uns, bewusst oder unbewusst, an etwa erinnert, das uns irgendwann einmal traumatisiert hat.

Die Geschichte von Antaios

Der Kampf zwischen Antaios und Herakles (dessen lateinischer Name Herkules ist; Anm. d. Übers.) war ein Lieblingsthema der Bildhauer in der Antike und in der Renaissance.

Antaios war der Sohn von Poseidon, dem Gott der Meere, und von Gaia, der Göttin der Erde. Die Griechen glaubten, dass er am Rande der Wüste im heutigen Libyen lebte. Antaios forderte alle vorbeiziehenden Reisenden zu einem Ringkampf heraus, tötete sie und baute aus ihren Schädeln einen Tempel für seinen Vater. Antaios besiegte alle Gegner, bis er mit Herakles kämpfte.

Jedes Mal, wenn Herakles ihn niederschlug, stand er auf und war noch stärker. Herakles erkannte schnell, dass er Antaios nicht besiegen konnte, indem er ihn niederwarf. Er erahnte das Geheimnis seiner Kraft: Wenn Antaios in Kontakt mit der Erde, seiner Mutter, kam, wurde er gestärkt und erneuerte seine Kräfte immer wieder.

Deshalb packte Herakles ihn an der Hüfte und hielt ihn in die Höhe; dadurch unterbrach er seine Verbindung zur Erde. Dann konnte Herakles ihn mit seiner kolossalen Kraft erwürgen.

Die Geschichte des Antaios symbolisiert die Gefahren, die uns drohen, wenn wir nicht geerdet bleiben. Herakles zeigt die psychische und spirituelle Stärke, die daraus erwächst, wenn man sich wieder erdet, nachdem man „den Boden unter den Füßen verloren hat".

Den eigenen Körper spüren

Im Jahr 1957, ich war 16 Jahre alt und befasste mich zum ersten Mal mit dem Golfspielen, kaufte ich mir ein Buch von Ben Hogan, einem der größten unter den frühen amerikanischen Meistern im Profi-Golfsport. Das Buch hieß *Ben Hogan's Five Lessons: The Modern Fundamentals of Golf* [22] (zu Deutsch etwa: „Die fünf Lektionen von Ben Hogan: Die modernen Grundlagen des Golfsports"). Hogan schrieb: „Wenn Sie einen guten schwungvollen Schlag machen wollen und Rechtshänder sind, richten Sie beim Abschlagen einfach ihr Bewusstsein auf den kleinen Finger der linken Hand."

Bevor ich das gelesen hatte, hatte ich einfach immer versucht, den Ball möglichst fest zu schlagen und den Schläger möglichst weit hinunter zu führen. Ich verstand nicht, was Ben Hogan schrieb, aber ich versuchte es. Und jedes Mal, wenn ich daran dachte, den kleinen Finger zu spüren, schlug ich den Ball weiter. Ein anderes Ergebnis war, dass der Ball fast jedes Mal geradewegs in Richtung Grün flog. Das war meine erste Erfahrung mit der Kraft, die darin liegt, seinen Körper zu spüren.

Heutzutage gibt es viele Systeme, einschließlich Pilates, Yoga, Kampfsport und Achtsamkeitsmeditationen, die den Menschen helfen, ihren Körper wieder zu spüren. Wenn meine Klienten eine solche Möglichkeit haben, bitte ich sie, sie zu nutzen.

Die Gesichtshaut wird vom V. Hirnnerv, die Gesichtsmuskeln werden vom VII. Hirnnerv innerviert. Ein leichtes Streichen über das Gesicht wirkt oft beruhigend und hilft uns, aus einem Stresszustand herauszukommen. Menschen machen das unbewusst oft selbst.

Bei einer Massage kann ich die Klienten bitten, ihre Aufmerksamkeit dorthin zu richten, wo meine Hände gerade sind. Das ist ganz besonders für Menschen wichtig, die sich in einem Zustand von Rückzug und Dissoziation befinden – ihnen wieder ein Gefühl für ihren Körper zu vermitteln, hat für mich oberste Priorität. Ich muss gar nicht wirklich etwas tun. In dem Augenblick, indem ich sie mit meinen Händen berühre, versuche ich nicht, irgendetwas zu richten oder Veränderungen in der Struktur des Bewegungsapparates herbeizuführen. Ich entspanne keinen Muskel, stelle die Beweglichkeit eines Gelenks nicht wieder her, richte die Wirbelsäule nicht aus und löse auch nicht das Bindegewebe. Stattdessen bleiben meine Hände einfach an einer Stelle liegen.

Für mich als Therapeut reicht es aus, meine Hände auf den Körper des Klienten zu legen und seine Haut leicht zu berühren. Dann bitte ich ihn, „sein Bewusstsein auf meine Hände zu richten". Zunächst kann es eine Weile dauern, bis die Klienten ihren Kopf genügend frei von mentalem und emotionalem Wirrwarr machen können, um einfach nur zu spüren, wo sich ihr Körper befindet und was in ihm vor sich geht. Deshalb wiederhole ich den Prozess mehrmals. Das ist eine einfache Möglichkeit, dem Klienten dabei zu helfen, sein eigenes Gespür als Ressource zu verwenden, um sich in seinem Körper zu erden.

Dabei kann ich auch die Gelegenheit wahrnehmen, meinen eigenen Körper zu spüren; ich öffne mein Bewusstsein gerne, um meine eigenen Füße oder Hände zu spüren, und erde mich damit zugleich selbst.

Den eigenen Körper zu spüren und geerdet zu bleiben, hilft uns, einen Zustand beizubehalten, in dem der vordere Vagus-Ast aktiv ist. Wenn man sich des eigenen Körpers bewusst ist, kann einem das helfen, nicht von Emotionen mitgerissen zu werden, die zu einer falschen Neurozeption führen können.

Kapitel 4

Den vorderen Ast des Vagus-Nervs überprüfen

Einfache Beurteilung durch Beobachtung des Gesichts

Laut Stephen Porges erfordert das System von Kontakt und Kommunikation die Fähigkeit, hinzuschauen und hinzuhören. Ob eine Person, mit der Sie sprechen, sozial zugewandt ist, können Sie daraus erahnen, wie oft sie Sie anschaut, wie gut sie zuhört und wie gut sie verstehen kann, was Sie sagen. Das können Sie an der Gesichtsmuskulatur Ihres Gegenübers erkennen. Schaut sie Ihnen ins Gesicht und stellt Augenkontakt her, zumindest manchmal? Sind die Augen offen? Kann sie hören und verstehen, was Sie sagen?

Die Gesichtsmuskeln sind rund um die Öffnungen für die Augen, die Nasenflügel und den Mund angeordnet (vgl. „Gesichtsmuskulatur" im Anhang). Wenn sich diese flache Ringmuskulatur anspannt, dann schiebt sich die Haut näher an die Öffnungen heran und verkleinert sie. Flache, rechteckige Muskeln lagern sich an die Ringmuskulatur an und können sie weiter auseinanderziehen, damit mehr Licht in die Augen gelangt, mehr Gerüche in die Nase strömen und mehr Luft in den Mund kommt. Bei emotionalen Reaktionen verändert sich unser Gesichtsausdruck mit dem Öffnen und Schließen der Gesichtsöffnungen.

Hat Ihr Gegenüber leicht nach oben gezogene Augenbrauen und sind die Augen entspannt und offen? Der flache Ringmuskel um die Augen, der sogenannte Ausgenringmuskel, heißt fachsprachlich *Orbicularis oculi*. (*Orbicularis* kennzeichnet einen Muskel um eine Gesichtsöffnung;

oculi bezieht sich auf die Augen.) Durch Anspannen dieses Muskels verringern wir die Öffnung für die Augen und damit die einfallende Lichtmenge in derselben Weise, wie der Blendenverschluss einer Spiegelreflexkamera, der die durch die Linse auf den Film auftreffende Lichtmenge verringert.

Wir spannen diesen Muskel an, um die Augen zusammenzukneifen, wenn wir grellem Licht ausgesetzt sind, wenn wir die visuellen Informationen reduzieren wollen, wenn wir etwas aus emotionalen Gründen nicht sehen wollen oder wenn wir uns von äußeren sensorischen Reizen zurückziehen und unseren eigenen Gedanken nachhängen wollen. Wenn wir diesen Muskel anspannen, schotten wir uns von aktuellen visuellen Reizen ab, vom Hier und Jetzt. Wir sind vielleicht mit Erinnerungen an vergangene Ereignisse beschäftigt, stellen uns künftige Möglichkeiten vor oder gehen in einen meditativen Zustand.

Wenn die flachen, rechteckig geformten Muskeln über und unter dem Augenringmuskel angespannt sind, ziehen sie den Ringmuskel weiter auseinander, sodass mehr Licht einfällt. Diese Muskeln spannen sich an, wenn wir auf etwas treffen, das sich als „Augenöffner“ erweist. Die körperliche Anspannung dieser flachen, rechteckigen Muskulatur ist ein wichtiges emotionales Ausdruckselement von Überraschung. Sie verbessert unsere sensorische Aufnahme und erhöht unsere Präsenz in Bezug auf die Vorgänge, die uns umgeben.

Erstaunlicherweise können wir auch besser hören, wenn unsere Augen weiter offen sind – es gibt eine neurologische Verbindung zwischen den am Sehen und am Hören beteiligten Nerven. Bei einem Vortrag öffnen manche Menschen ihre Augen etwas mehr, um das Gesagte besser zu hören.

Wenn Sie Augenkontakt mit einem Menschen herstellen, achten Sie auf den spontanen Gesichtsausdruck im mittleren Drittel des Gesichts (vom unteren Augenrand bis zum oberen Rand des Mundes). Die kleinen Bewegungen in diesem Bereich sind ein Hinweis auf die soziale Zugewandtheit (oder deren Fehlen) und die Anpassungsfähigkeit der emotionalen Reaktionen.

Es gibt zwei Arten von Gesichtsausdruck: Den, mit dem wir jemand anderem zeigen, was wir fühlen, und jenen, der sich einstellt, ohne dass wir bewusst „ein Gesicht machen“. Letzteren können wir je nach seiner Dauer in drei Typen unterteilen.

Der erste Typ ist das Muster einer chronischen Anspannung, die mehr oder weniger dauerhaft mit tiefen Falten in das Gesicht „eingebrannt“ ist und auf unseren typischen Gemütszustand schließen lässt.

Beim zweiten Typ ist die emotionale Anspannung ist weniger dauerhaft und drückt unsere aktuelle Stimmung aus. Dieses Muster bleibt eine Weile bestehen – jedenfalls so lange die Stimmung anhält und im Allgemeinen lange genug, damit jemand anders einen Eindruck von unserer Gefühlslage bekommt.

Beim dritten Typ wechseln die Muskeln im Bereich zwischen Augen und Mund die Anspannung schnell, bis zu mehreren Malen pro Sekunde. In der Regel können wir diese spontanen winzigen Veränderungen des Ausdrucks bei einem Baby oder einem Kind beobachten. Bei Erwachsenen kommen sie seltener vor, da wir fester in unserem Identitätsbewusstsein oder in unseren Stimmungen verankert sind. Wenn diese raschen Veränderungen auftreten, laufen sie zu schnell ab, als dass wir sie verstandesmäßig erfassen und aus dem Gesichtsausdruck definitiv einen Hinweis auf eine bestimmte Emotion erkennen könnten, doch die Tatsache, dass es diese spontanen Bewegungen gibt, vermittelt uns dennoch ein Gefühl, dass die Person offen ist und keine Angst hat.

Wir können diese raschen Veränderungen des Gesichtsausdrucks erleben, wenn zwei Menschen, die sich miteinander sicher fühlen, Augenkontakt herstellen, einander anschauen und ihren Gefühlen ungehindert und ungeprüft freien Lauf lassen, ohne dass sie versuchen, sie zu kontrollieren. Es spiegelt den Idealzustand von Offenheit, wenn sich unser emotionaler Gesichtsausdruck so schnell verändert wie unsere Gedanken. Das unterscheidet sich sehr von einem aufgesetzten Lächeln, etwa beim Posieren für ein Foto, wo der Versuch, positive Gefühle zu zeigen, schon fast in eine Grimasse ausartet.

Erkennen Sie im Gesicht eines anderen Menschen ein Fließen von Emotionen – leichte, schnelle, sich verändernde, sprunghafte Gesichtsbewegungen, die zeigen, dass er glücklich, zufrieden, ärgerlich, gereizt, ängstlich, beunruhigt, traurig oder deprimiert ist? Oder ist sein Gesicht kontrastarm, verändert es sich nicht und steckt in einem einzigen emotionalen Ausdruck fest? Ändert sich die Melodie des stimmlichen Ausdrucks (Prosodie), wenn Ihr Gegenüber spricht? Oder klingt die Stimme flach und ist die Sprache monoton?

Wir neigen dazu, zu glauben, dass Menschen immer gleich sind und sich nicht verändern. Unser Austausch mit anderen Menschen wird jedoch von unserer Stimmung beeinflusst, auf die wiederum der momentane Zustand des autonomen Nervensystems Einfluss nimmt.

Menschen in einem Stresszustand mögen uns drohende Blicke zuwerfen und ihre Haltung könnte aggressiv sein. Sie hören vielleicht nicht zu, was gesagt wird. Sie laufen eventuell Gefahr, auf ein einziges Wort zu reagieren, aufzubrausen und uns mitten im Satz zu unterbrechen. Oft müssen wir sie vielleicht korrigieren: „Aber so habe ich das nicht gesagt!“

Menschen, die Angst haben, vermeiden Augenkontakt oder stellen ihn nur für den Bruchteil einer Sekunde her und sehen dann wieder weg. Sie atmen eventuell flach und heben nur den oberen Brustkorb und sie halten vielleicht nach dem Einatmen die Luft an.

Menschen in depressivem Zustand kippen den Kopf nach vorne oder lassen ihn hängen, ihr Gesicht ist ausdruckslos. Sie bewegen sich langsam, was ein Hinweis auf einen Energiemangel ist. Ihnen fehlt die Begeisterung und sie wollen sich nicht an einer Unterhaltung beteiligen. Manchmal atmet ein depressiver Mensch auch aus oder seufzt, bevor er etwas tut oder sagt.

Weitere Möglichkeiten, die Vagusfunktion zu prüfen

Neben der Beobachtung solcher Dinge beginne ich meine Behandlungen gerne mit einer Überprüfung der Funktion des vorderen Vagus-Astes. Zeigt ein Klient einige der Symptome, die ich als die „Köpfe der

Hydra" beschreibe (vgl. Auflistung zu Beginn von Teil 1) und ergeben sich bei der Überprüfung Hinweise auf eine Funktionsstörung des Vagus, lässt sich das Leiden der Betroffenen oft mithilfe der in Teil 2 beschriebenen Übungen und Techniken bessern.

Nachdem der Klient die Grundübung gemacht hat oder ich ihn manuell behandelt habe, teste ich die Vagusfunktion erneut, um sicherzugehen, dass wir die gewünschten Ergebnisse erzielen konnten. Diese Information ist im Praxisalltag sinnvoll; mit dem Verfahren, das ich in diesem Buch beschreibe, kann man die Funktion seines vorderen Vagus-Astes selbst beurteilen, und das ist im Falle einer Funktionsstörung nicht nur zur Selbstfürsorge von Nutzen, sondern auch dann, wenn man anderen helfen will.

Außer dem Klienten in den Hals zu schauen und ihn „ah-ah-ah" sagen zu lassen (hierzu später mehr), arbeite ich manchmal noch mit einer anderen Testmethode, die sich bei einem Kleinkind, einem autistischen Menschen oder wenn es andere gute Gründe dafür gibt, anwenden lässt. Wenn ich in einem Kurs mit Zweitklässlern einem Kind mit einer Taschenlampe in den Hals leuchte und es auffordere, „ah-ah-ah" zu sagen, könnten alle anderen anfangen es auslachen.

Dieser andere Test beruht auf einer Ende des 19. Jahrhunderts gemachten Beobachtung von Mayer, Traube und Herin; sie besagt, dass Puls und Blutdruck beim Einatmen schneller und höher sein sollten als beim Ausatmen (vorausgesetzt, der vordere Vagus-Ast arbeitet gut). Aufgrund der Erfahrung, die man durch die Behandlung vieler Klienten gewinnt, entwickelt man ein Gespür für die mehr oder weniger großen Unterschiede bei verschiedenen Menschen. Man kann eventuell sogar nach der Durchführung der Grundübung einen größeren Unterschied beobachten als vorher.

Meiner Erfahrung nach sind Menschen, die eine größere Pulsdifferenz zwischen Ein- und Ausatmen haben, sowohl körperlich als auch psychisch meist widerstandsfähiger und gesünder.

Diesen Tests, die ich in meinem Praxisalltag anwende, sind jedoch Grenzen gesetzt, was ihre Verwertbarkeit in der wissenschaftlichen Forschung betrifft. Sie beruhen subjektiv auf meinen persönlichen

Beobachtungen, die nur zeigen, ob der vordere Vagus-Ast funktioniert oder nicht; damit wird nichts über den Grad seiner Funktionsfähigkeit ausgesagt, der bei einem Menschen höher sein könnte als bei einem anderen. Weitere Alternativen für die Überprüfung werden im Folgenden beschrieben.

Objektive Beurteilung der Vagusfunktion durch die Herzfrequenzvariabilität (HRV)

In der wissenschaftlichen Forschung zum autonomen Nervensystem wächst das Bewusstsein für die Herzfrequenzvariabilität (HRV für engl. *heart rate variability*), die uns vielleicht eine weitere Möglichkeit zur Beurteilung der Vagusfunktion eröffnet.

Wenn unser Nervensystem optimal funktioniert und wir in Kontakt und Kommunikation stehen, gibt es aufgrund des natürlichen Ansteigens und Abfallens der Herzfrequenz als Reaktion auf die Atmung, den Blutdruck sowie auf Hormone und Emotionen Unterschiede in der Zeit zwischen aufeinanderfolgenden Herzschlägen. Das Maß dieser Unterschiede ist die Herzfrequenzvariabilität (HRV). Ein größerer Unterschied der Zeitintervalle wird als hohe HRV bezeichnet.

Die HRV kann als Hinweis auf den allgemeinen Gesundheitszustand herangezogen werden.[23] Sie gilt als eines der vielversprechendsten Instrumente zur Erfassung der Aktivität des autonomen Nervensystems.[24] Wenn der vordere Ast des Vagus-Nervs ordnungsgemäß funktioniert, ist die Herzfrequenzvariabilität hoch. Es wird zunehmend über die Korrelation zwischen einer hohen HRV und der Gesundheit und Langlebigkeit geforscht.[25]

Im Gegensatz dazu fällt das autonome Nervensystem eines Menschen bei einer verminderten Funktion im vorderen Vagus-Ast entweder auf einen Stresszustand oder auf einen Zustand zurück, in dem, wie im letzten Kapitel beschrieben, der hintere Vagus-Ast aktiv ist. In diesem Fall sind die Unterschiede in den Zeitintervallen zwischen den Herzschlägen geringer oder es gibt gar keine, und das wird als niedrige HRV bezeichnet.

Es gibt immer mehr wissenschaftliche Studien, die einen Zusammenhang zwischen einer niedrigen Herzfrequenzvariabilität und verschiedenen psychischen bzw. psychiatrischen Problemen zeigen.

Die HRV hängt zum Beispiel mit emotionalen Zuständen zusammen und sinkt nachweislich unter hohem Zeitdruck, bei einer posttraumatischen Stressbelastung, einer emotionalen Belastung und erhöhter Angst.[26] Menschen, die von häufiger auftretendem und länger andauerndem täglichen Ärger berichten, haben nachweislich eine niedrige HRV.[27, 28]

Eine niedrige HRV hängt allem Anschein nach auch mit einem Mangel an Konzentrationsfähigkeit und einer motorischen Hemmung zusammen, beides Symptome, die häufig bei Kindern mit ADHS auftreten.[29] Zwischen der posttraumatischen Belastungsstörung und einer niedrigen Herzfrequenzvariabilität gibt es ebenfalls einen Zusammenhang.[30]

Was die körperliche Gesundheit betrifft, so wird angenommen, dass eine niedrige HRV ein Hinweis auf einen schlechteren allgemeinen Gesundheitszustand ist.[31] Eine ganze Reihe von Gesundheitsproblemen kann mit einer niedrigen HRV zusammenhängen: Übergewicht, diabetische Neuropathie (Nervenschäden infolge von Diabetes; Anm. d. Übers.), Aktivität des hinteren Vagus-Astes, erhöhte Gefahr von plötzlichem Kindstod (SIDS, von engl. *sudden infant death syndrome*) und eine niedrigere Überlebenswahrscheinlichkeit von Frühgeborenen.

Stark übergewichtige Menschen haben im Allgemeinen eine niedrige HRV.[32] Man könnte zwar annehmen, dass alle übergewichtigen Menschen zu viel essen, zu wenig Sport treiben und nicht motiviert genug sind, um ihr Verhalten zu ändern, doch es gibt unter ihnen auch Betroffene, die Diät halten, sich fast zu Tode hungern und deren Gewicht sich trotzdem kaum ändert. Manche Menschen, die abnehmen möchten, versuchen mithilfe eines Psychologen oder eines Hypnosetherapeuten ihr Selbstbild zu verändern. Ich kann nur mutmaßen, was wohl geschehen würde, wenn die Beurteilung der HRV zu ihrem Abnehmprogramm gehören würde und es zu einer Verbesserung ihres sozialen Nervensystems durch die Grundübung käme.

Viele Menschen mit einer Sexualstörung suchen Hilfe bei ihrem Arzt oder den Rat eines Psychiaters oder Psychologen. Eine neuere Studie gab Aufschluss über sexuelle Störungen bei Frauen und wies darauf hin, dass diese eng mit ihrer Herzfrequenzvariabilität verbunden sein könnten.[33] Es gibt Studien, die hinsichtlich der Erektionsstörung bei Männern zu einem ähnlichen Schluss kommen, und sie stellen fest, dass „ein allgemeines Ungleichgewicht des autonomen Nervensystems einer der Gründe für eine Erektionsstörung ist".[34]

In HRV-Studien wurde nachgewiesen, dass Menschen mit einem geschädigten Herzen eine niedrige HRV haben[35] haben und das wurde mit einem erhöhten Risiko für eine koronare Herzkrankheit in Zusammenhang gebracht.[36] Eine verringerte HRV scheint auch ein Indikator für die Sterblichkeit nach einem Myokardinfarkt (Herzinfarkt) zu sein.[37] Eine niedrige HRV korreliert mit einem vorzeitigen Tod aufgrund verschiedener Ursachen, wenn zusätzliche Herzprobleme bestehen, etwa bei COPD, die nicht nur die Lunge betrifft, sondern auch das Herz belastet. (COPD, von engl. *chronic obstructive pulmonary disease*, ist eine chronische Bronchitis mit Verengung der Atemwege; gleichzeitig kann ein Lungenemphysem, eine irreversible Überblähung der Lungenbläschen, vorhanden sein; Anm. d. Übers.). In den USA war COPD 2014 die dritthäufigste Todesursache nach Herzkrankheiten und Krebs.[38] Andere Atemmuster als die normale Zwerchfellatmung weisen auf eine schlechte körperliche und psychische Gesundheit hin, und zwischen der Zwerchfellatmung und einer höheren Herzfrequenzvariabilität besteht ein Zusammenhang.[39] Bei meiner Arbeit habe ich immer wieder festgestellt, dass sich bei Patienten mit einer diagnostizierten COPD das Zwerchfell während der Atmung wenig bewegt; bei den Tests zeigt sich keine Aktivität des vorderen Vagus-Astes.

Die Überprüfung der HRV könnte, so scheint es zumindest, wertvolle diagnostische Informationen liefern und als Möglichkeit zur raschen Früherkennung von Veränderungen in der Aktivität des autonomen Nervensystems dienen.

Wenn die Forschung bestätigt, dass der Zustand des autonomen Nervensystems psychische Probleme beeinflusst, könnte es von Interesse sein, als ersten Behandlungsschritt zu untersuchen, ob in diesen Fällen die Herzfrequenzvariabilität und die Funktion des vorderen Vagus-Astes verbessert werden können, ohne sofort auf die üblichen psychologischen Interventionen oder verschreibungspflichtigen Medikamente zurückzugreifen (mehr hierzu in Kapitel 6).

Die Überprüfung der Vagus-Funktion: Frühe Erfahrungen

Lassen Sie mich die Bedeutung der Tests anhand von Erinnerungen an meine frühere praktische Arbeit hervorheben. Als ich mit der Craniosacral-Ausbildung begann, sagte der Kursleiter, wenn ich mich an die festgelegte Reihenfolge der von ihm gelehrten Techniken halte, könne ich Menschen helfen, ihren Stress abzubauen. Doch er hat uns nie beigebracht, den jeweiligen physiologischen Zustand des Körpers zu überprüfen, also fragte ich mich, woher er wohl wusste, dass diese Techniken wirksam waren – vielleicht hatte ja auch er das einfach von seinem Lehrer zu hören bekommen und glaubte es.

Das war vor fast 30 Jahren, bevor ich bei Alain Gehin studierte und lange bevor ich von der Polyvagal-Theorie hörte. Das einzige Stress-Modell, das wir damals zur Verfügung hatten, war die alte Auffassung vom autonomen Nervensystem, das sich entweder im Stresszustand oder im Zustand der Entspannung befand.

Jeder wusste, dass chronischer Stress ungesund ist, und es gab Bücher und Kurse über den Umgang mit Stress, das sogenannte Stress-Management, die alle ein positives und stressfreies Ergebnis versprachen. Doch nirgends wurde besprochen, wie man das Stressniveau physiologisch überprüfen konnte. Heute teste ich jeden Klienten vor und nach den Sitzungen; ich glaube nicht blind an das, was mir irgendwann einmal darüber erzählt wurde, welche Ergebnisse ich von meinen Behandlungen zu erwarten hätte.

Bei den Sitzungen, die auf diesem ersten Kurs beruhten, führte ich die Standardsequenz von Techniken durch und nahm an, dass meine Arbeit damit beendet war; der Klient konnte nicht mehr gestresst sein, sondern war entspannt und durfte nach Hause gehen. Doch mir fiel auf, dass es den Klienten häufig schwerfiel, sich nach der Behandlung zu sammeln und sie fragten, ob sie noch einige Minuten auf dem Behandlungstisch liegenbleiben konnten. Nach zehn oder fünfzehn Minuten wollten sie oft immer noch nicht aufstehen, und ich musste ihnen erklären, dass ich den Massagetisch nun für meinen nächsten Klienten brauchte. Sie sahen das natürlich ein, standen zögernd auf und zogen die Schuhe an. Einige von ihnen fragten, ob ich glaubte, dass sie sich ans Steuer setzen könnten, und ich versicherte ihnen, dass das in Ordnung war.

Beim Folgetermin erzählten sie mir manchmal, dass sie nach der letzten Sitzung so entspannt gewesen waren, dass sie rechts ranfahren, ihre Augen schließen und ein kurzes Nickerchen machen mussten. Manchmal hielten sie sogar zwei- oder dreimal an. Sie kommentierten das begeistert als großartig, da sie „so entspannt" gewesen waren. Selbst am nächsten Tag wollten sie gar nicht aufstehen und zur Arbeit gehen.

Wenn ich heute zurückblicke, ist mir klar, dass durch meine Sitzung der hintere Vagus-Ast aktiviert wurde und die Klienten in diesem Zustand verharrten. Sie waren nicht entspannt, sondern dissoziiert und zeigten (durch ihre Schläfrigkeit) ein depressives Verhalten. Heute kümmere ich mich während der Sitzung gewissenhaft um die Funktion des vorderen Vagus-Astes und teste sie danach noch einmal, um auch sicher zu sein, dass die Klienten im Zustand von Kontakt und Kommunikation sind, wenn sie gehen. Ich vergewissere mich, dass sie meine Praxis ruhig, aber zugleich wach und handlungsfähig, ohne Stress oder einen aktiven hinteren Vagus-Ast verlassen. Die Überprüfung des autonomen Nervensystems vor und nach einer Sitzung bietet eine großartige Perspektive für jeden Körpertherapeuten, Psychologen oder anderen Dienstleister im Gesundheitswesen.

Die Entdeckung der Polyvagal-Theorie

Anfang der 1980er-Jahre begann mir aufzufallen, dass viele meiner Klienten, die an Asthma litten, auch eine Funktionsstörung im Vagus hatten. Durch die Verbesserung ihrer vagalen Funktion ließen die Asthmasymptome oft stark oder sogar komplett nach.

Ich fand das interessant – vielleicht wäre Asthmatikern mit einer manuellen Behandlung zur Verbesserung der Funktion ihres vorderen Vagus-Astes eher zu helfen, als auf verschreibungspflichtige Medikamente zu setzen, die teuer sind und oft negative Nebenwirkungen haben. Vielleicht lässt sich eines Tages eine wissenschaftliche Studie auf der Basis dieser Erfahrungen durchführen.

Damals überprüfte ich die Vagusfunktion mit einer Methode, die auf den frühen Ansätzen der Herzfrequenzvariabilität beruhen: Ich überwachte Puls und Blutdruck meiner Klienten und korrelierte die Ergebnisse mit ihrer Atmung. Diese Methode lernte ich in den Jahren 1982 und 1983 bei meinen Rolfing-Lehrern Michael Salveson und Gael Ohlgren. Sie hatten sie bei Peter Levine gelernt[40], einem führenden Lehrer und Autor auf dem Gebiet der Trauma-Therapie. Peter war wiederum von Stephen Porges inspiriert worden; die beiden sind seit Jahrzehnten befreundet. Michael und Peter gehörten Anfang der 1980er-Jahre auch zu einer kleinen Studiengruppe aus Rolfern und anderen Körpertherapeuten im kalifornischen Berkeley, die sich auf die Funktion des autonomen Nervensystems konzentrierte.

Zu der Methode, die ich anwandte, gehörte die Beobachtung von Atmung und Puls. Wenn unser Puls beim Einatmen schneller und beim Ausatmen langsamer ist, weist das darauf hin, dass der vordere Vagus-Ast gut funktioniert. Je größer der Unterschied, desto besser ist die Funktion. Ich überwachte dies, indem ich mit einem Finger den Puls am Handgelenk des Klienten maß und gleichzeitig seine Atemmuster beobachtete. Die Idee hinter dieser Methode geht auf Studien zum autonomen Nervensystem aus den 1890er-Jahren zurück, bei denen die Entdeckung der Veränderlichkeit des Blutdrucks als Traube-Hering-Mayer-Wellen beschrieben wurde.

Obwohl diese Methode bei meiner Arbeit für meine persönliche Beurteilung nützlich war, ließ sie hinsichtlich der wissenschaftlichen Forschung eine Menge zu wünschen übrig. Ich hatte keinen objektiven Messwert für die vagale Funktion – nur meinen subjektiven Eindruck, der darauf beruhte, was ich unter meinen Fingern spürte und mit meinen Augen sah.

Für wissenschaftliche Zwecke empfiehlt sich eine präzisere Messung. Heute stehen viele Instrumente zur Bestimmung der Vagusfunktion zur Verfügung.[41]

Im Jahr 2002 wollte ich Stephen Porges (den ich noch gar nicht kennengelernt hatte) bitten, mir bei der Konzeption eines Forschungsprojekts zur Untersuchung meiner erfolgreichen manuellen Behandlung von Asthma zu helfen. Ich hatte mehrere Klienten mit Atemproblemen und diagnostiziertem Asthma. Wenn ich sie vor der ersten Sitzung (mit einer diagnostischen Methode aus meinem Rolfing-Kurs) testete, stellte ich bei allen Betroffenen eine Funktionsstörung des Vagus fest. Doch nach meiner manuellen Behandlung fiel die Überprüfung der Vagus-Funktion durchweg positiv aus. Gleichzeitig verschwanden die Asthmasymptome und die Atmung normalisierte sich. Ich hoffte, Stephen würde mir bei der Entwicklung einer wissenschaftlich haltbaren Methode helfen, mit deren Hilfe man das messen konnte.

Ich fragte Jim Oschman[42], einen befreundeten Wissenschaftler, ob er Stephen kannte und mich ihm vorstellen könnte. Als ich das nächste Mal in die USA reiste, um meine Familie in Philadelphia zu besuchen, hielt Stephen Porges zum Glück einen Vortrag in Baltimore für die American Association of Body Psychotherapists (etwa „Amerikanische Gesellschaft der Körper-Psychotherapeuten"). Jim war in Washington, DC, und so konnten wir drei uns auf der Konferenz in Baltimore treffen und gemeinsam zu Abend essen.

Ich erzählte Stephen von meiner Idee, über die Behandlung von Asthma zu forschen und fragte ihn, ob er mir helfen könnte, eine Messmethode für die Funktion des autonomen Nervensystems vor und nach meinen Behandlungen zu entwickeln. Doch anstatt mir zu sagen, wo ich die Hard- und die Software für mein Projekt bekommen könnte, wie ich es erhofft hatte, wechselte er das Thema und erzählte uns von seiner Polyvagal-Theorie. Sie war für mich neu und sie hörte sich interessant an. Und am nächsten Morgen erzählte er uns beim Frühstück noch mehr darüber.

Am Vormittag hielt Stephen den Hauptvortrag auf der Konferenz. Sein Thema war die Polyvagal-Theorie, die er mit Dias veranschaulichte.

Nachdem ich ihn seine Theorie zum dritten Mal in weniger als 24 Stunden beschreiben hörte, begann ich, sie richtig zu begreifen.

Er präsentierte Videodokumentationen von einigen Verbesserungen in der Kommunikation und im Verhalten autistischen Kinder, die an seinen Forschungen unter dem Titel *The Listening Project Protocol*[43] (zu Deutsch etwa: „Das Hörprojekt") teilgenommen hatten (mehr dazu in Kapitel 7). Die Kinder waren fünf Tage lang fünfmal täglich 45 Minuten lang behandelt worden, wobei sie über besondere Kopfhörer spezielle, durch einen Computer verzerrte Musik zu hören bekamen. Das Ergebnis war, dass mehr als die Hälfte der Kinder nicht mehr von einer Geräuschüberempfindlichkeit (auditorische Hyperakusis) berichteten und viele begannen, spontan miteinander zu sprechen und sich geselliger zu verhalten.

Das Video zeigte zwei Kinder und einen Erwachsenen, den Therapeuten, der versuchte, sie mit einer ihrer Altersgruppe entsprechenden spielerischen Aktivität zu motivieren – er machte Seifenblasen. Vor den Sitzungen mit der Musik war das eine Kind hyperaktiv, konnte nicht still sitzen, lief im Kreis und zeigte weder an dem Erwachsenen, noch an den Seifenblasen Interesse. Das andere Kind saß passiv da, mit dem Kinn auf der Brust. Es schien in sich zusammengesunken, allein in seiner eigenen Welt zu sein, und es nahm anscheinend weder von den Seifenblasen, noch von dem Erwachsenen Notiz.

Nach ihrer fünften Hörsitzung sahen die Kinder engagiert aus und verhielten sich natürlicher. Das vormals hyperaktive Kind stand vor dem Erwachsenen, stellte Blickkontakt her und spielte mit den Seifenblasen. Das Kind, das völlig abgeschaltet hatte, schien aus seiner Reaktionslosigkeit zu erwachen, nahm spielerisch Verbindung mit dem Erwachsenen auf und begann ebenfalls mit den Seifenblasen zu spielen. Die Kinder lächelten, lachten, ihre Augen leuchteten und sie waren verspielt, entspannt und offen.

In Anbetracht der Tatsache, dass bis dahin niemand ein wissenschaftlich bestätigtes Verfahren entwickelt hatte, um autistischen Kindern zu besserer Kommunikationsfähigkeit und mehr Geselligkeit zu verhelfen, ist das eine unglaubliche Leistung. Das *Listening Project Protocol* zeigt hinsichtlich dieses autistischen Symptoms Potenzial zu wirksamer Hilfe.

Ich war nicht der Einzige, der verblüfft war. Alle 150 Therapeuten, die die Auswirkung dieser Intervention auf die beiden Kinder gesehen hatten, waren davon berührt.

Damals hatte ich keine Erfahrung mit der Behandlung von Kindern mit Störungen aus dem autistischen Formenkreis. Ich dachte an die Patienten, die ich im Laufe der Jahre behandelt hatte. Viele waren in einem Zustand von Stress oder, durch die Aktivität des hinteren Vagus-Astes, in der Abschottung, als sie zu mir gekommen waren, und sie hatten die Praxis mit einem Lächeln, strahlenden Augen und offensichtlich in Frieden mit sich selbst wieder verlassen. Das war für mich der Hinweis, dass unsere Sitzungen wirksam gewesen waren.

Ich glaubte, dass ich über die Methoden verfügte, um mit bestimmten Techniken aus der biomechanischen Craniosacral-Therapie ähnliche Veränderungen bei autistischen Klienten zu bewirken. Doch bevor ich Stephen Porges‘ Vortrag gehört hatte, hatte ich kein psycho-physiologisches Modell, um diese Veränderungen zu erklären. Mir wurde auch klar, dass mein vorheriges Modell des autonomen Nervensystems auf den Zustand von Stress oder Entspannung beschränkt war. Es beinhaltete weder den Gedanken des „Abschottens“ noch einen Zustand, der durch die Aktivität des hinteren Vagus-Astes charakterisiert war; es unterschied nicht einmal zwischen dem vorderen und dem hinteren Vagus-Ast.

Stephens Vortrag inspirierte mich, und mein Interesse verschob sich von der Asthmabehandlung mithilfe der Craniosacral-Therapie zur Untersuchung der Möglichkeit, Kinder aus dem autistischen Formenkreis zu behandeln.

Ich hatte nun auch ein neues Verständnis von der Funktionsweise des autonomen Nervensystems gewonnen. Es ging nicht mehr darum, einfach nur die Vagusfunktionen zu verbessern, sondern auch die Funktion der vier anderen Hirnnerven, die für die soziale Zugewandtheit ebenfalls von wesentlicher Bedeutung sind. Inzwischen verbringe ich schon viele

Jahre damit, die Polyvagal-Theorie zu studieren, in meiner praktischen Arbeit anzuwenden und in meinen Lehrveranstaltungen weiterzugeben.

Als ich zurück nach Dänemark fuhr, konnte ich kein Labor einrichten, um Überprüfungen wie Porges durchzuführen, und ich hatte weder Zugang zu seinem Testprozess, noch zur akustischen Stimulation. Dennoch beschloss ich, mit bestimmten Klienten aus dem Bereich des autistischen Formenkreises zu arbeiten und dazu mein neues Wissen über die Polyvagal-Theorie und meine manuellen Fähigkeiten aus der biomechanischen Craniosacral-Therapie einzusetzen, zu denen auch die Techniken zur Verbesserung der Funktion der fünf für Kontakt und Kommunikation nötigen Hirnnerven gehören.

Ich hoffte, dass ich damit auch einigen jener Menschen helfen konnte, ihre Kommunikationsfähigkeit zu verbessern, um ihnen mehr soziale Teilhabe zu ermöglichen.

Durch meine Behandlungen kamen die meisten meiner autistischen Klienten besser zurecht. Sie wurden tatsächlich kommunikativer, kamen aus der Isolation heraus und wurden in sozialer Hinsicht zugänglicher. Obwohl sich meine therapeutische Methode von Stephen Porges' Ansatz unterschied, beruhten meine Behandlungen auf seiner Polyvagal-Theorie.

Es dauerte mehrere Jahre, bis ich so weit war, zu erkennen, wie wichtig es trotz der Polyvagal-Theorie war, alle Klienten zu testen. Zunächst bestimmte ich die Vagusfunktion nur, wenn sich die Zusammenarbeit mit dem Klienten schwierig gestaltete und ich enttäuscht war, dass ich nichts erreichen konnte; die Einführung des Tests bei allen Betroffenen gestaltete sich schleppend.

Wenn ich nach einer myofaszialen Entspannungsbehandlung nicht das erwartete Ergebnis sah, kam ich an meine Grenzen – diese Techniken funktionierten doch normalerweise, warum also diesmal nicht? Ich bemühte mich noch mehr, wiederholte dieselbe Technik immer wieder und plante mehr Zeit für die Sitzungen ein. Aber selbst dadurch kam es nicht zu den Ergebnissen, die ich erzielen wollte, und am Ende einer Sitzung war ich noch frustrierter und unzufriedener.

Durch das Testen der Vagusfunktion konnte ich erkennen, dass meine Misserfolge nicht an der Wahl einer falschen Technik oder der fehlerhaften Durchführung lagen, sondern daran, dass das Nervensystem des Klienten nicht aufnahmefähig war. In diesen Fällen halfen mir die Informationen über den Zustand seines autonomen Nervensystems zu verstehen, warum ich nicht die gleichen Ergebnisse wie bei den meisten anderen Klienten erzielte, deren autonomes Nervensystem gut funktionierte.

Als ich das erkannt hatte, stellte ich meine therapeutischen Fähigkeiten bei einem schwierigen Fall nicht mehr infrage; es lag nicht an mir oder an meiner Technik, wenn etwas nicht klappen wollte, sondern daran, dass das autonome Nervensystem des Klienten nicht aufnahmefähig war. Was also wäre, wenn ich zu Beginn der Sitzung über Probleme des autonomen Nervensystems meines Klienten bereits Bescheid wüsste und ich mich darum zuerst kümmerte? Damit begann ich jetzt.

Aufgrund der daraus resultierenden Ergebnisse glaube ich, dass die Überprüfung der Funktion des vorderen Vagus-Astes gar nicht hoch genug eingeschätzt werden kann. Ob meine Klienten wegen ihrer Rückenschmerzen zu einer Rolfing-Sitzung kommen oder die Beweglichkeit ihrer steifen Schulter wiedererlangen möchten – oder wegen irgendwelcher anderen gesundheitlichen Probleme, die ich als „Köpfe der Hydra" bezeichne – ich überprüfe immer zuerst ihren vorderen Vagus-Astes mithilfe des Funktionstestes für den vagalen Rachenast, der nachfolgend beschrieben wird, da mein vorrangiges therapeutisches Ziel die Funktionsverbesserung des Vagus ist.

Stelle ich eine Funktionsstörung des vorderen Astes fest, die entweder auf Stress oder Rückzug hinweist, lasse ich den Klienten die Grundübung machen (vgl. Teil 2). Danach teste ich erneut. Meist reagiert der Vagus nach ein- oder zweimaliger Durchführung der Übung so wie es sein sollte. Dann fahre ich mit speziellen Techniken fort, um die Behandlung abzuschließen.

Ich habe gelernt, dass die Nachhaltigkeit therapeutischer Interventionen weniger wahrscheinlich ist, wenn der vordere Vagus-Ast nicht richtig funktioniert. Ist seine Funktion jedoch erfolgreich wiederhergestellt, kommt es bei meinen Klienten oft zu Verbesserungen in anderen Bereichen ihres Lebens – nicht nur hinsichtlich der gesundheitlichen Probleme, die sie zu mir geführt haben, sondern auch bei ihrer Arbeit, in der Familie und in den sozialen Beziehungen zu anderen Menschen.

Wenn Sie als Lehrer, Körpertherapeut, Psychologe, Psychiater oder Coach arbeiten, kann es von großem Wert sein, die Fähigkeiten von Kontakt und Kommunikation, also die soziale Zugewandtheit eines anderen Menschen, zu überprüfen. Wollen Sie als Elternteil ein Kind auf das College schicken, ist es ratsam, sicherzustellen, dass sein autonomes Nervensystem ordnungsgemäß funktioniert – und wenn nicht, dann ist es empfehlenswert, seine Funktion wiederherzustellen, damit die Zeit und die Ressourcen, die Sie und Ihr Kind in die Ausbildung investieren, auch ein positives Ergebnis zeitigen. Stellen Sie fest, dass Ihr Kind sich im Stresszustand oder im Rückzug befindet, dann sollten sie sich mithilfe der Übungen und Behandlungsanleitungen in diesem Buch darum kümmern.

Die Überprüfung der Vagusfunktion: Cottingham, Porges und Lyon

Wenn Sie Körpertherapeut sind oder in anderer Weise Menschen in ihrer Gesundheit, ihrem Wohlbefinden, ihrer Leistungsfähigkeit oder in ihrem Umgang mit anderen Menschen unterstützen, werden Sie vielleicht feststellen, dass es am Zustand des autonomen Nervensystems liegt, wie erfolgreich Ihre Bemühungen sein werden.

Stephen Porges veröffentlichte zusammen mit John Cottingham und Todd Lyon, beides Rolfer, die Ergebnisse eines Forschungsprojektes aus dem Jahr 1988 in der Fachzeitschrift *Physical Therapy*.[44] Sie verdeutlichten, dass man mit der Beurteilung des autonomen Nervensystems genau vorhersagen kann, zu welchem Grad eine manuelle Therapiesitzung erfolgreich sein wird. Im Laufe der Jahre habe ich festgestellt, dass die Folgen dieser Studie weit über die Körpertherapie hinausgehen und für jede Art von gegenseitigem Austausch relevant sind.

Die drei führten ein wissenschaftliches Experiment mit einer Gruppe von Männern durch, deren autonomes Nervensystem sie testeten; sie wollten herausfinden, in welchem Maß sein Zustand mit dem Erfolg einer im Rolfing angewandten myofaszialen Entspannungstechnik zusammenhing.

John Cottingham wandte bei jedem der Probanden eine Rolfing-Technik an, die sich „Beckenlift" nennt. Damit wird das Kreuzbein am Ende von Rolfing-Sitzungen ausgeglichen, um die Veränderungen im Bindegewebe durch das Lösen von verschiedenen Spannungen, zu denen es während der Sitzung kommt, zu integrieren und auszugleichen.

Beim Beckenlift liegt der Klient auf einem Massagetisch auf dem Rücken. Der Rolfer schiebt eine Hand unter das Kreuzbein auf den Knochen. Das Gewicht des Klienten liegt auf seiner Handfläche und er übt einen leichten, ständigen, sanften Zug in Richtung der Füße des Klienten aus. Funktioniert der Beckenlift wie beabsichtigt, entspannen sich die Rückenmuskeln, die Wirbelsäule streckt sich und ihre Ausrichtung wird verbessert. Nach dem Beckenlift sollte der Klient eine bessere Haltung haben, seine Lendenwirbelsäule beweglicher sein und er sollte sich wohler fühlen.

Damit die Intervention für den Zweck der Studie bei allen Probanden möglichst gleich war, wandte John Cottingham als einziger Therapeut bei jedem die gleiche Technik an.

John verglich die Ergebnisse durch Überprüfen der Beweglichkeit der Wirbelsäule vor und nach dem Beckenlift. Die Probanden begannen in entspannter Haltung im Stehen und beugten sich dann Wirbel für Wirbel nach vorne hinunter. Vor und nach dem Beckenlift maß John, wie weit sie mit ihren Fingerspitzen zum Boden kamen, um festzustellen, ob sie nach dem Beckenlift weiter, genauso weit oder weniger weit reichen konnten. John fragte auch nach ihrem Befinden nach dem Beckenlift. Doch selbst bei der Anwendung derselben Technik durch denselben Therapeuten gab es viele verschiedene Antworten.

Nach einem ersten Blick auf die Ergebnisse zeigte sich, dass die Technik den jüngeren Männern im Vergleich zu den älteren insgesamt mehr

Vorteile brachte, sie zeigten einen größeren Bewegungsradius, wenn sie sich das zweite Mal vorbeugten. Sie berichteten, dass der Beckenlift angenehm war und sie danach besserer Stimmung waren.

In der Gruppe der Älteren gab es recht unterschiedliche Ergebnisse. Trotz Johns therapeutischen Fähigkeiten und seiner positiven Ziele, waren seine Bemühungen bei vielen der älteren Männer nicht besonders erfolgreich. Viele wurden steifer und hatten tatsächlich einen geringeren Bewegungsumfang; als sie sich nach vorne beugten und versuchten, ihre Zehen mit den Fingern zu berühren, kamen sie nicht so weit hinunter wie vorher. Viele berichteten, dass es ihnen nach der Intervention weniger gut ging und ihre Stimmung sich verschlechtert hatte. Manche waren merklich griesgrämiger und gereizter.

Daraus könnte man jetzt leicht folgern, dass Rolfing bei jüngeren Männern einfach besser wirkt als bei älteren. Doch das Interesse der Forscher richtete sich auf die Beziehung zwischen den Ergebnissen der Technik und einem anderen Faktor als dem Alter. Sie entdeckten, dass der Zustand des autonomen Nervensystems ein für die Erfolgsprognose des Ergebnisses wesentlicher Faktor war.

Vor der Behandlung maß John die Herzfrequenzvariabilität (HRV) der Probanden. Er befestigte Sensoren auf ihrer Haut und verband die Kabel mit einem Monitor zur Überwachung des Vagotonus, der in einem anderen Raum stand. Mit dieser Anordnung konnte er die Veränderungen der Herzfrequenz genau aufzeichnen und mit der individuellen Atemfrequenz korrelieren.

Während der Behandlung konnte er die Messungen der HRV jedoch nicht sehen. Er wusste nicht, bei welchem Probanden sie hoch und bei welchem sie niedrig ausfielen, es hatte also keinen Einfluss auf seine Vorgehensweise. Die meisten jungen und einige ältere Männer hatten eine einigermaßen hohe Herzfrequenzvariabilität. Dagegen hatten prozentual mehr ältere und nur wenige jüngere Männer eine niedrige HRV.

Als Cottingham, Porges und Lyon die Daten durchsahen, stellten sie fest, dass die Verbindung zwischen einer hohen Herzfrequenzvariabilität und einem erstrebenswerten Behandlungsergebnis enger war als zwischen dem Alter und dem Ergebnis. Mit anderen Worten, der Behandlungserfolg schien mehr mit dem Zustand des autonomen Nervensystems als mit dem Alter zusammenzuhängen. Das ist ein entscheidender Punkt, der noch besprochen wird.

Die Messung der Herzfrequenzvariabilität mithilfe eines Vagotonusmonitors kann bei wissenschaftlichen Forschungen von Nutzen sein, für die quantifizierbare Messergebnisse erforderlich sind.

Im Praxisalltag gibt es jedoch andere Möglichkeiten zur Beurteilung der Vagusfunktion, für die man keine spezielle Ausrüstung braucht und die weniger Zeit erfordern. Ich nutze einige dieser anderen Methoden seit vielen Jahren und finde, dass sie für meine Zwecke ausreichen.

Einfache Überprüfung des Vagus-Astes im Rachenbereich

Der vordere Vagus-Ast verzweigt sich mehrfach. Im Folgenden beschreibe ich, wie man eine dieser Verzweigungen, den Rachenast, überprüfen kann. Er innerviert den Teil des Rachens, der direkt hinter der Nasen- und Mundhöhle über der Speiseröhre und dem Kehlkopf gelegen ist. Nervenfasern aus dem Vagus-Ast ziehen zum weichen Gaumen und zum Rachen. Er ist am Schluckakt und an der Stimmbildung beteiligt.

Claudius Galenus (besser bekannt als Galen), der als Sohn griechischer Eltern in Pergamon geboren wurde, das damals zum Römischen Reich gehörte, beschrieb erstmals den Rachenast des Vagus-Nervs und stellte fest, dass er die für die Bildung der Stimme erforderlichen Kehlkopfmuskeln motorisch innerviert, als er einen Gladiator untersuchte, der eine Verletzung am Hals erlitten und seine Stimme verloren hatte. Der Rachenast des Vagus-Nervs war auf einer Seite des Halses durchtrennt worden. Um die Richtigkeit seiner Beobachtungen zu überprüfen, experimentierte er mit Schweinen, deren Anatomie in diesem Bereich der des Menschen recht ähnlich ist. Er stellte fest, dass die Schweine nicht mehr quieken konnten, wenn er den Rachenast des Vagus durchtrennte.

Nach Ausprobieren verschiedener Möglichkeiten entschied ich mich schließlich für die Methode, den vorderen Vagus über seinen Rachenast zu testen. Sie ist in einigen älteren Lehrbüchern der Anatomie und Physiologie beschrieben und wird an den medizinischen Hochschulen in Dänemark noch immer gelehrt. Alain Gehin lehrte diese Testmethode ebenfalls, bei der man die Vagusfunktion testet, indem man sich den Rachen anschaut. Das hat meine eigene Craniosacral-Arbeit sehr bereichert.

Dabei wird die Bewegung eines vom Rachenast innervierten Muskels, des Gaumensegelhebers, auch *Levator veli palatini*, beurteilt. Nach meiner Erfahrung ist der Zustand dieses Astes ein guter Hinweis auf die Funktion anderer Äste des vorderen Vagus-Nervs.

Verbessert man seine Funktion, verbessert sich auch die Zwerchfellatmung. Zeigt die Überprüfung eine Fehlfunktion dieses Muskels, beobachte ich beim Klienten meist auch eine unregelmäßige, etwas schnelle und nicht besonders tiefe Atmung. Ist dieser Ast nach der Durchführung der Grundübung wieder voll funktionstüchtig, stelle ich auch eine Verbesserung der Atmung fest, die tiefer und langsamer wird.

Ich erkläre meinen Klienten, wie wichtig die ordnungsgemäße Funktion des vorderen Vagus-Astes ist. Ich zeige ihnen Zeichnungen und erläutere, was ich mir am weichen Gaumen im hinteren Rachen ansehe. Den meisten Klienten gefällt die Idee, dass ich die Vagusfunktion teste, behandle und dann erneut teste; es gefällt ihnen, dass man ihr autonomes Nervensystem beurteilen kann und dass es im Falle einer Funktionsstörung auch nachweislich wieder in Ordnung gebracht werden kann.

Wie wird der Rachenast des vorderen Vagus-Astes überprüft?

Bitten Sie den Klienten, sich bequem hinzusetzen. Stellen Sie sich dann vor ihn und bitten Sie ihn, dem Mund so weit zu öffnen, dass Sie in den hinteren Rachen sehen. Sie müssen den weichen Gaumen mit dem Zäpfchen in der Mitte sehen können. Manchmal ist es bei normalem Tageslicht ausreichend sichtbar; manchmal braucht man dafür eine kleine Taschenlampe. (Die Lampenfunktion des Smartphones eignet sich perfekt dafür.)

Wenn die Zunge den Blick auf das Zäpfchen und die Bögen versperrt, bitten Sie den Klienten, sie hinten mit dem Finger nach unten zu drücken, dann sollte es gehen. (Ärzte verwenden dafür einen Zungenspatel, doch dieser löst oft einen Würgereflex aus, und ich habe noch nie erlebt, dass ein Mensch würgen muss, wenn er seinen eigenen Finger verwendet.)

Im Anhang finden Sie eine Reihe von Darstellungen des Zäpfchens. Im Bild „Zäpfchen 2" ist der weiche Gaumen bei einem richtig funktionierenden Gaumensegelheber-Muskel auf beiden Seiten hochgezogen. Im Bild „Zäpfchen 3" ist er auf einer Seite hochgezogen, auf der anderen Seite nicht; das weist auf eine Funktionsstörung des vorderen Vagus-Astes auf der nicht hochgezogenen Seite hin.

Auf diesen Darstellungen können Sie sehen, dass der *Levator veli palatini* beidseitig im weichen Gewebe eingebettet ist. Die Innervierung erfolgt durch motorische Fasern des Rachenastes des Vagus. Bei der Kontraktion heben sie die Bögen des weichen Gaumens. Sie entspringen an der Ohrtrompete (der *Tuba auditoria* oder Eustachischen Röhre) zwischen Ohr und Rachen und ziehen während des Schluckaktes daran. Deshalb „knacken" die Ohren manchmal beim Schlucken, da Luft in die Paukenhöhle des Mittelohrs gelangt und der Druck ausgeglichen wird.

Beim Schlucken sollten sich die Muskeln kontrahieren und den weichen Gaumen anheben, damit die Nahrung auf dem Weg zum Magen in die Speiseröhre gelangt und gleichzeitig verhindert wird, dass sie über die Luftröhre in die Lunge gerät. Diese Muskeln sollten sich auch kontrahieren, wenn jemand „ah" sagt. Ein gut geschulter Sänger nutzt sie zum Anheben des hinteren Rachens, bevor er den ersten Ton einer musikalischen Phrase singt.

Für die Überprüfung der Vagusfunktion bitte ich den Klienten, „ah-ah-ah-ah-ah" zu sagen, und beobachte dabei den Bogen auf jeder Seite des Zäpfchens. Diese Laute sollten in rascher Folge und im Staccato gebildet werden – also kurze, deutliche „Lautexplosionen" – und kein lang gezogenes „aaaahhhh" sein, weil das nicht die gewünschte Wirkung erzeugt. Funktioniert der Rachenast beidseitig gut, spannt sich der Muskel bei „ah-ah-ah-ah-ah" mit einem deutlichen Impuls symmetrisch an und hebt den Bogen des weichen Gaumens auf beiden Seiten gleichmäßig.

Besteht hier allerdings auf einer Seite eine Funktionsstörung, erreichen die Nervensignale den *Levator veli palatini* auf der betroffenen Seite nicht, sodass der Bogen nicht angehoben wird.

Dieser Funktionstest des vorderen Vagus-Astes hat tief greifende Folgen. Wenn wir uns, wie bereits erwähnt, in einem Angstzustand befinden, ist einer der beiden anderen Schaltkreise des autonomen Nervensystems aktiv und wir können unter Beschwerden leiden, die ich als die „Köpfe der Hydra" bezeichne. Stephen Porges führte den Begriff der „vagalen Bremse" ein – die hemmende Wirkung der Aktivität des vorderen Vagus-Astes auf den sympathischen Grenzstrang und den hinteren Vagus-Ast.

Was wäre, wenn wir uns schließlich sicher fühlen würden? Was wäre, wenn wir die Aktivität im Schaltkreis des vorderen Vagus-Astes anstatt im spinalen Grenzstrang oder im hinteren Vagus-Ast wiederherstellen könnten?

Die Übungen und Angebote in diesem Buch können Betroffene aus dem Zustand von Stress oder Abschottung herausholen und dafür sorgen, dass der vordere Vagus-Ast aktiviert wird. Wenn die Übungen zur Selbsthilfe gemacht werden oder – wie in diesem Buch beschrieben – jemand manuell behandelt wird, dann sollte sich bei einer erneuten Überprüfung eine Verbesserung feststellen lassen können und der weiche Gaumen und das Zäpfchen sollten sich beidseitig symmetrisch heben.

Das „Kneifen" des Trapezius-Muskels ist ein weiterer Test, mit dem ich die Funktion des vorderen Vagus-Astes überprüfe. Er wird in Kapitel 5 beschrieben. Er ist perfekt geeignet für Kinder oder für Menschen mit einer Störung aus dem autistischen Formenkreis, die Schwierigkeiten damit haben, einer Anweisung zu folgen.

Therapeuten können die Vagus-Funktion überprüfen, ohne den Klienten zu berühren

Im Januar 2008 hielt ich zusammen mit Stephen Porges ein Seminar in Santa Fe (New Mexico) für eine große Gruppe von Psychologen und Körpertherapeuten. Stephen machte den Anfang, jeder war von seiner Präsentation der Polyvagal-Theorie inspiriert und erkannte die

Möglichkeiten, die sie als Modell zum Verständnis der Unterschiede zwischen normalem und auffälligem menschlichen Verhalten bot.

Psychologen arbeiten mit ihren Klienten auf sprachlicher Ebene und unterliegen in ihrem beruflichen Verhalten gesetzlichen Regelungen. In den meisten US-Bundesstaaten dürfen sie ihre Klienten nicht berühren; eine Zuwiderhandlung könnte den Verlust der Zulassung zur Folge haben. Meine Arbeit mit Klienten findet dagegen hauptsächlich „händisch“ statt und ist für Körpertherapeuten gedacht, die lernen wollen, wie sie Klienten manuell behandeln können.

Am Abend vor meinem Vortrag machte ich mir Gedanken: „Diese Psychologen können ihre Klienten nicht anfassen. Was kann ich ihnen an die Hand geben, das sie zu Hause in ihrer praktischen Arbeit anwenden können?“ Mit dieser Frage schlief ich ein und als ich am nächsten Morgen aufwachte, hatte ich eine Antwort: Sie könnten den Zustand des autonomen Nervensystems eines Klienten diagnostizieren, indem sie sich den hinteren Rachen ansehen, während der Klient – wie beschrieben – „ah-ah-ah-ah-ah“ sagt.

Ich versorgte also jeden Seminarteilnehmer mit einer kleinen Taschenlampe, damit er einem anderen in den Hals leuchten konnte. In praktischen Übungen während des Kurses probierten sie die Überprüfung an anderen Seminarteilnehmern aus. Sie sollten lernen, vor und nach verbalen Interventionen festzustellen, ob ihre Klienten sozial zugewandt waren oder nicht – das half ihnen eventuell, das Verhalten und den emotionalen Zustand ihres Klienten aus der Sicht der Polyvagal-Theorie besser zu verstehen. Sie konnten auch beurteilen, ob ihre Klienten die Funktion ihres autonomen Nervensystems verbessern mussten und, ebenso wichtig, ob die Intervention im Sinne der Polyvagal-Theorie erfolgreich war. Die Möglichkeit einer Überprüfung vor und nach einer Sitzung weckte ihr Interesse.

Ich erzählte von meiner Arbeit in der Körpertherapie und von den oben beschriebenen Forschungen von Porges, Cottingham und Lyon. Nun gab es die Möglichkeit, dass die Klienten mit ihren eigenen Händen eine Technik durchführen konnten, die eine Veränderung in ihrem autonomen Nervensystem erleichtern, sie aus einer chronischen

Grenzstrangaktivität oder der Aktivität des hinteren Vagus-Astes herausholen und in einen Zustand von Kontakt und Kommunikation bringen könnte.

Wenn Stephen Porges' vagale Bremse eingesetzt werden könnte – wenn einem Psychologen also die Wiederherstellung der ordnungsgemäßen Funktion des vorderen Vagus-Astes eines Klienten durch „Ausbremsen" der Sympathikusaktivität oder der Aktivität des hinteren Vagus-Astes samt ihren schädlichen Folgen gelänge –, welche Wirkung könnte das auf das Verhalten, die Emotionen und die Gedanken des Klienten haben? Da der vordere Ast des Vagus-Nervs die Aktivität des hinteren Astes oder des spinalen Grenzstrangs hemmt, könnte die Herbeiführung eines Zustands, in dem der vordere Vagus-Ast aktiv ist, die Behandlung von Leiden, die oft als Stress oder Depressionen diagnostiziert werden, wirksam unterstützen.

Obwohl ich in meiner Arbeit manuelle Abläufe nutze, um meine Klienten in einen Zustand von Kontakt und Kommunikation zu bringen, schlussfolgerte ich, dass ein Psychologe, der die Polyvagal-Theorie verstanden hat, mit diesen Prinzipien arbeiten und seinen Klienten beibringen könnte, wie sie mit ihren eigenen Händen ähnliche Ergebnissen erzielen. Ein solcher Ansatz würde ihnen auch die Möglichkeit geben, sich künftig selbst zu helfen und nach der Sitzung ihr autonomes Nervensystem bei Bedarf zu regulieren.

Das war die „Geburtsstunde" der Grundübung. (Anleitungen zur Durchführung dieser einfachen Übung finden Sie in Teil 2.)

Das war das erste Mal, dass ich jemandem diese Übung vermittelte und ich war natürlich neugierig, ob es klappen würde oder nicht. Die Gruppe bestand aus etwa 60 Psychologen und die Hälfte von ihnen hatte beim Test vor der Durchführung der Übung eine vagale Fehlfunktion gezeigt. (Ihre Partner bei der praktischen Übung haben sie nie angefasst.) Nachdem sie sich mit ihren eigenen Händen behandelt hatten, war bei allen die Funktion des vorderen Vagus-Astes wiederhergestellt. Diese Veränderung im autonomen Nervensystem ließ sich in nur wenigen Minuten erreichen.

Nach dem Seminar erhielt ich eine E-Mail von einer Psychologin, die mir mitteilte, dass sie nun jeden Klienten vor Beginn einer Sitzung testete. Gab es eine Fehlfunktion im Vagus, erklärte sie ihm, wie er die Übung machen sollte. Wenn sie ihn danach wieder testete, war die Funktion des vorderen Vagus-Astes normal. Es zeigte sich, dass diese Übung ihre Patienten erfolgreich in einen Zustand von Kontakt und Kommunikation versetzte. Danach arbeitete sie mit ihren üblichen verbalen psychologischen Interventionen. Sie schrieb, sie sei von den besseren Ergebnissen begeistert, die sie nun bei ihrer Arbeit erzielte.

Nach meiner Rückkehr begann ich, meine Klienten nach körperlichen oder psychischen Problemen zu fragen. Ich überprüfte die Funktion des vorderen Vagus-Astes und erklärte ihnen dann die Grundübung. Wenn sie sie einmal gemacht hatten, sah ich mir ihren Rachen erneut an und bei allen funktionierte der vordere Vagus-Ast nun einwandfrei.

Ich wäre schon zufrieden gewesen, wenn es mir gelungen wäre, 50 Prozent meiner Klienten zu einem Zustand zu verhelfen, in dem der vordere Vagus-Ast aktiv ist, doch ich stellte fest, dass ich allen helfen konnte. Jeder einzelne der nächsten fünfundachtzig Klienten, mit denen ich arbeitete, war erfolgreich. Das war so gut, dass ich damit beginnen konnte, mich auf diese Übung zu verlassen. Von den Klienten erhielt ich in der Regel weiterhin gute Rückmeldungen, nicht nur am Ende einer Sitzung, sondern auch, wenn sie zum Folgetermin erschienen.

Kapitel 5

Die Polyvagal-Theorie – ein neues Paradigma für das Gesundheitswesen?

In der westlichen Medizin werden Patienten im Allgemeinen biochemisch oder chirurgisch behandelt. Wenn wir mit einem gesundheitlichen Problem zum Arzt gehen, hört er sich die Beschreibung unserer Beschwerden an und nach einer körperlichen Untersuchung und / oder der Einleitung einer Laboruntersuchung stellt er normalerweise eine Diagnose, verschreibt Medikamente und schlägt manchmal eine Operation vor.

Bei Asthma ist das ein Asthma-Medikament, bei Migräne ein Migräne-Medikament und bei Verdauungsproblemen etwas, das im entsprechenden Teil des Verdauungstrakts wirkt. Es gibt für jeden Zustand, jede Krankheit, die einen Namen hat, ein anderes Medikament; eine gut bestückte Apotheke hält sehr viele vor und kann Tausende Mittel besorgen.

Bei diesem konventionellen, schulmedizinischen Ansatz übersehen Ärzte jedoch eventuell etwas. Eine Funktionsstörung des autonomen Nervensystems kann zum Beispiel bei Autismus, Migräne, COPD und vielen anderen Gesundheitsproblemen der gemeinsame Nenner sein.

Statt der Fokussierung auf eine Diagnose oder eine Krankheit, für deren Behandlung ein einzelnes Medikament zur Verfügung steht, gibt es eine zunehmende Sensibilisierung für die sogenannte Komorbidität, also das Auftreten einer oder mehrerer zusätzlicher Störungen im Rahmen einer definierten Grunderkrankung, für die es verhaltensbedingte oder psychische Ursachen geben könnte.

Das autonome Nervensystem überwacht und steuert die Funktion der inneren Organe und trägt wesentlich zur Bestimmung unseres psychischen, also emotionalen Zustands bei.

Meist testen Ärzte jedoch seine Funktion nicht, sie ziehen es im Allgemeinen als potenziellen entscheidenden Faktor nicht in Betracht und sie sind auch nicht darin geschult, zu überprüfen, ob der Zustand des autonomen Nervensystems möglicherweise ohne verschreibungspflichtige Medikamente verändert werden kann.

In meiner Praxis stelle ich immer wieder fest, dass sich die Schwere vieler Gesundheitsprobleme und dadurch der Bedarf an verschreibungspflichtigen Medikamenten häufig beseitigen oder verringern lässt, wenn der vordere Vagus-Ast wieder ordnungsgemäß funktionieren kann.

Ich glaube, dass eine Funktionsstörung dieser Nerven vielen psychischen und verhaltensbezogenen Zuständen zugrunde liegt, die das Leben beeinträchtigen. Ich lade Sie ein, sich nach der Lektüre dieses Buches mit dem Ansatz eingehender auseinanderzusetzen. Ob sie Laie, medizinisch tätig oder Körpertherapeut sind, ich vertraue darauf, dass Sie die Konzepte und Techniken ebenso wirksam finden werden wie ich in meiner Praxis.

Ein polyvagaler Ansatz für psychische und physische Erkrankungen

Viele Menschen richten ihr Augenmerk auf die negativen Folgen von Stress, doch die Probleme, die sich aus der chronischen Aktivierung des hinteren Vagus-Astes ergeben, sind ihnen im Allgemeinen gar nicht bewusst. Ein aktiver hinterer Vagus-Ast ist gekennzeichnet durch einen Mangel an körperlicher Energie, niedrigen Blutdruck, Ohnmachtsanfälle, Atemprobleme aufgrund der Verengung der Luftwege bei COPD sowie durch chronische allgemeine Muskel- und Gelenkschmerzen, die oft als Fibromyalgie diagnostiziert werden.[45,46]

Wie in Kapitel 2 beschrieben, ist eine chronische Aktivität des hinteren Vagus-Astes auch ein Faktor bei depressiven Verhaltensweisen, sozialer

Isolation, Gefühlen von Hilf- und Hoffnungslosigkeit, Apathie, mangelndem Einfühlungsvermögen, Traurigkeit und Kummer sowie bei manchen Fällen von posttraumatischem Stress und vielen Angstzuständen.

Bevor es die Polyvagal-Theorie gab, verfügten wir nicht über ein entsprechendes physiologisches Modell, um die Art dieser häufigen Probleme zu verstehen. Das neue Verständnis vom autonomen Nervensystem durch die Polyvagal-Theorie bietet uns ein solches physiologisches Modell, sodass wir jetzt die neurologischen Faktoren nachvollziehen können, die diesen Funktionsstörungen zugrunde liegen. Durch die Funktionsverbesserung des vorderen Vagus-Astes eröffnen sich neue Möglichkeiten, um eine Vielzahl von gesundheitlichen Problemen erfolgreich zu behandeln, die durch die chronische Aktivierung des Sympathikus-Systems oder die Funktionsstörung des hinteren Vagus-Astes entstehen.

Stephen Porges hat deutlich gemacht, wie unser autonomes Nervensystem uns geistig, physisch und psychisch beeinflusst. Er hat erkannt, dass physiologische Faktoren wie das autonome Nervensystem und der Hormonspiegel eine Rolle für unseren psychischen Zustand und damit für unser Verhalten spielen. Wenn wir unseren psychischen Zustand und unsere Verhaltensmuster verändern möchten oder anderen helfen wollen, ihre zu verändern, liegt die Lösung eventuell darin, dass wir Veränderungen beim Zustand des autonomen Nervensystems in Gang setzen.

Die Tragweite von Stephen Porges‘ Theorie hat das Potenzial zur Entwicklung und Umsetzung vieler neuer Behandlungsmöglichkeiten. Vielleicht müssen wir uns nicht mehr so sehr auf Antidepressiva oder andere Stimmungsaufheller verlassen, die teuer sind, oft nicht in gewünschter Weise wirken und in manchen Fällen schwerwiegende Nebenwirkungen haben.[47]

Anknüpfen an Stephen Porges' Erfolg

Bevor ich Stephen Porges kennenlernte, habe ich 15 Jahre lang mit der biomechanischen Craniosacral-Therapie gearbeitet, einer Form der manuellen Manipulation zur Funktionsverbesserung der Hirnnerven.[48]

Zu diesem Ansatz gehört auch das Testen ihrer Funktion sowie Techniken zur Beseitigung von Beeinträchtigungen an den Schädelnähten.

Nach meinem Zusammentreffen mit Stephen im Jahr 2002 entwickelte ich ein craniosacrales Behandlungsprogramm, für das ich mehrere Techniken von Alain Gehin auswählte. Mit ihrer Hilfe wird die ordnungsgemäße Funktion des vorderen Vagus-Astes und der anderen vier Hirnnerven, die unser soziales Nervensystem ausmachen, meist wiederhergestellt. Ich habe mehr als fünfhundert Craniosacral-Therapeuten in Dänemark und Norwegen in diesem Programm geschult und es hat sich bei der Regulierung des autonomen Nervensystems ihrer Klienten als erfolgreich erwiesen. In vielen Fällen kam es zu verblüffenden Ergebnissen und es hat keine negativen Nebenwirkungen.

Ich wünsche mir nichts mehr, als dieses Wissen an alle interessierten Therapeuten weitergeben zu können. Die Schulung in diesen Techniken erfolgt jedoch meist direkt durch einen Lehrer in kleinen Gruppen und es dauert lange, sie zu erlernen und zu beherrschen.

Als ich dieses Buch zu schreiben begann, war mein erster Gedanke, die Polyvagal-Theorie vorzustellen und dann zu beschreiben, wie man damit arbeitet. Es ist jedoch eine zu große Herausforderung, solch fortgeschrittene Techniken über ein Buch zu vermitteln, insbesondere für Menschen, die nicht bereits über Fertigkeiten oder Vorkenntnisse im Bereich des Craniosacral-Systems verfügen.

Also entwickelte ich stattdessen einige neue Übungen und manuelle Techniken, mit deren Hilfe sich dieselben Ergebnisse erzielen lassen. Die Auswahlkriterien, von denen ich mich dabei leiten ließ, waren darauf ausgerichtet, bei den meisten Menschen die Funktion des sozialen Nervensystems zu verbessern, sowie darauf, dass sie leicht erlernbar und einfach durchzuführen waren.

Zum Glück hatte ich den richtigen Riecher – die Übungen und manuellen Techniken, die ich hier vorstelle, wirken tatsächlich und bringen die meisten Menschen in einen Zustand von Kontakt und Kommunikation und sie lassen sich anhand der Beschreibungen in diesem Buch lernen.

Fast jeder kann von diesen Übungen profitieren

Dieses Buch ist hauptsächlich für „ganz normale" Menschen geschrieben – nicht unbedingt für solche, die im Gesundheitswesen tätig sind –, und für all jene, für die die bestehenden Behandlungsmöglichkeiten nicht zufriedenstellend sind. Das Buch kann aber auch eine Quelle für Psychologen, Psychiater, Körpertherapeuten, Ärzte und andere als Behandler im Gesundheitswesen Tätige sein, die auf der Suche nach neuen Wegen für positive Veränderungen bei ihren Klienten sind. Die Methode eignet sich ebenso als alternativer und komplementärer Behandlungsansatz.

Viele Menschen haben Schwierigkeiten mit den ständig steigenden Kosten für medizinische Behandlungen oder möchten sich den Nebenwirkungen von Arzneimitteln nicht aussetzen. Die Techniken und Übungen in diesem Buch sind eine gefahrlose und kostengünstige Form der Selbsthilfe.

Dennoch möchte ich Sie bitten, in jedem Fall Folgendes zu beachten: Wenn Sie Medikamente einnehmen, die Ihnen von einem Arzt verschrieben wurden, und Sie die Dosierung reduzieren oder die Präparate ganz absetzen möchten, sprechen Sie darüber bitte mit Ihrem Arzt und arbeiten Sie mit ihm zusammen. Sie dürfen die Dosis nicht auf eigene Faust verändern oder Ihre Medikamente eigenmächtig absetzen.

Diese Übungen sind keinesfalls als Ersatz für die medizinische Betreuung durch einen Arzt gedacht, doch ich hoffe, sie tragen dazu bei, dass es Ihnen bald besser geht.

Die heilsame Kraft der Polyvagal-Theorie

Viele verschiedene gesundheitliche Probleme werden zum Teil durch eine Funktionsstörung des Vagus verursacht. Im Folgenden schildere ich Fälle von erfolgreichen Behandlungen, die ich bei besonderen Fällen durchgeführt habe, auch bei Problemen mit den Atemwegen (z. B. COPD), bei Migräne und Störungen aus dem autistischen Formenkreis.

Diese Schilderungen vermitteln Ihnen einen Eindruck der Möglichkeiten, die die Polyvagal-Theorie dem Gesundheitswesen eröffnet. Auf andere Fälle aus einem breiteren Spektrum von allgemeineren physischen und psychischen Problemen, auch Stress, Depressionen und verschiedene psychiatrische Diagnosen, gehe ich später noch ein. Zur Behandlung dieser Fälle, die auf meinem Verständnis der Polyvagal-Theorie beruhen, gehörten manuelle Techniken, durch die es mir gelang, den vorderen Vagus-Ast zu aktivieren.

Damit Sie, liebe Leserinnen und Leser, sich auch selbst helfen können, habe ich, wie bereits erwähnt, für dieses Buch äußerst einfache Selbsthilfeübungen entwickelt, mit denen gute Ergebnisse erzielt werden können, auch wenn Sie gerade nicht bei einem Körpertherapeuten in Behandlung sind. Wenn Sie sich gründlich mit den Informationen in diesem Buch befassen, können Sie die meisten Übungen rasch erlernen. Diese Methoden sind wirksam und ungefährlich, und Sie können damit bei sich und anderen ähnlich gute Ergebnisse erzielen.

Wenn Sie als Therapeut arbeiten, überprüfen Sie natürlich zuerst das autonome Nervensystem eines Menschen, bevor Sie die Selbsthilfeübungen demonstrieren und sie dem Klienten beibringen. Danach sollten Sie es erneut überprüfen, um sicherzugehen, dass Sie die gewünschten Veränderungen erzielt haben. Sie können Ihrem Klienten vorschlagen, diese Selbsthilfeübungen künftig bei Bedarf einfach selbst durchzuführen.

Erleichterung bei COPD und Zwerchfellbruch

Auch wenn COPD (die chronisch obstruktive Lungenerkrankung) für viele Menschen relativ neu ist, gehört sie zu den weltweit häufigsten nicht übertragbaren Krankheiten. Sie ist gekennzeichnet durch eine chronisch mangelhafte Lungenbelüftung, Kurzatmigkeit und Husten. COPD-Patienten können sich keine körperliche Anstrengung erlauben und leiden zunehmend unter Atemnot.

Aus heutiger Sicht hat COPD viele Ursachen, einschließlich Rauchen und Belastung mit Umweltgiften, auf die der Körper mit der Bildung von zu vielen Fasern reagiert, wodurch die Luftwege in den Bronchiolen der Lunge verlegt werden. Man nimmt an, dass das die Ursache der Atemnot ist.

Für COPD-Patienten ist es oft schwierig, weiterhin beruflich aktiv zu bleiben und ihre bisherige Lebensweise beizubehalten, was häufig eine Vorausplanung im Hinblick auf etwaige Verpflichtungen erschwert. Auch die Freizeitgestaltung ist beeinträchtigt, was wiederum die Lebensqualität einschränkt.[49]

Obwohl eine Verbesserung durch Kortison und Inhalieren möglich ist, können die Probleme wieder auftreten, sobald die Wirkung der Medikamente abklingt. Außerdem haben sie bei langfristigem Gebrauch oft Nebenwirkungen, daher werden sie im Allgemeinen nur zur kurzfristigen Anwendung empfohlen. Dazu kommt, dass sich die meisten COPD-Patienten – wenn sie weltweit nicht in entsprechenden Verhältnissen leben und / oder krankenversichert sind – diese Behandlung nicht leisten können, also gar keinen Zugang zu Medikamenten haben. Fazit: Für ihr Leiden, das sich ständig verschlechtert, bis sie vorzeitig versterben, ist keine Heilungsmöglichkeit bekannt.

Eine COPD verschlechtert sich mit der Zeit, bis die Atmung so sehr eingeschränkt wird, dass das mit dem Leben nicht mehr vereinbar ist. Demzufolge haben diese Menschen eine kürzere Lebenserwartung. Weltweit sind 329 Millionen Menschen betroffen, das sind fast fünf Prozent der Weltbevölkerung, obwohl die tatsächliche Zahl wahrscheinlich noch höher liegt, denn eine Diagnose wird zu selten gestellt. Die COPD lag 2012 bei den führenden Todesursachen an dritter Stelle (nach Herzkrankheiten und Krebs) und war für den Tod von mehr als drei Millionen Menschen verantwortlich.[50]

Wie kann es sein, dass jedes Jahr immense Summen in die medizinische Forschung gesteckt werden und diese weitverbreitete Krankheit trotzdem noch immer nicht erfolgreich behandelt werden kann? Suchen wir an den falschen Stellen nach Antworten? Meines Wissens ist bisher keine erfolgreiche Behandlung von COPD bekannt.

Vielleicht gibt es ja Lösungen, die nicht auf Medikamenten oder Operationen beruhen. Aufgrund meines Erfolges, unter anderem im folgenden

Fall, bin ich inzwischen zu dem Schluss gekommen, dass viele der einer COPD zugrunde liegenden Probleme von einer Funktionsstörung des autonomen Nervensystems herrühren, und dass diese Krankheit ein Beispiel dafür ist, wie aufgrund der aus der Polyvagal-Theorie gewonnenen Erkenntnisse erfolgreich behandelt werden könnte.

Ärzte und Krankenhäuser führen aufwendigere und teurere Untersuchungen als je zuvor durch, doch meist wird die Funktion des autonomen Nervensystems nicht überprüft. Das ist bedauerlich, denn der vordere Vagus-Ast, der viele andere Körperfunktionen beeinflusst, lässt sich schnell und kostengünstig untersuchen.

Die Wiederherstellung der Vagus-Funktion ist ein wesentlicher Bestandteil meiner COPD-Behandlung. In meiner Praxis konnte ich den meisten Menschen, bei denen diese Krankheit diagnostiziert wurde, zu einer verbesserten Atemsituation verhelfen, obwohl in medizinischen Kreisen die einhellige Ansicht herrscht, dass die wirksame Optimierung der automatischen Atmung eines Menschen durch eine medizinische Behandlung nicht möglich ist.

Durch eine Verbesserung der Funktion des autonomen Nervensystems konnte ich Menschen mit vielen unterschiedlichen chronischen Problemen unterstützen, denen durch andere schulmedizinische oder alternative Behandlungsweisen nicht geholfen werden konnte. Obwohl ich bei verschiedenen Gesundheitsproblemen tätig war, war es mir eine besondere Freude, wenn ich COPD-Patienten helfen konnte, ihr Atemvolumen zu verbessern. Durch eine Kombination meiner manuellen Behandlungen mit ihren Selbsthilfeübungen konnten sie die Sauerstoffaufnahme erhöhen.

COPD und Zwerchfellbruch: Ein Fallbeispiel

Ich bin in meiner Praxis zwar nicht darauf eingerichtet, die Vitalkapazität, also die Luftmenge, die maximal ein- und ausgeatmet werden kann, genau zu bestimmen, doch einer meiner Klienten mit einer COPD-Diagnose begann mit mir zu arbeiten; bei ihm wurde die Messung vor Beginn meiner Behandlung gemacht und nach sieben Sitzungen im

Krankenhaus wiederholt. Sie hatte sich von 70 Prozent auf 102 Prozent verbessert. Die Vitalkapazität hängt vom Alter und vom Gewicht ab und die Sollwerte richten sich nach festgelegten Durchschnittswerten in der entsprechenden Klasse. (Es ist möglich, dass jemand über dem Durchschnitt seiner Alters- und Gewichtsgruppe liegt. Daher ist eine Vitalkapazität von mehr als 100 Prozent möglich.)

Bildgebende Verfahren haben bei diesem Klienten weiße Bereiche gezeigt; die Ärzte interpretierten sie als Konzentrationen zusätzlicher Fasern, die vermeintlich mit daran beteiligt waren, dass er nicht genügend Sauerstoff aufnehmen konnte. Meine Meinung war, wenn wir die Lungenbewegung bei der Atmung verbessern würden, könnten die zusätzlichen Fasern eventuell mit der Zeit abgebaut werden. Als ich diesen Klienten kürzlich wiedersah, hatte sich seine Sauerstoffaufnahme inzwischen auch verbessert.

Meine Praxis befindet sich in einem Gebäude, das in einem bezaubernden alten Viertel von Kopenhagen steht. Es hat keinen Lift und ich bin im 1. Obergeschoss. Eines Tages wartete ich auf einen neuen Klienten, einen 44-jährigen Mann mit Atemnot. Bei einem früheren Telefonat hatte er mir gesagt, dass bei ihm COPD diagnostiziert worden war.

Ich hörte es klopfen, öffnete die Tür und sah ihn oben auf der obersten Stufe stehen, mit einer Hand das Geländer fest umklammernd schnappte er nach Luft und rang um den nächsten Atemzug. Er sagte, er habe auf der Treppe zweimal stehenbleiben und Luft holen müssen.

Vor der Diagnose war dieser Mann in großartiger körperlicher Verfassung gewesen. Er hatte verschiedene Sportarten aktiv betrieben; seine besondere Leidenschaft galt dem Skilanglauf. Er war gerade erst aus dem Skiurlaub in den Schweizer Alpen mit seinen beiden Kindern zurückgekommen, doch diesmal stand er nicht auf Skiern, er musste auf der Terrasse des Restaurants sitzen, fest eingepackt in eine Decke und ihnen zusehen, wie sie sich ohne ihn im Schnee vergnügten.

Er erzählte mir von mehreren großen weißen Bereichen, die bei einer Untersuchung in seiner Lunge festgestellt wurden und die auf zusätzliche Fasern hinweisen, nach Aussage seiner Ärzte die Ursache seiner

Atemnot. Ich konnte die weißen Gebiete auf der Aufnahme nicht leugnen, glaubte aber nicht, dass sie die einzige Ursache der Atemnot seien. Ich sah die Ursache seines Problems im Bewegungsapparat: Ich war sicher, seine Atmung würde sich verbessern, wenn es mir gelänge, dass sich seine Rippen und das Zwerchfell wieder normal bewegten, selbst wenn sich auf den Bildern und Röntgenbildern weiterhin diese zusätzlichen Fasern zeigten.

Aus meiner jahrelangen praktischen Erfahrung ergab sich der Verdacht, dass die Ursache für die Fehlfunktion eines inneren Organs – in diesem Fall der Lunge – zum Teil von einer Funktionsstörung im Bereich des autonomen Nervensystems herrühren könnte, von dem dieses Organ versorgt wurde. Der vordere und der hintere Ast des Vagus sowie der Sympathikus innervieren Herz und Lunge. Vom hinteren Vagus-Ast stammen auch die wichtigsten Bahnen zum subdiaphragmatischen, dem unter dem Zwerchfell verlaufenden Nervenast des Vagus, der zu den unter dem Zwerchfell liegenden inneren Organen zieht.

Der hintere Vagus-Ast verengt die Bronchiolen und verringert die Belüftung der Lunge. Der Sympathikus (der mit Stress verbunden ist), erweitert die Bronchiolen, um eine maximale Belüftung zu ermöglichen. Funktioniert der vordere Vagus-Ast ordnungsgemäß, entspannen sich die Bronchien und es gelangt ausreichend Luft in die und aus der Lunge.

Bevor ich mit der Behandlung des kurzatmigen Skilangläufers begann, fragte ich ihn, wo er beim Atmen Bewegung spürte. Er antwortete, dass sich der obere Brustkorb bei der Einatmung hob und bei der Ausatmung wieder senkte. Ich konnte beobachten, was er beschrieb, er keuchte fast und seine Atmung war flach, schnell und hoch oben in der Brust.

Zu dieser Bewegung der Brust kam es jedoch nicht durch die Hebung des Zwerchfells, sondern eher durch die Hals- und Schultermuskeln, die sich anspannten, um die oberen Rippen anzuheben. Im Laufe der Zeit wurde sein Kopf durch diese Anspannungen nach vorne gezogen (darüber später mehr), was die Atmung weiter behinderte.

Ich stand hinter ihm und legte ihm beide Hände leicht an die Seiten des unteren Brustkorbs; ich wollte spüren, ob sich die untersten beiden

Rippen überhaupt bewegten. Arbeitet das Zwerchfell richtig, spannt es sich beim Einatmen an und drückt nach unten und zur Seite und dehnt die unteren beiden Rippen aus. Bei diesem Mann bewegten sie sich auf der rechten Seite nur minimal, auf der linken Seite war gar keine Bewegung spürbar.

Meine Klienten sollen ihre Atmung auch selbst beurteilen, indem sie darauf achten, wo in ihrem Brustkorb und Bauch Bewegung stattfindet. Dann können sie gleich feststellen, ob es infolge der Behandlungen zu positiven Veränderungen kommt. Ich zeigte diesem Klienten, wo er beim Einatmen spüren sollte, dass sich verschiedene Teile seines Brustkorbs bewegen. Und ich fragte ihn, ob er, wenn überhaupt, eine Bewegung der Rippen zu den Seiten hin spürte. Er antwortete, dass er keine Bewegung wahrnehmen könne.

Ich testete die Funktion des vorderen Vagus-Astes (vgl. Kapitel 4.) Es dauerte nicht einmal 30 Sekunden, dann war klar, dass dort eine Funktionsstörung vorlag. Würde sich seine Atmung in irgendeiner Weise bessern, wenn der Vagus-Ast nach der Grundübung wieder gut funktionierte?

Ich bat den Klienten, sich mit dem Rücken auf den Massagetisch zu legen, und brachte ihm die Grundübung bei. (Anleitungen zu dieser und anderen Übungen finden Sie in Teil 2.) Bei meinem Skilangläufer verbesserte sich die Atmung sofort; er atmete langsamer, tiefer und ohne Anstrengung. Seine Rippen dehnten sich beim Einatmen zur Seite aus – das konnte er selbst spüren. Das war für einen COPD-Patienten mit Atemnot eine erhebliche Verbesserung. Ich überprüfte die Funktion des vorderen Vagus-Astes erneut und stellte fest, dass er nun so arbeitete wie es sein sollte.

Ärzte und Forscher überprüfen die Lungenfunktion mit einem Spirometer. Menschen neigen bei dem Gedanken an ärztliche Untersuchungen jedoch dazu, nervös zu werden, sie verspannen sich und atmen flacher. Ich ziehe es vor, die Atmung von der Funktion her zu überprüfen. Zuerst beobachtete ich, dass diesem Klienten das Treppensteigen in den ersten Stock sehr schwerfiel, was als Hinweis darauf gelten konnte, wie sehr seine Atmung in einer ganz alltäglichen Situation beeinträchtigt war.

Nach der Behandlung sah mein Patient viel entspannter aus. Als er aufstand, konnte ich sehen, dass er tiefer und langsamer atmete und eine bessere Gesichtsfarbe hatte. Er sagte, er fühle sich auch besser. Nicht schlecht für weniger als sechs Minuten – eine Untersuchung, eine Übung und eine erneute Untersuchung.

Mein nächstes Ziel war, die Bewegung des Zwerchfells weiter zu verbessern. Die Rippen dehnten sich auf der rechten Seite weiter aus, doch links war in den unteren Rippen noch immer so gut wie keine Bewegung spürbar. Beim Vergleich der beiden Seiten hatte ich ganz eindeutig das Gefühl, dass etwas die Zwerchfellbewegung behinderte. Ich hatte den Verdacht, dass das ein Zwerchfellbruch, eine sogenannte Hiatushernie sein könnte.

Was ist eine Hiatushernie? Der Magen liegt links im Bauchraum, normalerweise unter dem Zwerchfell. Der Oesophagus, die Speiseröhre – der elastische Schlauch, der den Rachenausgang mit dem Mageneingang verbindet – zieht durch eine runde Öffnung, den Hiatus, im Zwerchfell. Der vordere Vagus-Ast innerviert das obere Drittel der Speiseröhre und ermöglicht es den Muskelfasern, ihre Länge zu verändern und den Magen zu heben und zu senken, auch wenn nach typischem medizinischen Verständnis eines solchen Sachverhalts die Rolle des Vagus bei einer Hiatushernie nicht berücksichtigt wird.

Ist die Vagus-Funktion in Ordnung, kann sich die Speiseröhre entspannen und der Länge nach dehnen, sodass sich der Magen beim Einatmen durch das Anspannen des Zwerchfells leicht nach unten in den Bauchraum bewegen kann. Im Idealfall bleiben die Brustorgane in der Brust (über dem Zwerchfell) und die Bauchorgane im Bauch (unter dem Zwerchfell), wenn das Zwerchfell sich beim Atmen entlang der Speiseröhre frei nach oben und unten bewegt. Bei einer Funktionsstörung des Vagus spannt sich das obere Drittel der Speiseröhre jedoch an, verkürzt sich und zieht den Magen gegen zur Zwerchfellunterseite (vgl. „Magen 2“ im Anhang).

In Extremfällen kann die Speiseröhre so fest und kurz sein, dass der Druck gegen das Zwerchfell zu einer Vergrößerung der Öffnung führt und ein Teil des Magens in den Brustraum gezogen wird. (Das Wort *hiatus* bedeutet „Öffnung“ oder „Spalt“; eine Hernie ist ein Vorstülpen durch eine solche Gewebeöffnung.)

Zusätzlich zu den erheblichen Atembeschwerden haben Menschen mit einer Hiatushernie oft auch einen Säurereflux. Dazu kommt es, wenn Magensäure aufsteigt und in der Speiseröhre oder im hinteren Rachen brennt, man spricht dann auch von GERD (Gastroösophageale Refluxkrankheit) oder Sodbrennen. Weitere Symptome können Völlegefühl nach dem Essen sein sowie die Neigung, mehrere kleine Mahlzeiten anstelle von drei normalen Mahlzeiten täglich zu sich zu nehmen.

Bei einer normalen Atmung sollte sich das Zwerchfell nach oben und unten bewegen (vgl. „Zwerchfellatmung", S. 157). Bei Atembeschwerden wie Asthma und COLD (engl. *chronic obstructive lung disease* für chronisch obstruktive Lungenerkrankung), eine andere (wenn auch im deutschen Sprachraum weniger gebräuchliche) Bezeichnung für COPD habe ich festgestellt, dass die verkürzte Speiseröhre ein Störfaktor für die normale Atmung ist – ich glaube tatsächlich, dass sie vielen Atemstörungen zugrunde liegt. Wenn der Magen nach oben ins Zwerchfell gezogen wird, kann dieses sich beim Einatmen nicht frei senken.

Bei der Behandlung des Vagus mit der Grundübung und danach mit einer der viszeralen Osteopathie nachempfundenen Technik, um die Speiseröhre der Länge nach zu dehnen und zu entspannen, verschwinden die Atembeschwerden sofort, und der Klient atmet tief und mühelos. Das genügt oft schon!

Die Behandlung einer Hiatushernie

Im Folgenden beschreibe ich eine osteopathische Bauchmassage-Technik zur Behandlung einer Hiatushernie. Sie eignet sich gut als einfache Selbsthilfeübung.

Zuerst bringe ich den Klienten die Grundübung bei (vgl. Teil 2). Dann wende ich eine einfache osteopathische Technik an, um den Magen sanft nach unten zu schieben und die Speiseröhre zu strecken und zu entspannen. Meist zeige ich den Klienten, wie sie das selbst machen können. Durch dieses Programm wurde schon vielen Menschen mit Diagnosen wie Asthma, Lungenfibrose (Veränderung des Lungengewebes durch verstärkte Bildung von Bindegewebe zwischen den Lungenbläschen und den sie umgebenden Blutgefäßen; Anm. d. Übers.) und Kurzatmigkeit geholfen.

Der Magen liegt auf der linken Seite des Bauchraums direkt unter dem Rippenbogen. Legen Sie die Fingerspitzen einer Hand leicht auf die Stelle, wo Sie sich den Magen vorstellen. Er ist weich, kann aber getastet werden. Sie sollten ihn spüren können, wenn Sie mit Ihren Fingerspitzen langsam und sanft in die Bauchmuskulatur hineingehen. Sie sollen nur die Magenoberfläche spüren und es sollte auf gar keinen Fall schmerzhaft sein. Spüren Sie oder die Person, bei der Sie diese Übung anwenden, Schmerzen, hören Sie bitte sofort auf. Schieben Sie den Magen ganz sanft in Richtung der Füße, bis Sie das erste Anzeichen eines Widerstands spüren – meist schon nach gut einem bis zweieinhalb Zentimetern (Foto 1). Bleiben Sie auf diesem Punkt, bis sich die Speiseröhre entspannt. Auch wenn die Versuchung groß sein könnte, den Magen hinunterzudrücken, um die Speiseröhre zu dehnen, ist es nicht nötig, Kraft dafür aufzuwenden. Mit den Fingern auf dem Magen geben Sie den Nerven der Speiseröhre das Signal zur Dehnung und der Magen senkt sich in den Bauchraum, um Platz für das Zwerchfell zu machen, damit es sich beim Einatmen senken kann.

Dieser Augenblick der Entspannung wird meist von einem Seufzer oder von Schlucken begleitet. An diesem Punkt fühlt es sich an, als würde sich der muskuläre Widerstand des Magens gegen den Zug nach unten auflösen. Und sofort können Sie bzw. kann der Betroffene leichter und tiefer atmen.

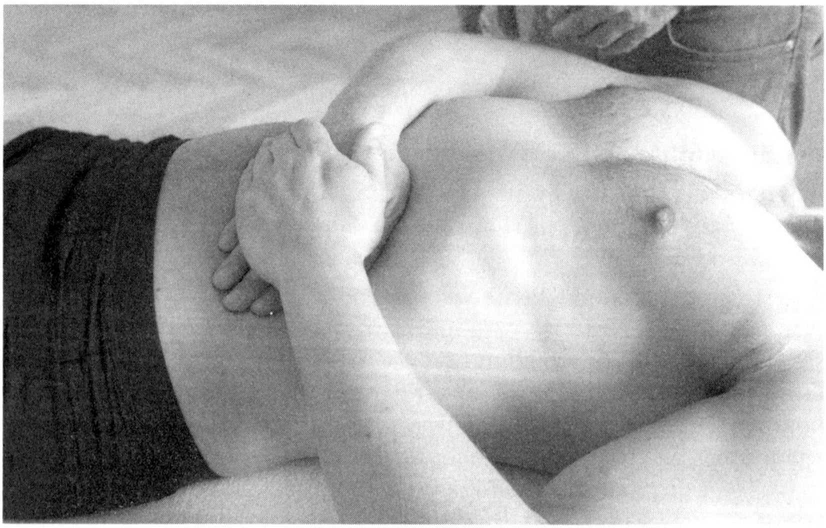

Foto 1: Die Behandlung einer Hiatushernie

Kommen wir nun zu dem eben vorgestellten Klienten mit der COPD-Diagnose zurück. Ich leitete ihn zu dieser einfachen Selbsthilfetechnik an, sodass er die Speiseröhre durch sanftes Schieben seines Magens dehnen und freier atmen konnte. Durch die entspannte Speiseröhre konnte der Magen problemlos in eine bessere Position rutschen, weiter nach unten im Bauchraum, gut einen bis zweieinhalb Zentimeter unterhalb des Zwerchfells. Dieses konnte sich dann frei auf und ab bewegen und ganz normal über die Außenseite der Speiseröhre gleiten, da es jetzt genügend Platz hatte, um sich beim Einatmen zu senken. Die äußeren Rippen des Klienten konnten sich auch nach beiden Seiten ausdehnen. Seine Atmung war nun viel tiefer und deutlich langsamer. Es kam bei jedem Atemzug zu einem größeren Austausch von Luftvolumen.

Jetzt kam noch die funktionelle Überprüfung, die Probe aufs Exempel sozusagen: Meine Praxis ist im ersten Obergeschoss und ich bat den Klienten nun, die ganze Treppe hinaufzusteigen – weitere vier Stockwerke nach oben – und wieder herunterzukommen. Er atmete schwer, als er zurückkam, doch seine Atmung war tiefer. Lächelnd sagte er: „Ich bin den ganzen Weg hinauf- und wieder heruntergelaufen und ich musste nicht ein einziges Mal stehenbleiben." Das war der gleiche Mann, der vor der Behandlung nicht einmal ein Stockwerk bewältigen konnte, ohne stehenzubleiben und Luft zu holen.

Der Klient kommt noch gelegentlich zu Sitzungen in meine Praxis. Außer seiner Hiatushernie kümmerten wir uns auch um Verspannungen in anderen Bauchorganen, die die Atmung ebenfalls erschweren können. Er führte die Grundübung, die Selbsthilfetechnik für den Zwerchfellbruch und andere Techniken zur Bauchmassage weiter durch. Ich zeigte ihm auch einige Bewegungsübungen. Nach zwölf Wochen konnte er mit seinem Bruder, einem ehemaligen dänischen Triathlon-Gewinner, mehrere Stunden lang Radfahren. Als ich zuletzt mit ihm sprach, schritt die Besserung seiner Atmung weiter fort, und er plante eine Radtour in den Schweizer Bergen mit seinem Bruder. Und sein erster Besuch bei mir lag gerade einmal sechs Monate zurück.

Als er wieder medizinisch untersucht wurde, befanden sich noch immer weiße Bereiche in seiner Lunge, die zeigten, dass die Fasern weiterhin vorhanden waren. Sie schienen seine Atmung jedoch nicht zu behindern. Diese Fasern verringern tatsächlich die Effektivität der Sauerstoffresorption durch das Lungengewebe. Doch durch ein weitaus größeres Lungenvolumen war seine Leistungsfähigkeit auf einem höheren Niveau als bei vielen Athleten.

Ich glaube, dass die meisten Behandlungsversuche der COPD nach einem falschen Plan erfolgt sind, ohne dass der Teil des Problems berücksichtigt wurde, den man zu einer Funktionsstörung des Vagus zurückverfolgen kann. Meines Erachtens hat die Ursache von COPD oft auch mit einem Aktivitätsmangel im vorderen Vagus-Ast zu tun, während die Aktivität des hinteren Vagus-Astes gar nicht überprüft wird.

Der hintere Ast kontrahiert die Bronchiolen, wodurch es schwierig wird, die Lunge ausreichend zu belüften. Diese Kontraktion ist im immobilen, abgeschalteten Zustand angebracht, zum Beispiel bei einem Krokodil, das nach einer riesigen Mahlzeit stillliegen und verdauen muss. Kontrolliert man sie jedoch nicht, führt das bei Menschen zu Problemen, die versuchen, ihren Alltag normal zu bewältigen.

Wird die Funktion des vorderen Vagus-Astes mithilfe der Grundübung aktiviert, kommen viele Menschen aus der durch den aktiven hinteren Vagus-Ast bedingten Abschaltung heraus und ihre Bronchiolen sind wieder entspannt.

Die Grundübung in Kombination mit der Längsdehnung der Speiseröhre dauert nur wenige Minuten. Man braucht kein verschreibungspflichtiges Medikament und die Wirkung tritt sofort und nebenwirkungsfrei ein. Für mich ist das der Nachweis, dass die weithin geltende Erklärung der Ursache von COPD nicht der einzige Gesichtspunkt ist. Der Mann, den ich behandelte, zeigte mir Röntgenbilder und Bilder anderer Verfahren, die weiße Gebiete in seiner Lunge darstellten, und man hatte ihm gesagt, dass es sich um Fasern handelte, die seine Atmung einschränkten. Wenn er nach meiner zehnminütigen Behandlung bereits normaler atmen konnte, ist das Konzept einer Einschränkung seiner Atmung durch die Fasern nicht haltbar – oder zumindest können wir sagen, dass das nicht die einzige Erklärung dafür war.

Bei diesem COPD-Patienten trug die Funktionsverbesserung seines vorderen Vagus-Astes, durch die der Kopf aus der vorgeneigten wieder in die aufrechte Stellung gebracht und seine Zwerchfellfunktion erleichtert wurde, zur Verbesserung der Vitalkapazität bei, der Luftmenge, die maximal ein- und ausgeatmet werden kann. Das wurde durch Tests im Krankenhaus bestätigt.

Die Zwerchfellatmung

Eine gute Zwerchfellatmung ist ein wichtiger Bestandteil des sozialen Nervensystems. In meiner Praxis habe ich beobachtet, dass jeder Mensch, der in einem Stresszustand oder dessen hinterer Vagus-Ast aktiv ist, ein gestörtes Atemmuster hat.

Zu einer normalen Atmung sollte die Hebung und Senkung des Zwerchfells gehören. Um zu beurteilen, ob das der Fall ist, lege ich meine Hände leicht an die Seite des Brustkorbs auf Höhe der letzten beiden Rippen. Bei einer Zwerchfellatmung kann ich eine Bewegung zur Seite hin feststellen. Liegt eine Hiatus-Hernie vor, kann ich auf der rechten Körperseite eine seitliche Bewegung spüren, auf der linken Seite aber fast keine.

Wenn eine normale Einatmung durch die Senkung des Zwerchfells nicht möglich ist, schaffen wir auf andere Weise Platz für die sich ausdehnende Lunge. Sehr häufig werden die Schultern und die oberen Rippen angehoben. Dieses Atemmuster wird als Kostalatmung, als Rippen- oder Brustatmung bezeichnet („kostal“ steht für Rippen). Es wird mit Emotionen wie Furcht, Angstzuständen und Panik in Verbindung gebracht.

Ein weiteres häufiges Atemmuster ohne Zwerchfellbeteiligung ist das Einatmen mithilfe der Bauchmuskulatur. Wenn wir manchmal typisch außer Atem sind, ist der Bauch aufgebläht, weich und wabbelig. Die Bauchmuskeln haben zu wenig Spannung und wenn sie erschlaffen, senken sich die Eingeweide und ziehen die Lunge nach unten. Manchmal wird das als „Bauchatmung“ bezeichnet und als gutes Zeichen gewertet, weil man sehen kann, dass der Atem in den Bauchraum geht. Es kommt dabei jedoch nicht zu einer aktiven Anspannung des Zwerchfells. Menschen, die so atmen, halten manchmal beim Einatmen ihren Bauch. Die Muskeln fühlen sich fest an. Das ist ein Atemmuster bei Ärger oder Wut.

Im Idealfall kommt es zu einem gleichzeitigen rhythmischen Ausdehnen und Zusammenziehen des Bauch- und Brustraums. Die beiden unteren

Rippen, die 11. und die 12. Rippe, bewegen sich bei der Ausdehnung zur Seite sowie nach unten und hinten. Die nächsten fünf Rippen (6. bis 10. Rippe) darüber scheren zur Seite aus; diese schwenkende Seitenbewegung wird mit der einer „Henkelbewegung" verglichen. Und die nächste Gruppe (1. bis 5. Rippe) hebt sich mit dem Brustbein gerade nach oben; diese Bewegung wird als „Pumpbewegung" bezeichnet.

Wenn wir die optimale Zwerchfellspannung verlieren, verlieren wir auch die richtige Spannung in der gesamten Muskulatur des Bewegungsapparates. Wir tendieren dann dazu, in uns zusammenzusinken, unser Atemmuster weist das eines Menschen auf, der „dichtgemacht" hat und ein depressives Verhalten zeigt. Wenn wir andererseits das Zwerchfell anspannen und es in den Bauchraum schieben, verhalten sich Körper und Atmung wie bei einem Menschen, der wütend ist.

Der Vagus führt sensorische und motorische Fasern, die die Atembewegungen beeinflussen und von ihnen beeinflusst werden. Der Vagus-Ast, der die Atemwege innerviert, führt viermal so viele sensorische (afferente, d.h. zum Gehirn hinführende) als motorische (efferente, d.h. vom Gehirn wegführende) Nervenfasern und diese überwachen die Funktion des Zwerchfells ständig.

Damit eine entspannte, effiziente Atmung möglich ist, müssen die motorischen Fasern des vorderen Vagus-Astes ordnungsgemäß funktionieren. Arbeitet das Zwerchfell nicht richtig und senkt sich beim Einatmen nicht, nutzen wir Muskeln, die entweder vom Grenzstrang des Sympathikus oder vom Schaltkreis des hinteren Vagus-Astes aktiviert werden, daher sendet ein nicht ordnungsgemäß über das Zwerchfell laufendes Atemmuster Signale über die sensorischen Nervenfasern, dass wir bedroht werden oder in Gefahr sind. Das ist ein Beispiel dafür, wie ein Feedback aus den sensorischen Ästen der Hirnnerven den Zustand unseres autonomen Nervensystems beeinflusst.

Schmerzen in Schulter, Nacken und Kopf: XI. Hirnnerv, Trapez- und Kopfwendermuskel

Der XI. Hirnnerv (der akzessorische, zusätzliche Nerv) ist nicht nur einer der fünf Nerven des „sozialen Nervensystems", er hat auch eine spezielle motorische Aufgabe. Er innerviert den Trapez- und den Kopfwendermuskel, zwei große Muskeln im Nacken und in der Schulter (vgl. „Trapezius" und „Sternocleidomasteoideus" im Anhang). Das sind die einzigen

Skelettmuskeln unterhalb des Gesichts, die nicht von Spinalnerven innerviert werden. Ist einer dieser beiden Muskeln entweder chronisch verspannt oder schlaff, reagiert er anders auf eine Massagebehandlung und ein Bewegungstraining als jeder andere Muskel im Körper.

Schulterprobleme gehören zu den häufigsten Problemen des Bewegungsapparates. Eine Funktionsstörung im XI. Hirnnerv führt oft zu Schmerzen und Steifheit in Nacken und Schultern, und manchmal reicht es schon aus, einfach mit der Grundübung die Funktion des X. und XI. Hirnnerven zu verbessern, um Schmerzen oder eine Bewegungseinschränkung in diesem Bereich zu beseitigen. Nach der Durchführung der Übung können wir auch versuchen, andere von diesen Muskeln herrührende Probleme zu behandeln, zum Beispiel die in Teil 2 beschriebene Selbsthilfe bei Migräne. Die Durchführung der Grundübung scheint bei den meisten Menschen die Funktion der fünf für Kontakt und Kommunikation erforderlichen Nerven ebenfalls sofort zu verbessern.

Wenden wir uns wieder dem Trapezmuskel und dem Kopfwender zu, stellen wir fest, dass eine Funktionsstörung des XI. Hirnnervs und / oder ein mangelnder Tonus in diesen beiden Muskeln nicht nur zu Schmerzen und Steifheit in Nacken und Schultern führt, sondern an vielen anderen gesundheitlichen Problemen beteiligt ist. Dazu gehören Migräne, die nach vorn geneigte Kopfhaltung, Atembeschwerden, ein chronisch aktivierter Grenzstrang des Sympathikus, ein chronisch aktivierter hinterer Vagus-Ast und eine verkürzte Lebenserwartung.

Der Trapezmuskel und der Kopfwender bestimmen auch die Form und die Gesundheit der Wirbelsäule mit. Zudem kann eine chronische Verspannung im Kopfwender auf einer Seite tatsächlich die Form des Hinterkopfs verändern, sodass er wegen des ständigen Zugs, den der Muskel auf das Schläfenbein (die Schädelplatten hinter den Ohren) ausübt, einseitig flach ist. Bei jedem Kind, das ich wegen Problemen aus dem autistischen Formenkreis behandelt habe, lag diese Verformung des Hinterkopfs vor.[51] (Eine Technik für einen gleichmäßig runden Hinterkopf finden Sie in Teil 2.)

Die Drehung des Kopfes zu jeder Seite sollte eine gleichmäßige, gut koordinierte, durchgehende, fließende Bewegung (nicht unterbrochen oder ruckartig) sein und in einem sanften Bogen verlaufen. Der Kopf sollte sich um 90 Grad oder etwas weiter drehen können.

Häufig beklagt werden ein eingeschränkter Bewegungsradius, Steifheit oder Schmerzen in Nacken und Schultern, wenn der Kopf zu einer Seite gedreht wird. Treten diese Beschwerden auf der Seite auf, die der Richtung der Kopfwendung entgegengesetzt ist, ist das Schulterproblem höchstwahrscheinlich entweder dem Trapezmuskel oder dem Kopfwender auf der Seite geschuldet, zu der er gedreht wird. Ist der Schmerz auf derselben Seite, zu der er gedreht wird, hängt das Problem nicht mit dem XI. Hirnnerv und diesen beiden Muskeln zusammen, sondern eher mit dem *Levator scapulae*, dem Schulterblattheber. In Teil 2 gibt es eine Reihe von Übungen, die „Salamander-Übungen", die die Drehung des Halses bzw. Kopfes zur Seite verbessern. Die Durchführung kann zuerst etwas schmerzhaft sein, doch mit der Zeit können wir so den Bewegungsumfang vergrößern, die Blutzufuhr vom XI. Hirnnerv sowie die Funktion von Trapezmuskel und Kopfwender verbessern.

Der Schulterblattheber (Levator scapulae)

Mithilfe der Grundübung und der Salamander-Übungen können wir die Funktion der Hirnnerven und die Drehung des Kopfes nach beiden Seiten verbessern. Doch das reicht für die volle Bewegungsfreiheit des Kopfes eventuell noch nicht aus, da viele andere Nackenmuskeln an der Kopfbewegung beteiligt sind, und eine Verspannung in einem dieser Muskeln zu einer Bewegungseinschränkung führen kann.

Wenn der Nackenschmerz auf derselben Seite auftritt, zu der sich der Kopf dreht, dann liegt das Problem, wie bereits erwähnt, nicht im XI. Hirnnerv, am Trapezmuskel und am Kopfwender, sondern eher an einem anderen Muskel, dem Schulterblattheber (*M. levator scapulae*). In diesen Fällen wird die Arbeit an den drei genannten Strukturen vermutlich den Schmerz und die Steifheit nicht ganz beseitigen.

Janet Travell, David Simons und Lois Simons gaben dem Schulterblattheber in ihrem Buch *Myofascial Pain and Dysfunction: The Trigger Point Manual* (zu Deutsch etwa: „Myofasziale Schmerzen und Funktionsstörungen: Das Handbuch der Triggerpunkte"; nur in englischer Sprache erhältlich) den Spitznamen „Steifer-Nacken-Muskel" (engl. *stiff neck muscle*).[52] Dieser Muskel reicht auf beiden Seiten entlang des Nackens vom obersten Wirbel bis zum Schulterblatt.

Ich habe festgestellt, dass eine direkte Massage des Schulterblatthebers den Schmerz lindert, allerdings nur vorübergehend – die Funktionsstörung des Muskels macht sich schnell wieder bemerkbar. Das Problem ist wahrscheinlich ein zu geringer Tonus dieses Muskels. Für ein nachhaltigeres Ergebnis schlug Tom Myers vor, den *M. supraspinatus*, den Obergrätenmuskel (am oberen Abschnitt des Schulterblatts entlang) zu massieren, um den Tonus des Schulterblatthebers zu verbessern (vgl. *„Supraspinatus"* im Anhang).

Benjamin Shield schlug eine andere Methode vor: Er beobachtete, dass man die Zwischenräume zwischen C1 und C3, dem 1. und 3. Halswirbel, mit einer Neigung des oberen Halswirbels zur Seite öffnen und damit den Druck von den Spinalnerven nehmen kann, die zum Schulterblattheber ziehen. Zu diesem Zweck könnten Sie es mit dem oberen Teil der Salamander-Übungen (Stufe 1) versuchen und den Kopf zu einer Seite kippen.

Der Trapezmuskel und der Kopfwender

Probleme mit diesen beiden Muskeln sind schwerwiegender und verursachen nicht einfach nur ein Unbehagen durch Schmerzen, Steifheit oder Migräne. Menschen mit einer Funktionsstörung in einem dieser beiden Muskeln sind meist nicht sozial zugewandt und anfällig für all die Probleme, die ich bereits als die „Köpfe der Hydra" beschrieben habe (vgl. Beginn von Teil 1). Durch die Korrektur der Funktion dieser beiden Muskeln verbessert sich meist die Funktion des XI. Hirnnervs und so kann der Zustand des sozialen Nervensystems wiederhergestellt werden.

Da sie von einem Hirnnerven innerviert werden, unterscheiden sie sich von den anderen (etwa) 660 Skelettmuskeln im Körper, die alle von Spinalnerven innerviert werden. Eine Verspannung in einem dieser anderen Muskeln kann Schmerzen, eine Bewegungseinschränkung und Steifheit verursachen. Eine Funktionsstörung im Kopfwender und im Trapeziusmuskel ist dagegen mit einer Menge ernsthafter gesundheitlicher Aspekte verbunden, die wir meist gar nicht mit muskulären Problemen in Zusammenhang bringen.

Der Trapezmuskel ist ein dünner, flacher, trapezförmiger, oberflächlich gelegener Muskel, der beidseitig einen großen Teil des Nackens, der

Schultern und des Rumpfes bedeckt. Er entspringt, vereinfacht gesagt, am Hinterhauptsbein, den Dornfortsätzen der Halswirbel, der Brustwirbel sowie einem Band, das vom Bereich der Halswirbelsäule über die Dornfortsätze der Wirbelsäule nach unten zieht und setzt, ebenfalls vereinfacht dargestellt, an einem Teil des Schlüsselbeins, einer anatomischen Struktur namens Schulterhöhe (*Acromion*) und einem Teil der zum Schlüsselbein gehörenden Schultergräte (*Spina scapulae*) an. Der Kopfwender (*Musculus sternocleidomastoideus*, SCM) ist ein zweiköpfiger Muskel, dessen Ursprung an unterschiedlichen Stellen liegt: Ebenfalls vereinfacht dargestellt, entspringt ein Muskelkopf am medialen, zur Körpermitte zeigenden Drittel des Schlüsselbeins und der andere am unteren Teil des Brustbeins, dem sogenannten *Manubrium* („Handgriff"). Die beiden Muskelköpfe vereinigen sich im weiteren Verlauf etwa in der Mitte des Halses zu einem dicken, rundlichen Muskelbauch; der Muskel setzt zum größten Teil an der Spitze des Warzenfortsatzes (*Processus mastoideus*) des Schläfenbeins (*Os temporale*) entlang der Schädelseiten gleich hinter dem Ohr sowie an den Strukturen des Hinterhauptbeins an. Die unterschiedlichen Ursprünge der beiden Muskelköpfe und der Ansatz des gesamten Muskels an zwei Schädelbereichen bewegen den Kopf an verschiedenen Ecken. Da der jeweilige Ursprung der beiden Muskelköpfe des SCM an unterschiedlichen Stellen liegt, tragen sie auch zur Drehung des Kopfes bei.

Der (beidseitige) Kopfwender ist mit Zügeln vergleichbar, die es einem Reiter ermöglichen, den Kopf seines Pferdes zu lenken. Er zieht auf einer Seite und lässt auf der anderen Seite locker. Wenn es keine beidseitigen chronischen Verspannungen im Kopfwender gibt, ist die Kopfhaltung völlig ausgeglichen; in diesem Fall lässt er sich fließend und schmerzfrei nach der einen oder anderen Seite drehen und kann mit dem Blick geradeaus eine natürliche Ruheposition einnehmen.

In einem der beiden Muskelköpfe des Kopfwenders gibt es jedoch häufig auf einer Seite eine Verspannung, die zu einem steifen Nacken führt. Dadurch ist die Drehung zur einen Seite einfach, doch zur anderen schwierig. Da dieser Muskel von XI. Hirnnerv innerviert wird, wird eine solche Steifheit oft von einer Funktionsstörung in diesem Hirnnerv verursacht und trifft fast immer mit einer Funktionsstörung des Vagus zusammen.

Wenn der Muskelkopf, der am Brustbein entspringt, beidseitig symmetrisch verspannt ist, wird der Hals kürzer und dicker und der Kopf nach vorne gezogen. Dies ist als „Stiernacken" beschrieben worden. Passiert das gleiche mit dem Muskelkopf, der am Schlüsselbein entspringt, wird der Kopf nach hinten gezogen und der Hals wird länger (man spricht dann von einem „Schwanenhals").

In ihrem Buch *Rolfing*[53] (Hugendubel 1997) macht uns die wegweisende Körpertherapeutin Dr. Ida Rolf darauf aufmerksam, dass der Trapezmuskel und der Kopfwender zum äußeren Ring der Halsmuskulatur gehören. Innerhalb dieses äußeren Rings befinden sich viele kleinere Muskeln, die uns bei subtileren Bewegungen des Kopfes, der Anhebung der Rippen beim Atmen sowie beim Schlucken unterstützen.

Für die komplizierte Koordination von Anspannung und Entspannung der Muskeln, die unseren Kopf wenden, bedarf es einer präzisen Muskelsteuerung. Auf diese ist unser Nervensystem programmiert, sie läuft also unwillkürlich ab, sodass wir uns über ihre Mechanik keine Gedanken zu machen brauchen. Wenn etwas unsere Aufmerksamkeit erregt, richten wir die Augen automatisch darauf. Die Bewegung des Kopfes folgt der Richtung der Augen und die Bewegung des Körpers folgt der Kopfbewegung. Die Augen fokussieren etwas Sehenswertes und nehmen es in den Blick; der XI. Hirnnerv innerviert die Fasern des Trapezmuskels und des Kopfwenders, damit sich der Kopf in diese Richtung drehen kann.

Die Koordinationsfähigkeit unserer Augen-, Kopf- und Körperbewegungen ist uns angeboren. Wenn ein Gegenstand vor einem auf dem Bauch liegenden Baby sich plötzlich bewegt oder seine Geschwindigkeit verändert, richtet es den Blick darauf und verfolgt die Bewegung zuerst mit den Augen und dann mit dem Kopf. Auf Klänge reagieren wir in derselben Weise. Wenn ein Klang unsere Aufmerksamkeit erregt, bewegen wir den Kopf, um ihn mit beiden Ohren gleichmäßig zu hören. Für all dies ist eine komplizierte Koordination von Trapezmuskel, Kopfwender und anderen Muskeln erforderlich.

Trapezmuskel und Kopfwender in Aktion in der Serengeti

Der Gepard ist das schnellste Säugetier der Welt, er schafft eine unglaubliche Geschwindigkeit von bis zu knapp 100 km/h und dabei bleiben seine Augen immer auf sein Beutetier gerichtet. Der XI. Hirnnerv ermöglicht es ihm, den Kopf zu drehen, und sein Körper folgt der Drehung.

Die Antilope, die der Gepard gerade jagt, sucht freie Stellen, wo sie ihm entkommen kann, ohne mit einem Hindernis zusammenzustoßen. Finden seine Augen eine solche Stelle, folgt der Kopf der Richtung der Augen und dann folgt der Körper.

Die Antilope ist zwar nicht so schnell wie der Gepard, doch sie hat einen Vorteil: Würde sie immer geradeaus laufen, könnte der Gepard sie leicht erwischen, doch mit ihrem schlanken Körper und den dünnen Beinen ist sie wendiger. Sie läuft also im Zickzack, damit der Gepard sie nicht fangen kann. Er kann das nicht ganz so schnell; die Jagd auf eine erwachsene Antilope geht daher meist zugunsten der Antilope aus. Sie kann auch ausdauernder rennen und länger als der verfolgende Gepard durchhalten.

Wenn ein Gepard, Löwe, Tiger oder ein anderes Raubtier ihre Beute jagen und es nicht schaffen, sie sofort zu erwischen, kommt es durch die große Anstrengung zu einer Erschöpfung und die Tiere benötigen mehrere Stunden, um wieder Kraft zu schöpfen und es erneut zu versuchen. Daher nimmt sich der Gepard Zeit für die Beobachtung der Antilopenherde, bevor er sich verausgabt, um ein verletztes oder altes Tier auszusuchen oder ein Junges, das sich im hohen Gras in der Nähe seiner Mutter versteckt. Die Hälfte aller Antilopenkitze fallen Raubtieren zum Opfer, bevor sie erwachsen sind.

Sowohl für den Jäger als auch für den Gejagten hängt das Überleben zum Teil davon ab, dass er seinen Kopf mühelos wenden kann, und die dafür verantwortlichen Muskeln sind der Trapezius und der Kopfwender, die beide vom XI. Hirnnerv innerviert werden. Da es dabei um Leben und Tod geht, überrascht es nicht, dass der XI. Hirnnerv eine hoch entwickelte und komplexe Struktur für die präzise Innervation der einzelnen Fasern dieser Muskeln hat.

Der Einsatz des Trapezmuskels beim Krabbeln

Der Trapezius ist einer der allerersten Muskeln, die wir Menschen als Säuglinge nutzen. Wenn ein Baby auf dem Bauch liegt, besteht seine erste Bewegung darin, den Rücken zu senken und mithilfe des Trapezmuskels den Kopf zu heben. So kann es dann unter Einsatz des Kopfwenders den Kopf drehen und umherschauen (vgl. „Baby in Bauchlage“ im Anhang).

Der nächste Entwicklungsschritt ist, den Kopf hoch genug zu heben, um die Arme unter die Schultern zu bringen, damit das Gewicht des Oberkörpers abgestützt wird. Von da an ist das Baby bald in der Lage, in den Vierfüßlerstand zu gehen. In dieser Position wird durch Anspannen der Fasern im oberen Trapezmuskel der Nacken nach hinten gebogen und der Kopf nach oben gestreckt, das Gesicht ist geradeaus nach vorne gerichtet (vgl. „Baby auf allen Vieren“ im Anhang). Damit das gelingt, spannt das Baby mehr oder weniger gleichmäßig alle Fasern des aus drei Teilen bestehenden Trapezmuskels an. Er senkt den unteren Rücken mithilfe des unteren Trapezmuskels ab, zieht die Schultern mit dem mittleren Trapezmuskel hoch, hebt den Kopf und neigt ihn mithilfe des oberen Trapezmuskels nach hinten. Außer vom Trapezmuskel wird der Kopf teilweise durch die Funktion des Halbdornmuskels des Kopfes (*Musculus semispinalis capitis*), des größten Nackenmuskels, auf der Wirbelsäule und im Gleichgewicht gehalten. So kann der Kopfwender den Kopf ganz problemlos drehen.

In dieser Entwicklungsphase stützt das Baby sein Gewicht mit den Händen und den Knien ab und bewegt sich so ziemlich wie ein vierbeiniges Säugetier. Nach kurzer Zeit kann es beginnen vorwärts zu krabbeln, wobei es den einen Arm nach vorn und den anderen nach hinten bewegt. Bei diesem asymmetrischen Bewegungsmuster der Arme muss der Trapezmuskel asymmetrisch eingesetzt werden.

Im Vierfüßlerstand befinden sich die Arme und die Oberschenkel in einem Winkel von 90 Grad zum Rumpf. Während das Baby mit den Armen nach unten drückt, drückt eine ebensolche Kraft den Arm zurück nach oben in die Gelenkkapsel des Schultergelenks, und die propriozeptiven, also die Nerven für die Tiefensensibilität im Schultergelenk können an das Gehirn melden, dass sich Arm und Schulter richtig anfühlen und im Gleichgewicht sind.

Veränderungen im Trapezmuskel beim Wechsel vom Krabbeln zum Stehen

Menschenbabys stützen ihr Gewicht beim Krabbeln auf Arme und Beine bzw. Hände und Knie. Menschen haben in Bezug auf die an dieser Bewegung beteiligten Muskeln, Knochen und Nerven die gleiche Körperstruktur wie vierbeinige Tiere.

Auf den Menschen wirkt nun mal die Schwerkraft und sie zieht uns immer nach unten. Beim Krabbeln ist unser Gewicht mehr oder weniger gleichmäßig auf die vier Gliedmaßen verteilt, die es halten, weil wir es durch die Bewegungen immer wieder gegen die Schwerkraft in den Körper zurückschieben. Das ist ein stabiles Gefüge.

Als der Mensch sich seinerzeit aufrichtete, um das Gleichgewicht auf die Hinterbeine zu verlagern, mussten die Muskeln und Knochen auf eine völlig neue Art und Weise eingesetzt werden. Alles veränderte sich beim Ausgleich der Spannungen in unserem Muskel- und Skelettsystem. Der Tonus in den Muskelfasern war nicht mehr praktisch immer gleich, denn manche Muskeln waren dauerhaft angespannt, während andere erschlafften. Das Gewicht wird nun nicht mehr von vier Stützen gehalten, stattdessen halten wir unseren schweren Oberkörper im Stehen zwischen zwei Kugelgelenken im Gleichgewicht, die die Beine und die Hüften miteinander verbinden, was im Vergleich zu einem Vierfüßlerstand eine äußerst instabile Position ist (vgl. „Baby im Stehen“ im Anhang).

Im Laufe der Jahrzehnte, die wir auf zwei Beinen verbringen, können viele Probleme entstehen, die es in der vierbeinigen Tierwelt nicht gibt. Bei den meisten Menschen nimmt mit fortschreitendem Alter die vorgeneigte Kopfhaltung (FHP, von engl. *forward head posture*) zu (sie wird inzwischen auch als Handy-Nacken bezeichnet; Anm. d. Übers.). Im folgenden Abschnitt geht es um diese FHP und die damit zusammenhängenden Gesundheitsprobleme.

Als der Mensch zum ersten Mal in den Vierfüßlerstand krabbelte, wurde der Kopf vom Trapezmuskel oben gehalten. Seine drei Teile funktionierten wie ein einziger Muskel, in dem alle Fasern annähernd dieselbe Spannung hatten. Manche der Muskelfasern sorgten dafür, dass die Schulterblätter nach hinten zusammengezogen wurden, um die Halswirbelsäule zu stützen, und andere Fasern, die in anderen Richtungen verliefen, waren dafür zuständig, dass der Kopf nach hinten und oben angehoben wurde.

Doch als wir uns zum Stehen aufrichteten, entsprachen Teile des Trapezmuskels nicht mehr den Anforderungen; sie wurden nicht mehr benötigt, um – wie zuvor noch – die Schulterblätter am Rücken zusammenzuziehen und den Kopf anzuheben. Anstatt wie ein einziger Muskel zu arbeiten, organisierten sich die Muskelfasern zu drei funktionellen Einheiten – was man jetzt als oberen, mittleren und unteren Trapezmuskel versteht – und diese drei Fasergruppen begannen als separate Einheiten zu arbeiten. So kann ein Teil eventuell übermäßig angespannt sein, während ein anderer zu wenig Spannung hat. Das spiegelt sich in der Position nicht nur der Schulterknochen, sondern auch der Wirbelsäule wider (vgl. „Trapezius" im Anhang).

Die Wirbelsäule eines Menschen ist ganz anders geformt als die eines Pferdes, einer Ziege oder einer Giraffe. Ein vierbeiniges Tier trägt einen Teil seines Gewichts auf den Vorderbeinen, im Gegensatz zum Menschen, dessen Arme frei vom Schultergelenk herunterhängen. Sie werden nicht mehr in das Schultergelenk zurückgeschoben.

Wenn wir Schulterschmerzen haben, fragen wir uns oft, was wir gemacht haben – wir müssen irgendetwas Schweres gehoben oder geworfen haben, etwa einen Baseball, also eine Bewegung, die wir sonst nicht machen. Ein bislang nicht erkannter Faktor bei der Erzeugung des Ungleichgewichts mit der Folge von Schulterschmerzen könnten eventuell Veränderungen sein, die aufgetreten sind, als wir stehen gelernt haben. Und es ist noch gar nicht abzusehen, was die Angewohnheit, ein Leben lang auf Stühlen zu sitzen (und sich kaum zu bewegen), für unser Muskelsystem bedeutet. Es überrascht nicht, dass viele Physiotherapeuten berichten, die meisten Probleme, mit denen sie es zu tun haben, seien Schulterprobleme.

Die Wirbelsäule des Menschen hat Schwächen, die zu einem steifen Nacken, Rückenschmerzen und Problemen mit den Schultern führen. Wenn wir uns aufrichten, verändert sich das Verhältnis zwischen Kopf und Wirbelsäule im Vergleich zum Vierfüßlerstand (vgl. „Baby im Stehen" im Anhang). Damit wir auf zwei Beinen das Gleichgewicht halten können, ist der obere Teil des Trapezmuskels nicht mehr so positioniert, dass er den Kopf nach oben und hinten halten kann und der Kopf hat die Tendenz, nach vorne zu rutschen.

Der mittlere Teil des Trapezmuskels zieht die Schulterblätter nicht mehr zur Wirbelsäule hin zusammen, um einen stabilen „Sockel" zu bilden. Stattdessen schieben sie sich bei den meisten von uns am Rücken hinunter, nach vorne und zu den Seiten. Im Vergleich zum tiefgelegenen fassförmigen Brustkorb eines vierbeinigen Tieres sinkt unser oberer Brustkorb ein und der Bauch tritt hervor. Ein Schauspieler würde diese Haltung einnehmen, um eine Figur darzustellen, die ihr Selbstwertgefühl verloren hat.

Funktioniert der untere Teil des Trapezmuskels nicht mehr so wie zu der Zeit, als wir uns durch Krabbeln fortbewegten, verkürzt sich die Wirbelsäule und der Kopf neigt sich nach vorne. Diese Veränderungen sind nicht einer erhöhten Muskelspannung geschuldet, sondern eher dem allgemeinen Verlust eines ausgeglichenen Tonus in allen drei Teilen des Trapezmuskels, der den Kopf gegen den ständigen Zug der Schwerkraft oben hielt.

Zur Verbesserung seiner Funktion müssen wir daher durch Stimulation der entsprechenden Nerven den Tonus der Muskelfasern in allen drei Teilen verbessern. Das ist durch eine einfache Bewegung möglich, die ich als „Dreh- und Wendeübung" bezeichne (vgl. Teil 2). Im Gegensatz zu den meisten anderen Übungen dehnt diese Übung den Muskel nicht, noch kräftigt sie ihn; durch Anspannen des Muskels und Lösen der Muskelspannung „weckt" sie einfach nur die Nerven „auf", die ihn innervieren. Übermäßig verspannte Bereiche können sich entspannen, während sich in anderen Bereichen, wo es nötig ist, der Muskeltonus erhöht.

Spannungsasymmetrie im Trapezmuskel

Es gibt immer Unterschiede in der Spannung zwischen den Fasergruppen des oberen, mittleren und unteren Trapezmuskels. Es gibt auch immer einen Unterschied zwischen der rechten und der linken Seite. Diese Asymmetrie der verschiedenen Teile kann das Gleichgewicht in den Schultern stören.

Da der Trapezmuskel auch an der Hals- und der Brustwirbelsäule entspringt, wirken sich Ungleichmäßigkeiten in der Spannung zwischen dem rechten und dem linken Trapezmuskel auch auf die Drehung, Dehnung und Beugung der Brustwirbelsäule sowie ihre Neigung zur Seite aus. Dadurch verändert sich der Brustraum und das nimmt wiederum Einfluss auf Herz und Lunge.

In manchen Fällen können durch diese Asymmetrie auch diejenigen Spinalnerven zusammengedrückt werden und ihre Zielorgane beeinträchtigen, die in den entsprechenden Segmenten aus dem Rückenmark austreten. Manche Spinalnerven (aus Th1–Th4) ziehen zum Herzen und manche (Th5–Th8) zur Lunge. Andere (Th9 und nachfolgende) ziehen zu den Bauchorganen.

Asymmetrie der Spannung im Kopfwendermuskel

Der beidseitige *Sternocleidomastoideus* (SCM), der Kopfwender, ist der wichtigste Muskel für die Drehung des Kopfes nach links und rechts, und eine chronische oder akute Verspannung führt zu einem steifen Nacken. Bei einem Baby zeigt sich das darin, dass es seinen Kopf tendenziell nur auf eine Seite dreht, wenn es auf dem Rücken liegt. Wenn das Kind älter wird, könnte das eventuell als „Schiefhals", fachsprachlich Torticollis, diagnostiziert werden.

Untersuchen Sie bei einer Person mit steifem Nacken den Hinterkopf, stellen Sie vielleicht fest, dass dieser auf einer Seite flach ist. In diesem Falle entspannt die auf Seite 246 beschriebene Technik für einen gleichmäßig runden Hinterkopf eventuell nicht nur einen verspannten Kopfwendermuskel, sondern sorgt auch bis zu einem gewissen Grad dafür, dass sich der Hinterkopf selbst bei einem Erwachsenen wieder gleichmäßig rundet.

Bei einem steifen Nacken besteht meist gleichzeitig eine Fehlstellung des ersten Halswirbels, des sogenannten Atlas (vgl. „Atlas“ im Anhang), wodurch der Hirnstamm weniger gut durchblutet wird. Bei Erwachsenen kann ein steifer Nacken auf eine Funktionsstörung des XI. Hirnnervs hinweisen, der, wie bereits mehrfach erwähnt, einer der fünf Nerven des sozialen Nervensystems ist. So kann uns die Lösung der Verspannung im SCM oft die soziale Zugewandtheit erleichtern.

Diese Beobachtung ist nicht neu; wir können Hinweise darauf finden, die Tausende von Jahren zurückliegen, beispielsweise gibt es erstaunlich viele Anspielungen auf „halsstarrige“ Menschen in der Bibel. Hier ein Beispiel aus Nehemia 9:17: „Sie verweigerten den Gehorsam und gedachten nicht deiner Wunderthaten, die du an ihnen gethan hattest, sondern zeigten sich halsstarrig und wählten einen Anführer, um zu ihrem Sklavendienst in Ägypten zurückzukehren.“

Ein neues Bild vom XI. Hirnnerv

Das Drehen des Kopfes ist eine der wichtigsten und komplexesten Körperbewegungen. Sie gehört zu den ersten Bewegungen eines Babys und ist uns so vertraut, dass wir überhaupt nicht darüber nachdenken. Trapezmuskel und Kopfwender werden durch koordinierte Anspannung und Entspannung ihrer vielen einzelnen Muskelfasern gesteuert und sind dazu auf einen gut funktionierenden XI. Hirnnerv angewiesen.

Die meisten anatomischen Darstellungen dieses Nervs versuchen, alle seine Äste in einer einzigen Zeichnung zu zeigen; mich haben diese Bilder immer verwirrt. Damit Sie eine genaue Vorstellung von der komplexen Struktur des XI. Hirnnervs bekommen, habe ich meinen Illustrator um einige neue farbige Zeichnungen gebeten, die die drei Teile dieses wichtigen Hirnnervs zeigen (vgl. Bilderreihe „XI. Hirnnerv“ im Anhang). Ein Teil des XI. Hirnnervs entspringt im Hirnstamm und wurde als *pars cranialis* bezeichnet, d. h. der Teil, der zum Schädel gehört. Heute wird er als Teil des Vagus betrachtet – als der Ast, der die in Kapitel 4 besprochene Rachenmuskulatur innerviert. An ihm sind ein *Ramus internus* (innerer Ast) mit Ursprung im Hirnstamm und ein *Ramus externus* (äußerer Ast) mit Ursprung im Rückenmark zu unterscheiden. Ein anderer Ast – der „zusätzliche Nerv“ – verlässt das Rückenmark gleich unter dem Schädel, bevor er direkt zu den Fasern von Trapezmuskel und Kopfwender zieht. Es gibt jedoch noch einen weiteren Ast des zusätzlichen Nervs aus nach oben führenden Nervenästen, die das Rückenmark verlassen, sich miteinander verflechten und durch das *Foramen magnum*, das „große Loch“ in den Schädel eintreten, über den Boden des Schädels ziehen und durch das *Foramen jugulare* (das Loch, durch das auch eine der Halsvenen zieht) an der Schädelbasis austreten.

Trotz ihrer unterschiedlichen Bahnen arbeiten alle Äste des XI. Hirnnervs koordiniert zusammen, um die verschiedenen Teile des Trapezmuskels und des Kopfwenders zu innervieren.

Der XI. Hirnnerv und der vordere Vagus-Ast (X. Hirnnerv) sind eng miteinander verbunden, nicht nur funktionell durch ihre Rolle als zwei der fünf für Kontakt und Kommunikation erforderlichen Hirnnerven, sondern auch strukturell. In zwei der Zeichnungen des XI. Hirnnervs im Anhang kann man eine eindeutige Verbindung zwischen Ästen des XI. Nervs und dem vorderen Vagus-Ast sehen, nachdem sie aus dem Schädel ausgetreten sind: Fasern vom XI. Hirnnerv mischen sich außerhalb des Schädels auf einigen Millimetern mit Fasern des X Hirnnervs. Außerdem entspringen die Fasern des inneren Astes (*Ramus internus*) des XI. Hirnnervs und der vordere Vagus-Ast einem Kerngebiet von Nerven im Hirnstamm, dem *Nucleus ambiguus*.

Daher überrascht es nicht, dass sich die Funktion sowie die Funktionsstörung des Vagus direkt in der Funktion sowie der Funktionsstörung des XI. Hirnnervs widerspiegeln. Die Überprüfung des XI. Hirnnervs ergibt in dieser Beziehung dieselben Ergebnisse wie die Überprüfung des vorderen Astes des X. Hirnnervs.

Der XI. Hirnnerv und der vordere Vagus-Ast

Der „Trap-Squeeze-Test“ für den XI. Hirnnerv, das Zusammendrücken des Trapezmuskels, gibt uns nicht nur einen Hinweis auf die Funktion oder Funktionsstörung dieses Nervs, sondern auch der anderen vier für Kontakt und Kommunikation wichtigen Hirnerven. Alle diese fünf

Nerven arbeiten zusammen; ist die Funktion des einen gestört, ist das bei den anderen auch der Fall. Verbessern wir die Funktion des einen, verbessern wir auch die Funktion der anderen.

Als ich mit dem Trap-Squeeze-Test für den XI. Hirnnerv zu arbeiten begann und dafür meine Klienten bat, den Mund zu öffnen und „ah-ah-ah" zu sagen, fiel mir auf, dass immer, wenn es einen Unterschied in der Spannung zwischen den beiden Seiten des Trapezmuskels gab, eine Funktionsstörung im vorderen Vagus-Ast vorlag, wie sie durch den Zäpfchen-Hebetest angezeigt wird. Ich entschloss mich zu einer inoffiziellen Studie unter meinen Klienten.

Ich überprüfte die nächsten 80 Menschen, die in meine Praxis kamen: zuerst ihren vorderen Vagus-Ast (mit dem „Zäpfchen-Hebetest" für die Funktion des vagalen Rachenastes wie in Kapitel 4 beschrieben) und dann den XI. Hirnnerv (mit dem Trap-Squeeze-Test). Es gab eine hundertprozentige Übereinstimmung der Ergebnisse der beiden Tests. Aufgrund dessen hatte ich das sichere Gefühl, daraus schließen zu können, dass die Überprüfung des Trapezmuskels ein fundierter Indikator der Funktion oder einer Funktionsstörung des Vagus ist.

Nachdem die Klienten die Grundübung durchgeführt hatten, überprüfte ich sie nochmals auf beide Arten und stellt eine Verbesserung sowohl im XI. Hirnnerv als auch im vorderen Vagus-Ast fest. Die Klienten bestätigten das: „Wenn Sie jetzt zusammendrücken, fühlen sich die beiden Seiten einheitlicher an." Ich bat sie, den Kopf zu drehen, und dem Gefühl im Kopf, Nacken und in den Schultern nachzuspüren. In fast allen Fällen konnten sie sich besser bewegen und konnten den Kopf weiter drehen, wobei sie weniger oder gar keine Schmerzen hatten.

Der Trap-Squeeze-Test: Testen von Schulter- und Nackenproblemen durch Zusammendrücken des Trapezmuskels

Zu den häufigsten Klagen der Klienten von Physio- und Körpertherapeuten gehören, ich habe es bereits mehrfach erwähnt, Nackensteifigkeit und Schulterschmerzen. Wie ebenfalls bereits besprochen, gehören zu diesen Problemen meist ein mangelnder Muskeltonus des Trapezmuskels und/oder des Kopfwenders, die beide chronisch verspannt oder schlaff sein können.

Die meisten Physiotherapeuten, Massagetherapeuten und Körpertherapeuten beginnen ihre Behandlung damit, dass sie direkt an den verspannten Schultermuskeln arbeiten, ohne den Zustand des autonomen Nervensystems ihres Klienten zu berücksichtigen. Ich behandle Menschen, die wegen Schulterproblemen in meine Praxis kommen, auf der Grundlage der Forschungsergebnisse von Cottingham, Porges und Lyon.[54]

Wie in ihren Forschungsarbeiten nahegelegt, ist es zur Erzielung positiver Ergebnisse bei der Lösung von faszialen, myofaszialen oder allgemeinen Verspannungen im Muskel wichtig, dass der vordere Vagus-Ast gut funktioniert, bevor man es mit einer anderen Methode versucht. Daher überprüfe ich ihn zuerst oder arbeitete mit dem folgenden Funktionstest für den XI. Hirnnerv. Dieser Test geht schneller und erfordert weniger „Mitarbeit" als mein Test für die Vagusfunktion, bei dem die Klienten den Mund öffnen und „ah-ah-ah" sagen müssen, während ich mit einer Taschenlampe die Bewegung des Zäpfchens und seiner Umgebung beobachte.

Bei diesem Test wird nur der Muskel auf der Schulter zusammengedrückt. Der Trap-Squeeze-Test dauert nur wenige Sekunden und eignet sich auch gut bei Kindern generell und bei Menschen mit Problemen aus dem autistischen Formenkreis, die man eventuell sonst schwer dazu bewegen kann, bei der üblichen Technik mitzumachen.

Diese Art des Testens setzt jedoch ein wenig Übung voraus, um die erforderlichen kinästhetischen Fähigkeiten zu entwickeln. Es ist ganz normal, dass man sich bei den ersten Versuchen einer Überprüfung des Trapezmuskels unsicher fühlt. Sie werden jedoch wahrscheinlich feststellen, dass Sie das Gefühl dafür nach kurzer Zeit bekommen.

Der XI. Hirnnerv lässt sich überprüfen, indem man den Trapezmuskel oben (auf den Schultern, auf halbem Weg zum Nacken) verschiebt, anhebt und rollt und beide Seiten miteinander vergleicht. Dieser Muskel erstreckt sich über eine große Fläche, doch er ist sehr dünn.

1. Nehmen Sie den Trapezmuskel auf jeder Seite zwischen Daumen und Zeigefinger und drücken sie ihn leicht zusammen (siehe Foto). Die meisten Anfänger packen ihn einfach, doch je leichter Sie ihn zusammendrücken, desto besser.
2. Wenn Sie den Muskel leicht und langsam zusammendrücken, sollten Sie in der Lage sein, ihn ein wenig von den darunterliegenden Muskeln abzuheben.

3. Vergleichen Sie den Tonus des Trapezmuskels auf der einen Seite mit dem Tonus auf der anderen Seite. Fühlen sich beide Seiten für Sie gleich an oder ist die eine Seite fester als die andere? Im Idealfall sollten beide Seiten weich und elastisch sein. Das ist jedoch oft nur bei einer Seite der Fall. Wenn Sie langsam und mit leichtem Druck arbeiten, können Sie spüren, dass der Muskel auf einer Seite entspannt, weich und geschmeidig bleibt, während er sich trotz des ganz leichten Drucks auf der anderen Seite vielleicht reaktiv anspannt und fest anfühlt.
4. Während der Überprüfung frage ich den Klienten, ob sich die beiden Seiten durch mein Zusammendrücken gleich oder unterschiedlich anfühlen. Wenn es einen Unterschied gibt, frage ich, welche Seite angespannter ist. Dabei gibt es etwas, was ich nicht verstehe, worauf ich aber häufig stoße: In mehr als der Hälfte der Fälle bin ich mit dem Klienten hinsichtlich der verspannteren oder „härteren" Seite nicht einer Meinung. Ich weiß nicht, warum das so ist, bin aber zu dem Schluss gekommen, dass das für den Erfolg meiner Behandlung keine Rolle spielt; das Wichtigste ist, dass mein Klient und ich darin übereinstimmen, dass ein Unterschied zwischen den beiden Seiten besteht.
5. Diesen Umstand nehme ich als Hinweis für eine Funktionsstörung im XI. Hirnnerv und folgere daraus, dass das autonome Nervensystem nicht sozial zugewandt, sondern entweder im Stress- oder im Rückzugszustand durch den aktiven hinteren Vagus-Astes ist. Dann können wir das Entsprechende tun, um die Funktion wiederherzustellen, bevor wir mit weiteren therapeutischen Techniken fortfahren.

Gesundheitliche Probleme durch eine vorgestreckte Kopfhaltung

Ernsthafte Gesundheitsprobleme können von einer Kyphose herrühren, einer konvexen, also nach außen gewölbten Krümmung in der Halswirbelsäule, auch als vorgestreckter Kopf (FHP) oder inzwischen oft als „Handy-Nacken" bezeichnet; sie steht in Zusammenhang mit funktionsgestörtem Trapezmuskel und Kopfwender (Foto 3). Das ist *ein* Ergebnis einer generell schlechten Haltung.

Mit zunehmendem Alter verlieren viele von uns die gute Haltung, die wir als Kinder hatten; wir haben vielleicht Atembeschwerden und können von gelegentlichem Schwindelgefühl geplagt sein. Diese Dinge

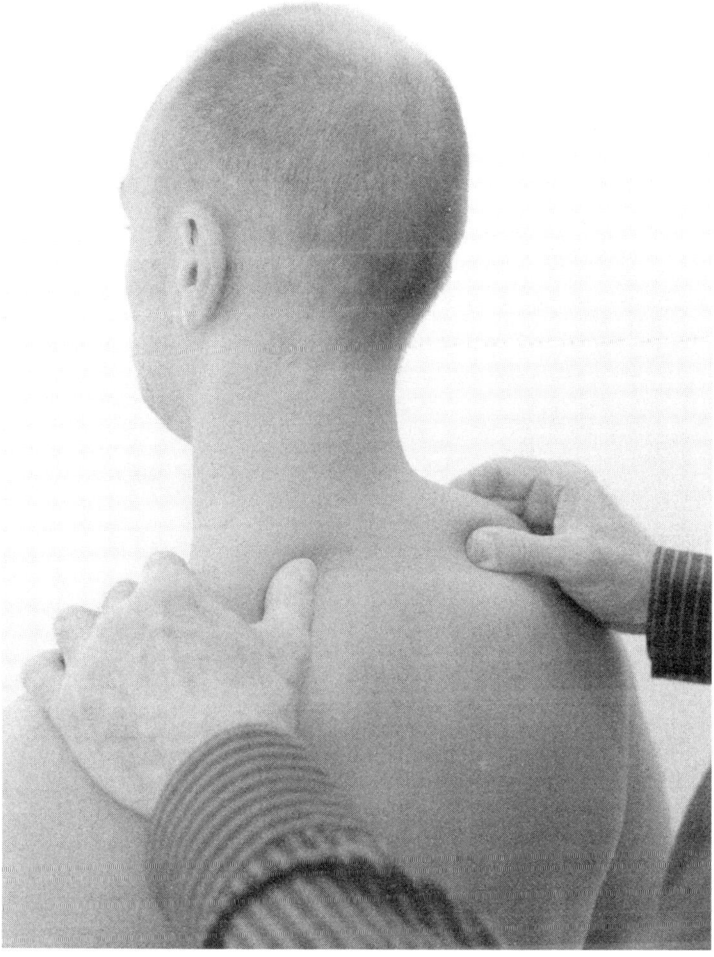

Foto 2: Der Trap-Squeeze-Test

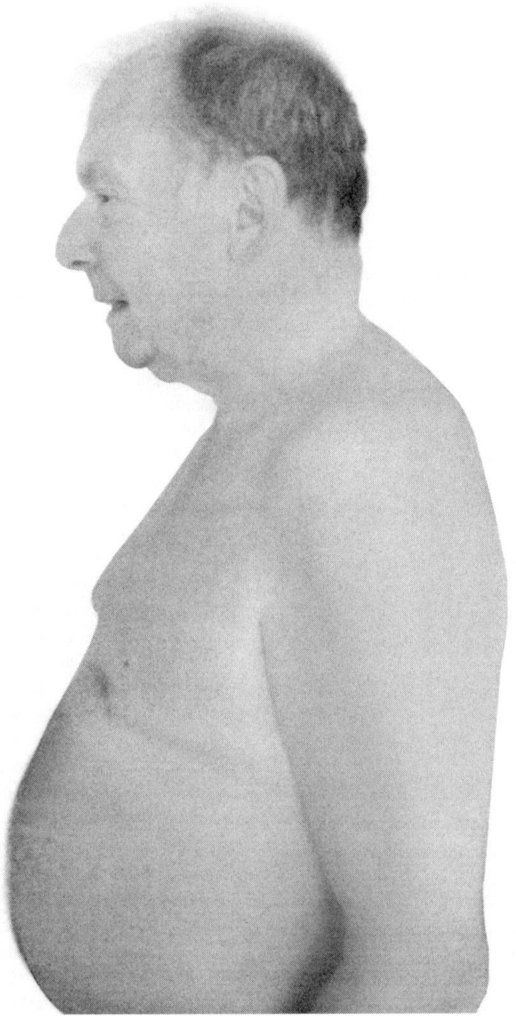

Foto 3: Vorgestreckter Kopf, inzwischen oft auch als „Handy-Nacken" bezeichnet

werden im Allgemeinen nicht als medizinische Probleme betrachtet; Ärzte neigen zu der Ansicht, das gehöre zum natürlichen Alterungsprozess und dagegen könne man nichts tun, weder mit Medikamenten, noch mit einer Operation.

Bei FHP hängt der Nacken tendenziell durch, sodass sich der Kopf nach vorn schieben kann. Der obere Brustkorb sinkt ein und verringert den Platz für Herz und Lunge. Durch das Vorstrecken des Kopfes wird auch die Aktivität der Atemhilfsmuskulatur blockiert, die die Anhebung der ersten Rippe bei der Einatmung unterstützt, wodurch es zu Atembeschwerden kommt.

Durch eine Verschlechterung der FHP im Laufe der Zeit verlieren wir zunehmend an Atemkapazität. FHP wird häufig bei Menschen mit Atemproblemen wie Asthma und COPD beobachtet.[55] Es ist kein Wunder, dass sie eine allgemeine Müdigkeit empfinden und wenig Energie haben. Forschungsarbeiten, die in der Fachzeitschrift *Journal of the American Geriatric Society* veröffentlicht wurden, berichten auch von einer geringeren Lebenserwartung – sogar einer geringeren als die von Menschen, die eine Packung Zigaretten am Tag rauchen –, und von einer deutlich höheren Sterblichkeitsrate bei älteren Patienten mit FHP.[56]

Könnten Funktionseinschränkungen dieser Nerven auch Faktoren sein, die bei Alzheimer, anderen Demenzen und Senilität eine Rolle spielen?

Außer der verminderten Atemkapazität drückt die Verringerung des Brustkorbs auf das Herz und drängt die Blutgefäße vom und zum Herzen zusammen. Durch FHP werden auch die Wirbelzwischenräume der Halswirbel und oberen Brustwirbel komprimiert und drücken auf die Spinalnerven im Nacken und der oberen Brustwirbelsäule.

Außerdem drückt ein vorgestreckter Kopf die Wirbelsäulenarterie zusammen, die das Blut zum Kopf transportiert und verringert damit die Durchblutung des Gesichts, von Teilen des Gehirns und des Hirnstamms, wo die Hirnnerven des sozialen Nervensystems V, VII, IX, X und XI entspringen. In diesem Fall ist zu erwarten, dass wir blass, nicht zu einem spontanen Gesichtsausdruck fähig und nicht sozial zugewandt sind. Werden diese fünf Hirnnerven nicht ausreichend mit Blut versorgt, kann es zu Funktionsstörungen kommen und wir befinden uns wahrscheinlich in einem Zustand von chronischem Stress oder des aktiven hinteren Vagus-Astes.

Viele Schmerzen und Steifheiten können sich mit der Zeit aufgrund einer schlechter werdenden Haltung entwickeln. Oder, um es mit den Worten eines Newsletters der US-amerikanischen Mayo-Klinik auszudrücken: „Ein vorgestreckter Kopf führt zu langfristigen Muskelverspannungen, Bandscheibenvorfällen, Arthritis und eingeklemmten Nerven.“[57]

Der Neurochirurg und Nobelpreisträger Dr. Alf Breig erklärte: „Der Verlust der Krümmung der Halswirbelsäule dehnt das Rückenmark um fünf bis sieben Zentimeter und führt zu Erkrankungen.“[58] Die charakteristische Versteifung des Nackens bei FHP versteift auch die gesamte Wirbelsäule. Laut Dr. Roger Sperry, der den Nobelpreis für seine Hirnforschung erhielt, „wird das Gehirn zu 90 Prozent über die Bewegung der Wirbelsäule stimuliert und ernährt.“[59]

Menschen mit einer Kyphose haben oft Atemprobleme, leichte Rückenschmerzen sowie eine Schmerzempfindlichkeit und Steifheit in der Wirbelsäule. Emotional führt das eventuell zu Apathie und Gleichgültigkeit gegenüber all jenem, was um sie herum geschieht – ebenfalls symptomatisch für einen Rückzug aufgrund eines aktiven hinteren Vagus-Astes.

In der Seitenansicht sollten die Ohren direkt über der (gedachten) Schultermittellinie sitzen. Mit zunehmendem Alter kommt es jedoch bei vielen von uns zu einem Vorstrecken des Kopfes, und man kann beobachten, dass die Ohren im Verhältnis zur Schultermitte nach vorne gerutscht sind. In diesem Fall ist die Haltung meist gebückt, der obere Brustkorb ist eingesunken und der Hals hält den Kopf nicht mehr im Gleichgewicht. Die Halsmuskeln müssen sich ständig bemühen, den Kopf an einem weiteren Vorstrecken zu hindern.

A. I. Kapandij schreibt in seinem Buch *The Physiology of the Joints* (zu Deutsch etwa: „Die Physiologie der Gelenke“; nur in englischer Sprache): „Jeder Zentimeter, den der Kopf sich nach vorne streckt (…) kann das Gewicht, mit dem er auf der Wirbelsäule lastet, zusätzlich um knapp

2 kg erhöhen."[60] Der Kopf allein wiegt etwa knapp 5,5 Kilo, und bei vielen Menschen ist der Kopf um 5 bis 7 Zentimeter nach vorne geschoben.

Der auf Foto 3 dargestellte Mann kam wegen Atembeschwerden und allgemeiner Müdigkeit zu mir. Sein vorgestreckter Kopf war nicht das Ergebnis von Muskelverspannungen, sondern eines schlaffen Trapezmuskels. Wie bereits erwähnt, ist FHP oft die Folge einer Funktionsstörung des Trapezmuskels und Kopfwenders; Ersterem mangelt es am entsprechenden Tonus, während Teile des SCM chronisch verspannt sind. Durch eine Verbesserung des Tonus dieser Muskeln richtet sich der Kopf wieder besser aus.

Viele Massage- und Bewegungsformen wirken sich auf die Körpermuskulatur im Allgemeinen positiv aus. Da jedoch diese beiden Muskeln von Hirnnerven innerviert werden, arbeite ich bei ihnen mit einer anderen Methode. Der erste Schritt zur Normalisierung des Tonus in beiden Muskeln ist die Grundübung (vgl. Teil 2). Wenn ein Klient diese Übung macht, selbst wenn es das erste Mal ist, sehe ich oft, dass damit der Kopf wieder ein Stück nach hinten in die richtige Richtung rückt.

Zur weiteren Verbesserung von FHP und damit der Kopf wieder aufrecht auf der Wirbelsäule sitzt, nutze ich auch zwei andere Übungen – die „Dreh- und Wendeübung" und die „Salamander-Übungen". Anleitungen dazu finden Sie in Teil 2.

Narbengewebe kann zu FHP beitragen

Narbengewebe bildet sich nach Operationen zur Verstärkung des Körpergewebes, falls es künftig an derselben Stelle zu einer ähnlichen Wunde kommt. Dem Patienten mag vom Verstand her klar sein, dass diese zusätzliche „Einrüstung" nicht nötig ist, da ein weiterer Schnitt an genau derselben Stelle nicht wahrscheinlich ist, doch das Bindegewebe kann das nicht wissen.

Obwohl die Operation selbst notwendig oder sogar lebensrettend gewesen sein mag, ziehen sich die Muskelschichten und Faszien zusammen und verdicken sich bei der Heilung der Operationswunde, und diese Straffung im Netzwerk der Faszien breitet sich über den lokalen Bereich des Operationsschnitts hinaus aus und beeinflusst den ganzen Körper. Jede Operation hat negative Nebenwirkungen, um die sich fast nie gekümmert wird.

Auch wenn an der Oberfläche vielleicht nicht viel Narbengewebe sichtbar ist, kann es sich jedoch innerlich in den Muskeln und im Bindegewebe unter der Haut und in den tieferen Faszienschichten großflächig bilden. Selbst wenn die Operation minimal gewebeschädigend durchgeführt wurde, bilden sich Narben in den tieferen Schichten.

Zwischen den benachbarten Muskel- und Bindegewebsschichten sollte sich eine geringe Menge einer Gleitflüssigkeit befinden, damit diese Strukturen sich frei bewegen können. Wird diese Flüssigkeit jedoch während einer Operation der Luft ausgesetzt, trocknet sie aus, sodass die Schichten nicht mehr gleiten, sondern aneinanderkleben.

Nach einem chirurgischen Schnitt oder bei jeder anderen Wunde bilden die Bindegewebszellen zusätzliche Kollagenfasern, die eine Muskelschicht oder Faszie mit einer benachbarten Schicht verbinden. Sind zwei Schichten zusammengewachsen, gleiten sie nicht mehr übereinander wie vorher. Viele Chirurgen nehmen sich zusätzlich Zeit und achten sorgfältig darauf, dass die Gewebe jeder Schicht einzeln zusammengenäht werden, ohne dass Gewebe aus anderen Schichten „mit angenäht" werden.

Leider ist manchen Chirurgen die Bedeutung dieser Sache nicht klar und sie nähen unter Umständen Schichten willkürlich zusammen. In der Folge sind Muskeln und Bindegewebe in dem betroffenen Bereich weniger elastisch. Narbengewebe fühlt sich dicker und härter an und es bildet sich, wie bereits erwähnt, nicht nur an der Oberfläche, sondern auch tiefer im Körperinneren. Stammt es von einem Kaiserschnitt, zieht es sich von der Haut bis hinunter zur Gebärmutter. Befindet es sich in der Brust oder im Bauchraum, schränkt es den für die Atmung zur Verfügung stehenden Raum ein.

Durch die Narbenbildung nach einer Operation ziehen sich alle Strukturen in diesem Bereich zu einem Knoten zusammen; die einzelnen Schichten trocknen aus und kleben zusammen, die Bewegung ist eingeschränkt. Das Bindegewebe verhärtet sich auf der Vorderseite des

Körpers und zieht sich zusammen – dieser Bereich wird also verkürzt und der Kopf wird noch weiter vorne und unten gezogen. Daher empfehle ich allen, sich nach einer Brust- oder Bauchoperation in dic Hände eines Massagetherapeuten zu begeben, der darauf geschult ist, die durch Narbengewebe entstehenden Verklebungen zu lösen.

Die Idee einer solchen Behandlung ist, an den Einschränkungen in jeder einzelnen Muskel- und Bindegewebsschicht zu arbeiten und sie dann voneinander zu lösen, damit sie wieder frei über die benachbarten Schichten hinweg gleiten können. Ich bin immer wieder erstaunt, in welchem Maße sich der Bewegungsradius des Kopfes und die Beweglichkeit der Wirbelsäule sowie die Haltung danach verbessern.

FHP und Verspannung der kurzen Nackenmuskeln

Der Kopfwender und der Trapezmuskel sorgen für die groben Drehbewegungen des Kopfes auf dem Hals, ihre Feinabstimmung erfolgt jedoch durch die kurzen Nackenmuskeln zwischen dem Hinterkopf und den ersten beiden Halswirbeln. Drei dieser Muskeln bilden einen Bereich, der als *Trigonum suboccipitale*, tiefes Nackendreieck, bezeichnet wird (vgl. „Suboccipitalmuskeln“ im Anhang).

Sind diese Muskeln angespannt, können sie Druck auf den Hinterkopfnerv, den *Nervus suboccipitalis* (vgl. „Hinterkopfnerv“ im Anhang) und die nahegelegenen Wirbelsäulennerven ausüben, die in das Bindegewebe des tiefen Nackendreiecks eingebettet sind. Dadurch wird die Blutversorgung des Hirnstamms sowie der fünf Hirnnerven des sozialen Nervensystems verringert.

Eine vorgestreckte Kopfhaltung spannt die Muskeln des tiefen Nackendreiecks an, damit das Kinn nicht nach vorn auf die Brust fällt. Bleibt es dauerhaft (über Monate oder Jahre) bei dieser Anspannung, kontrahieren diese Muskeln immer mehr, der Kopf wird verstärkt nach vorne gestreckt und dic Durchblutung des Hirnstamms wird unter Umständen noch weiter verringert.

Es überrascht nicht, dass so viele Menschen mit FHP über Kopfschmerzen im Nackenbereich direkt unter der Schädelbasis klagen, wo die kurzen Nackenmuskeln liegen. Ein Druck auf die Hinterkopfnerven äußert sich oft als Nackenschmerz. Es ist interessant, dass manche Klienten mit Kopfschmerzen über ein Gefühl klagen, als würde nicht genügend Energie (mit dem Blut) in den Kopf gelangen.

Ich habe beobachtet, dass die Funktion des vorderen Vagus-Astes bei Asthmapatienten mangelhaft ist. Sie haben auch fast immer eine nach vorne gestreckte Kopfhaltung. Ihre obere Brustwirbelsäule ist steif, und beim Einatmen dehnt sich der Brustkorb nicht weit genug zur Seite aus. Kann man diese Kopfhaltung bessern, wird auch ihre Atmung besser.

Die Grundübung löst meist die Spannung in den kurzen Nackenmuskeln. C1, der erste Halswirbel, dreht sich zurück an seinen Platz, der Druck auf die Wirbelsäulenarterien verringert sich, die Durchblutung des Hirnstamms verbessert sich und das wirkt sich wiederum positiv auf sich unsere Fähigkeit zu Kontakt und Kommunikation aus.

Linderung von Migräne

Im Gegensatz zu COPD verkürzt Migräne zwar nicht die Lebenserwartung, verringert aber ganz sicher die Lebensqualität. Es gibt sehr viele erschwingliche Migränemittel, doch sie wirken nicht immer bei allen Menschen. Manche sind auch teuer und die meisten haben Nebenwirkungen. Daher würden viele Menschen lieber überhaupt keine Medikamente mehr nehmen.

Von den 45 Millionen Menschen in den USA, die jedes Jahr Kopfschmerzen haben, leiden 28 Millionen unter Migräne.[61] Abgesehen von der Beeinträchtigung der Lebensqualität, gehört die Migräne zu den teuersten Gesundheitsproblemen in Bezug auf die Fehlzeiten bei der Arbeit. Diese Kosten wurden im Jahr 2005 allein in den Vereinigten Staaten auf 17 Milliarden Dollar im Jahr geschätzt.[62]

Das Wort Migräne für den halbseitigen Kopfschmerz ist altgriechischen Ursprungs und leitet sich von *hemikrania* ab (*hemi* für halb und *kranion* für Hirnschale), also „Kopfschmerz auf der einen Seite“. Ist der Schmerz nicht einseitig lokalisiert, halte ich ihn nicht für Migräne.

Migräneschmerzen, die oft auch als Spannungskopfschmerz bezeichnet werden, reichen von mittelstark bis sehr schwer und sind meist intensiv, manchmal pochend und dauern normalerweise zwischen zwei Stunden bis zu drei Tagen. Sie treten oft mit Symptomen einer Störung des autonomen Nervensystems auf. Sie beginnen plötzlich und verschwinden oft genauso plötzlich, und das unterscheidet eine Migräne von anderen Kopfschmerzen, die manchmal als „dumpf", „auf beiden Seiten des Kopfes" oder mit dem Gefühl eines „festsitzenden Helms" beschrieben werden, oder solchen, die langsam einsetzen, intensiver werden und allmählich abklingen.

Migräne kann mit anderen Symptomen einhergehen wie verschwommenem Sehen, Übelkeit, Erbrechen, Müdigkeit und Überempfindlichkeit gegenüber Licht, Geräuschen, Gerüchen und Berührungen. Andere Begleitsymptome können Zerrbilder (eine sogenannte Aura) und Benommenheit sein. Frauen berichten eventuell, dass ihre Kopfschmerzen zu einer bestimmten Zeit im monatlichen Zyklus auftreten.

Ärzte teilen die Migräne oft, je nach den Begleitsymptomen, in verschiedene Typen ein und Patienten möchten mir diese Symptome meist eingehend schildern, etwa wann diese Kopfschmerzen zum ersten Mal auftraten und wie lange sie anhalten. Diese Informationen sind zwar für meinen Klienten von Bedeutung, mir als Therapeut helfen sie jedoch bei der Behandlung nicht – ich weiß, wenn es mir gelingt, sie von der Migräne zu befreien, verschwinden auch die Begleitsymptome. Für eine wirksame Behandlung muss ich nur wissen, auf welcher Seite der Schmerz auftritt und welche Teile der beiden wichtigsten Halsmuskeln daran beteiligt sind.

Um das festzustellen, zeige ich ihnen Zeichnungen von Triggerpunkten für den Trapezmuskel und den Kopfwender. (Diese Zeichnungen beruhen auf der Arbeit von Dr. med. Janet Travell und Dr. med. David Simons und werden im Folgenden noch beschrieben.) Die roten Bereiche veranschaulichen die Schmerzmuster, die durch die Verspannungen in diesen Muskeln entstehen können. Ich bitte den Betroffenen, das Bild auszusuchen, dass am besten zu seinem Kopfschmerz passt, und mir genau zu zeigen, wo er ihn spürt.

Das gelingt allen Betroffenen unverzüglich. Dadurch weiß ich ganz genau, welcher Muskel beteiligt ist. Ich bin in erster Linie am Schmerzmuster interessiert, das genau zeigt, wo ich mit meinen Händen eingreifen muss, um eine dauerhafte Linderung herbeizuführen. Die Bilder zum Thema „Kopfschmerz" im Anhang zeigen die verschiedenen Spannungsmuster, die diese Kopfschmerzen verursachen, und wo entsprechend massiert werden muss. Die Entdeckung dieses alternativen Behandlungsansatzes für Migräne verdanke ich nicht einer einzigen großen „Eingebung", sondern vielen Erkenntnissen im Laufe der Jahre. Als ich mit Rolfing und anderen körperorientierten Therapien arbeitete, kamen die meisten Klienten wegen Schmerzen zu mir.

Aus den Büchern von Dr. Janet Graeme Travell (1901–1997) lernte ich, mir die Triggerpunkte für die erfolgreiche Entspannung der Muskeln und die Schmerzlinderung zunutze zu machen. Zusammen mit Dr. David G. Simons und Lois Simons schrieb sie das zweibändige Handbuch *Myofascial Pain and Dysfunction: The Trigger Point Manual*[63] (zu Deutsch etwa: „Myofasziale Schmerzen und Funktionsstörungen: Das Handbuch der Triggerpunkte"; nur in englischer Sprache) und betreute als Ärztin im Weißen Haus zuerst John F. Kennedy und dann Lyndon B. Johnson.

Präsident Kennedy litt unter schweren Rückenschmerzen, die von Verletzungen aus seiner Dienstzeit in der Marine im Zweiten Weltkrieg stammten. Nach seiner fünften und letzten Operation im September 1957 machte er sich über eine chirurgische Lösung für seine Rückenschmerzen keine Illusionen mehr. Später brachte ein sogenanntes konservatives Programm, zu dem Injektionen mit verdünnten Salzwasserlösungen in die Triggerpunkte gehörten, etwas Erleichterung. Er trug eine Stützkorsage und nahm mehrmals täglich heiße Bäder; er ging oft auf Krücken, außer in der Öffentlichkeit. Janet Travell konnte jedoch seine schweren chronischen Rückenschmerzen lindern.

Dr. Travells Forschungen zeigten, dass eine Verspannung in einzelnen Muskeln spezielle Schmerzmuster erzeugt. Die meisten Massagetherapeuten, die damit keine Erfahrung haben, massieren einfach dort, wo es schmerzt, doch eine Muskelverspannung führt oft zu weiteren Schmerzen und weiteren Symptomen in anderen Körperteilen. Ein entfernt vom Ursprung der Verspannung auftretender Schmerz wird als „Übertragungsschmerz“ bezeichnet. Dr. Travell stellte fest, dass die Behandlung, zum Beispiel durch die Massage bestimmter Punkte an den Muskeln, nicht nur die Schmerzen in der Umgebung dieser Punkte lindert, sondern auch die Übertragungsschmerzen verringern kann; sie nannte sie „Triggerpunkte“.

Alle Muskeln haben Triggerpunkte. Therapeuten beobachten oft, dass sie sich im Vergleich zu anderen Regionen auf der Muskeloberfläche ein wenig härter anfühlen; für den Patienten sind diese Punkte auch schmerzhaft. Löst man die Verspannung im Trapezmuskel und im Kopfwender durch Drücken der richtigen Triggerpunkte, werden Migränekopfschmerzen gelindert.

Ich kaufte zwei Poster, die die Triggerpunkte vieler wichtiger Muskeln in einem benutzerfreundlichen Format darstellten und hängte sie in meiner Praxis an die Wand. Jede Zeichnung zeigte das Schmerzmuster in einem Muskel, den beteiligten Muskel und die Stellen, die zu massieren sind, um den Schmerz zu lindern. Wer zur Schmerzbehandlung kam, wurde gebeten, die Stelle auf den Postern zu identifizieren, die der schmerzenden Stelle in seinem Körper entsprach; damit wusste ich, welcher Muskel beteiligt war und welche jeweils durch ein X gekennzeichnete Triggerpunkte ich zur Schmerzlinderung massieren sollte.

Behandelte ich die Triggerpunkte der an der Migräne beteiligten Muskeln, so verschwand sie, selbst wenn die Klienten schon 20 Jahre oder länger davon geplagt waren.

Meine Klienten waren oft erstaunt, wie schnell sich herausfinden ließ, wo genau die Behandlung ansetzen musste und wie wirksam sich die Schmerzen behandeln ließen, wenn doch andere Therapien nichts hatten ausrichten können. Ich händigte ihnen Fotokopien von Zeichnungen der entsprechenden Muskeln aus. Für den Fall, dass die Schmerzen wiederkamen, konnten sie sie nun selbst behandeln. Etwa ein Drittel der Migränepatienten können spüren, wann ein Anfall bevorsteht. Dadurch haben sie die Chance, sich hinzulegen, eine Tablette zu nehmen oder, noch besser, die Übungen und die Massage anzuwenden, die in diesem Abschnitt noch erklärt werden.

Meine nächste wichtige Entdeckung, die zu einem erfolgreichen Behandlungsprogramm für Migräne führte, stammte aus meiner Erfahrung mit der biomechanischen Craniosacral-Therapie. Die zwölf Hirnnerven tauschen Informationen zwischen dem Hirnstamm und den verschiedenen Bereichen des Körpers aus, und zwar hauptsächlich zwischen den Regionen von Kopf und Hals. Einer dieser Nerven, der XI. Hirnnerv, der akzessorische (d. h. zusätzliche), moduliert die Verspannung im Kopfwender und im Trapezmuskel im Nacken, wodurch es zu einem von mehreren Schmerzmustern kommen kann, die den Migränekopfschmerzen entsprechen.

Die biomechanische Craniosacral-Therapie bietet spezielle Techniken zur Lösung von Blockaden im XI. Hirnnerv an der Stelle, wo er den Schädel verlässt. Die besten Ergebnisse bei einer Migränebehandlung erziele ich, wenn ich die Funktion des XI. Hirnnervs verbessere, bevor ich die Muskelverspannung mit leichtem Druck auf die Triggerpunkte löse. Die Migräne wird dann schneller gelindert und diese Linderung hält länger an. Die meisten meiner Klienten sind überrascht, dass sie bereits bei der allerersten Behandlung eine Besserung verspüren.

Wenn der XI. Hirnnerv nicht richtig arbeitet, gibt es im vorderen Vagus-Ast und im IX. Hirnnerv meist ebenfalls eine Funktionsstörung. Die Behandlung eines dieser drei Nerven verbessert die Funktion der beiden anderen sofort, sodass wir in der praktischen Arbeit nicht immer jeden Nerv einzeln behandeln müssen. Die Grundübung stellt meist die Funktion aller drei Nerven wieder her.

Manche Autoren, die sich zum Thema Migräne äußern, glauben, „die der Migräne zugrunde liegende Ursache ist unbekannt“[64] – und wenn man ihre Ursache nicht kennt, ist sie schwer zu behandeln. Aus anderen Studien geht hervor, dass eine Reihe psychischer Leiden mit Migräne in Verbindung gebracht werden kann, auch ein aktiver hinterer Vagus-Ast, Angststörungen und eine bipolare Störung (früher als manisch-depressive Störung bezeichnet; Anm. d. Übers.).[65] Ich halte das vom Standpunkt der Polyvagal-Theorie aus für interessant. In Kapitel 6 werden wir uns einige psychische Krankheiten ansehen und feststellen, dass sie einen physiologischen Aspekt haben und Ausdruck von Zuständen sind, die nicht durch den vorderen Vagus ausgelöst werden.

Gibt es bei der Migräne auch eine Komponente, die den Bewegungsapparat betrifft? Obwohl manche Physiotherapeuten und Körpertherapeuten sich dessen bewusst sind, wird dieser muskuläre Anteil von Ärzten und medizinischen Forschern im Allgemeinen nicht eingeräumt. Das bereits erwähnte Handbuch zum Thema Triggerpunkte bei Muskelschmerzen zeigt Schmerzmuster auf einer Seite des Kopfes, die durch Verspannung im Trapezmuskel und im Kopfwender verursacht werden; das sind die Muster, die ich meinen Migräne-Klienten zeige, und damit können sie ihr Kopfschmerzmuster leicht identifizieren.

Im Laufe der Jahre habe ich festgestellt, dass eine Verbesserung der Funktion des X. und XI. Hirnnervs – mit nachfolgender Lösung der Spannung in den entsprechenden Muskeln durch die richtigen Triggerpunkte – eine Migräne meist innerhalb von Minuten wirksam lindert. Ich hatte sogar Erfolg bei manchen Menschen, die, soweit sie sich erinnern konnten, schon ein Leben lang unter Migräne litten.

In meiner Praxis bringe ich den Klienten gerne bei, diese Techniken selbst anzuwenden, für den Fall, dass sie einen weiteren Migräneanfall haben. Mit der Grundübung können sie zuerst die ordnungsgemäße Funktion des X. und XI. Hirnnervs wiederherstellen. Danach können sie die richtigen Triggerpunkte ermitteln und damit arbeiten. Dazu sind keine Arzneimittel erforderlich, es kommt nicht zu Nebenwirkungen – und es entstehen auch keine Kosten.

Aus meiner Erfahrung mit erfolgreichen Migränebehandlungen glaube ich, dass sich die meisten Migränepatienten mit der Grundübung und den Massagetechniken zur Selbsthilfe, die in Teil 2 beschrieben werden, selbst helfen können, anstatt Schmerzmittel nehmen oder sich anderen schulmedizinischen Therapien unterziehen zu müssen.

Zu mir kommen gelegentlich Menschen, die ihr schon immer unter Migräne leiden und bereits alles ausprobiert haben. Vielleicht haben sie rezeptfreie sowie rezeptpflichtige Schmerzmittel, Antidepressiva, Beta-Blocker oder Medikamente eingenommen, die bei Epilepsie zum

Einsatz kommen. Zu den häufigsten Nebenwirkungen dieser Arzneimittel gehört die Schädigung der Leber, die im schlimmsten Fall zu erhöhtem Hirndruck durch vermehrte Bildung von zerebrospinaler Flüssigkeit im Schädel führen kann.

Diese Klienten erzählen mir oft, dass sie eine Menge Medikamente einnehmen und sie das gerne reduzieren würden. Ich erinnere mich an einen 42 Jahre alten Schreiner, der täglich 15 bis 20 Tabletten eines freiverkäuflichen Schmerzmittels nahm und sich Sorgen wegen der Nebenwirkungen machte, weil laut Beipackzettel höchstens acht Tabletten täglich eingenommen werden durften. Mein Klient nahm sein erstes Schmerzmittel, wenn er morgens die Augen aufschlug – egal ob er Kopfschmerzen hatte oder nicht. Er sagte, er nehme es präventiv, damit er nicht warten müsse, bis im Falle einer Migräne die Wirkung eintritt. Er beklagte sich jedoch auch darüber, dass die Tabletten beim ihm nicht immer wirkten.

Zuerst zeigte ich ihm die Grundübung (vgl. Teil 2), sie ist leicht zu erlernen und ebenso leicht durchzuführen. Dann zeigte ich ihm die vier Zeichnungen der Schmerzmuster bei Migräne. Als er seines gefunden hatte, wusste ich, welche Muskeln ich entspannen musste, und welche Triggerpunkte in seinem Nacken die Verspannung lösen würden.

Nach seiner ersten Sitzung traten die Kopfschmerzen deutlich seltener auf und in den wenigen Fällen, in denen er noch Migräne hatte, waren die Schmerzen nicht so intensiv. Treten nach der Behandlung erneut Schmerzen auf, dann wissen die Betroffenen, dass sie sich einfach wie oben beschrieben selbst helfen können.

Migräne – eine Fallgeschichte

Eine Frau, die fast zehn Jahre unter Migräne gelitten hatte, kam zur Behandlung und hatte auch einen akuten Anfall, als sie in der Praxis eintraf.

Im Durchschnitt hatte sie jeden Monat einen schweren Anfall, der drei bis vier Tage dauerte. Sie versuchte es mit Schmerzmitteln, doch sie halfen nicht. Sie versuchte generell, bekannte Migräneauslöser wie schweren Rotwein, intensive Düfte, helles Sonnenlicht usw. zu meiden, doch die Migräne kam immer wieder. Wenn sie spürte, dass ein Anfall im Anmarsch war, und sie sich in ihr Bett zurückziehen konnte, war er meist nicht so schlimm.

Die Frau war Journalistin, sie schrieb für Zeitschriften über Schönheit. Sie konnte mit ihren Fristen disponieren, wenn sie Kopfschmerzen hatte, denn sie arbeitete von zu Hause aus; sie konnte einen oder zwei Tage mit der Arbeit pausieren und erst dann wieder arbeiten, wenn sie sich dazu in der Lage fühlte. Durch die Kopfschmerzen konnte sie jedoch an vielen gesellschaftlichen Ereignissen nicht teilnehmen und auch ihre freien Wochenenden nicht genießen.

Etwa ein Jahr, bevor sie zu mir kam, hatte sie eine neue berufliche Laufbahn als Fernsehjournalistin begonnen, und das bedeutete, dass sie ihre Arbeitszeit nicht mehr flexibel um die Migräneanfälle legen konnte. Sie musste zur Arbeit kommen und den Drehplan einhalten, ob mit oder ohne Migräne, also dachte sie, es sei Zeit für eine wirksamere Behandlung.

Zuerst überprüfte ich ihren vorderen Vagus-Ast (vgl. Kapitel 4) und stellte fest, dass er nicht ordnungsgemäß funktionierte. Dann erklärte ich ihr die Grundübung und sie machte sie selbst; ich brauchte sie gar nicht zu berühren. Nach einer erneuten Überprüfung funktionierte der vordere Vagus-Ast wieder korrekt.

Dann zeigte ich ihr die Schmerzmuster der Migräne und sie fand ihres. Ich brachte ihr bei, wie sie mit den dargestellten Triggerpunkten selbst arbeiten konnte.

Ich hätte das sicher auch tun können, aber ich wollte, dass sie es selbst macht, damit sie künftig bei einer Migräne mithilfe ihres eigenen Muskelgedächtnisses positive Ergebnisse erzielen konnte. Auch wenn es schön ist, dass Menschen wieder zu mir kommen, weil sie sich daran erinnern, dass ich ihnen einmal geholfen habe, glaube ich, dass es für sie besser ist, wenn sie sich selbst helfen können, anstatt auf mich oder einen anderen Therapeuten angewiesen zu sein.

Ich bat die Frau, die Areale in ihrem Nacken zu ermitteln, die im Allgemeinen den mit X gekennzeichneten Triggerpunkten auf den Zeichnungen entsprachen. Mit ihren Fingern suchte sie nach harten oder schmerzhaften Bereichen in den Muskeln und ignorierte diejenigen, auf die das nicht zutraf. Dann sollte sie diese Stellen sanft reiben, bis spürte, dass die Muskeln sich entspannen oder weich werden oder bis die Schmerzen nachließen. Ich leitete sie zwar an und sagte ihr, was sie tun und wohin sie ihre Hände legen sollte, doch sie behandelte sich selbst. Am Ende der Sitzung war die Migräne verschwunden.

Danach hatte sie viereinhalb Monate lang keine Migräne mehr. Immer wenn sie spürte, dass ein Migräneanfall bevorstand, machte sie die Grundübung und massierte die Triggerpunkte. Die Symptome gingen schnell vorüber und es kam nicht zu einem voll ausgeprägten Migräneanfall.

Kapitel 6

Somatopsychische Probleme

Vor wenigen Jahrzehnten begannen Ärzte damit, manche gesundheitlichen Probleme als „psychosomatisch" zu diagnostizieren (und meinten damit, dass die körperlichen Beschwerden eine psychische Ursache haben). Einige Psychiater und Psychologen haben sich jedoch mit dem umgekehrten Fall befasst: Gibt es so etwas wie ein somatopsychisches Problem, bei dem man feststellt, dass körperliche Vorgänge Einfluss auf die Seele nehmen?

Der Begriff Psychologie bedeutet wörtlich „Seelenkunde" und leitet sich von den altgriechischen Begriffen *psyché* für Hauch, Seele, Gemüt und *lógos* für Lehre bzw. Wissenschaft ab. Ein Problem als „psychisch" zu definieren, bedeutet heute meist, dass ein Psychologe oder Psychiater zuerst in der Seele oder bei den Emotionen des Klienten nach einer Lösung sucht und dafür häufig mit einem verbalen Therapieansatz arbeitet.

In dieser tradierten, älteren Definition kam der Körper gar nicht vor. Als Sigmund Freud die Psychoanalyse begründete, um Menschen bei ihren seelischen Problemen zu helfen, lief seine Behandlungsmethode ausschließlich über die Sprache ab. Er ließ die Menschen ohne Unterbrechung reden und schien zuzuhören. Es gab keinen Dialog, es gab nicht einmal Augenkontakt, und er schaute seinen Patienten auch nicht ins Gesicht. Die Menschen blieben jahrelang in psychoanalytischer Behandlung und gingen oft mehrmals wöchentlich zu den Therapiesitzungen.

Der künftige Psychiater muss vor seiner Facharztausbildung ein Medizinstudium absolvieren. Danach unterzieht er sich seinem eigenen psychoanalytischen Prozess, der mehrere Jahre dauern kann. So kam es, dass es nur sehr wenige ausgebildete Psychiater gab und die meisten Menschen sich die Behandlung nicht leisten konnten.

Psychologen schufen neue Rahmenbedingungen, die sich von denen der klassischen Psychoanalyse unterschieden. Wer das Studium der Psychologie an einer Hochschule erfolgreich absolviert hat, führt die Berufsbezeichnung Diplom-Psychologin/Psychologe bzw. Master of Science (M. Sc. Psychologie), Master of Arts (M. A. Psychologie). Für die Tätigkeit als Psychologischer Psychotherapeut ist nach dem Abschluss des universitären Diplom- bzw. Masterstudiums eine zusätzliche mehrjährige Weiterbildung notwendig. Bei der Behandlung ihrer Patienten stützen sich diese Therapeuten auf verschiedene Modelle der menschlichen Psyche und treten über verschiedene verbale Methoden mit ihren Patienten in einen Dialog. Ziel ist im Allgemeinen die Lösung eines bestimmten Problems. Auch wenn die psychologische Behandlung nicht so kostspielig ist wie eine jahrelange Psychoanalyse, sind die Einzelsitzungen bei qualifizierten Fachleuten dennoch teuer. (In Deutschland werden die Kosten von der gesetzlichen oder privaten Krankenversicherung übernommen, bei Beamten von der Beihilfe, wenn der Therapeut eine Kassenzulassung hat und der Antrag bewilligt wurde; Anm. d. Übers.)

Manche Therapeuten bieten eine Gruppentherapie an (Kostenübernahme wie bei einer Einzeltherapie), die günstiger ist, da sich viele Patienten die Kosten einer Sitzung teilen. Dieser Prozess läuft jedoch eher ungezielt ab, da jeder in der Gruppe – ob ausgebildet oder nicht – Beiträge zur Sitzung liefert.

Heute weicht man zunehmend von diesen Methoden ab und verlässt sich in erster Linie auf verschreibungspflichtige Medikamente, um Verhaltensweisen und seelische Zustände zu verändern. (Er spricht hier amerikanische Verhältnisse an, die wohl zu einem gewissen Grad auch auf Deutschland zutreffen; Anm. d. Übers.) Nach einer oder mehrmaliger anfänglicher Konsultation eines Fachmanns zur Auswahl und Dosierung des Medikaments können Patienten über lange Zeiträume ohne therapeutische Betreuung auskommen und nehmen lediglich ihre Arzneimittel ein. Auch wenn diese teuer sein können, sind sie im Vergleich zu Einzelsitzungen bei einem Psychologen oder Psychiater kostengünstig.

Immer mehr Menschen nehmen jedoch Psychopharmaka, sodass diese Art der Behandlung mit zunehmenden Kosten für den Einzelnen sowie für die Krankenversicherungen und die Volkswirtschaft verbunden ist.

Da der Schwerpunkt der Psychiatrie und Psychologie von Anfang an ausschließlich auf der Psyche lag, und weil die verschreibungspflichtigen Medikamente gegenwärtig so leicht verfügbar sind und breit gefächert angewendet werden, lassen wir uns eventuell etwas anderes entgehen, das bei den gesundheitlichen Problemen helfen kann, für die diese Behandlungsweisen gedacht sind. Vielleicht steht uns ja auch etwas direkt zur Verfügung, das nichts kostet und keine Nebenwirkungen hat.

In diesem Kapitel sehen wir uns den Körper an und suchen nach alternativen und komplementären Lösungen für psychische Gesundheitsprobleme. Wir prüfen die Möglichkeit, unser eigenes Nervensystem und unsere eigenen emotionalen Zustände und Verhaltensweisen zu regulieren. Wir untersuchen, wie Übungen zur Selbsthilfe und manuelle Techniken vollkommen gefahrlos und wirksam zur Erzielung positiver Veränderungen eingesetzt werden können.

Aufgrund meiner praktischen Erfahrung in den letzten zwölf Jahren glaube ich, dass viele Menschen sich durch die direkte Behandlung ihres eigenen autonomen Nervensystems selbst helfen können, wenn sie über Grundkenntnisse der Polyvagal-Theorie verfügen. Vielleicht ist es sogar möglich, psychische und psychiatrische Probleme zu überwinden, die bislang als unlösbar galten.

Emotionen und das autonome Nervensystem

Sind wir offen, freundlich, kommunikativ und kooperativ? Sind wir zurückgenommen, depressiv oder apathisch? Oder sind wir zornig, aggressiv, besorgt, furchtsam oder verschlossen? Wie reagieren wir auf andere Menschen, wenn wir diese unterschiedlichen Befindlichkeiten haben?

Wie andere Menschen auf uns reagieren, beruht auf einer Kombination ihres und unseres jeweiligen Befindens. Unsere Emotionen agieren miteinander, je nachdem, in welchem Zustand unser und deren autonomes Nervensystem sich befindet.

Als Angehörige der Gattung der Säuger sind wir soziale Wesen und brauchen andere Menschen. Wir alle werden von Zeit zu Zeit mit Herausforderungen und Unwägbarkeiten konfrontiert, und zur Verbesserung unserer Überlebenschancen sind wir auf andere angewiesen – Familie, Freunde, Nachbarn und unser soziales Netzwerk. Wie es uns in einer bestimmten Situation oder in Bezug auf eine bestimmte Person geht, wird von unserem Verhalten beeinflusst. Braucht jemand unsere Hilfe? Verbringen wir gerne Zeit mit diesem Menschen? Ist er meist hilfsbereit? Sind wir bereit, ihn zu unterstützen? Arbeiten wir gut zusammen? Fühlen wir uns sicher? Besteht eine Chance zu Kooperation, gegenseitigem Austausch und zu einer Freundschaft?

Wenn wir alleinstehend sind und uns mit jemandem verabreden: Besteht eine Chance zu Vertrautheit, einer langfristigen Bindung an den anderen Menschen als potenziellem Partner? Haben wir, wenn wir verheiratet oder in einer festen Partnerschaft sind, genügend Zeit füreinander, wenn wir beide sozial engagiert sind? Je mehr schöne Zeit wir miteinander verbringen, desto mehr gibt es, worauf wir zurückgreifen können, wenn es schwierig wird.

Das richtige Funktionieren der fünf Hirnnerven unseres sozialen Nervensystems ist für eine tiefe Bindung an andere Menschen von zentraler Bedeutung. Diese fünf Nerven erleichtern das Hören, formen die Laute, wenn wir sprechen, und helfen uns zu verstehen, was andere Menschen sagen. Können wir einen anderen Menschen ruhig und direkt ansehen oder beziehen wir ihn nicht in unser Blickfeld ein? Wenn wir glücklich sind und uns sicher fühlen, können wir im Allgemeinen eine wechselseitige Unterhaltung führen, zuhören, was gesagt wird, und das Gegenüber anschauen, um aussagekräftige visuelle Signale auszutauschen.

Ich betrachte das autonome Nervensystem und emotionale Zustände als zwei Seiten derselben Medaille. Wenn wir unsere emotionale Gefühlslage stärken möchten, um uns und anderen zu helfen, können wir das mit körperlichen Maßnahmen erreichen, die den Zustand unseres autonomen Nervensystems verbessern und uns aus der Aktivität des hinteren Vagus-Astes oder dem Stresszustand herausholen und in den Zustand von Kontakt und Kommunikation bringen.

Ein selbstregulierendes autonomes Nervensystem

Der Umgang mit Menschen, die ausgeglichen und sozial zugewandt sind, ist vielleicht die natürlichste und hilfreichste Art der Selbstregulation. Wenn wir ein Problem haben, reicht es oft schon, einfach mit einem Freund darüber zu sprechen. Wir können uns zum Essen, zu einer Tasse Kaffee oder zu einem Bier zusammensetzen. Wir könnten zusammen singen, tanzen oder spazieren gehen.

Eine andere Möglichkeit ist, die Übungen in diesem Buch zu machen. Eine ganze Menge anderer Methoden aus Kulturen und Traditionen rund um den Globus werden seit Jahrhunderten mit guten Ergebnissen angewendet, zum Beispiel Meditation, Tai Chi, Yoga-Atmung (Pranayama), um nur einige wenige zu nennen. Beim Meditieren sitzen wir still und überwinden jeden Impuls zu kämpfen oder wegzulaufen. Wir lernen auch, wach zu bleiben und der Tendenz auszuweichen, uns zurückzuziehen und zu dissoziieren. Beim Tai Chi bewegen wir uns langsam und simulieren die Bewegungen eines sehr entspannten Zustands. Durch die reduzierte Bewegung fällt es uns leichter, uns zu spüren und in unserem Körper präsent zu sein.

Wenn es uns gelingt, die Aktivität des vorderen Vagus-Astes aufrechtzuerhalten oder zumindest nach Stress und emotionalem Rückzug schnell wieder dahin zurückzukehren, können wir zu optimaler Gesundheit und Wohlbefinden gelangen. Wir können uns den Weg zur Verwirklichung unseres menschlichen Potenzials eröffnen, es genießen, mit anderen Menschen zusammen zu sein, und unser Leben nach eigenen Vorstellungen gestalten.

Häufige psychologische Diagnosen neu betrachtet

Ich bin weder Psychologe, noch Psychiater, doch in meiner 45-jährigen Tätigkeit als Körpertherapeut sind mir viele Klienten mit einer psychologischen oder psychiatrischen Diagnose begegnet. Ich habe mich auf diesem Gebiet auch eingehend weitergebildet. Doch am meisten habe ich von meinen Klienten gelernt, die mir ihre Fallgeschichten erzählten.

In diesem Kapitel stelle ich Ihnen einige dieser Geschichten vor. Diese und mein Kommentar dazu sind reine Einzelfälle, die auf meiner eigenen langjährigen Praxiserfahrung beruhen und im Licht meiner persönlichen Kenntnis der Polyvagal-Theorie und ihrer Auswirkungen betrachtet werden. Ich hoffe, dass ich Sie inspirieren – oder vielleicht sogar provozieren – kann, einen unvoreingenommenen Blick auf einige dieser Probleme zu werfen, egal, ob Sie als Fachmann im Gesundheitswesen tätig sind, Gesundheitsexperten als Patient oder Klient in Anspruch nehmen oder einfach versuchen wollen, Ihre eigenen Probleme besser zu verstehen, um sich selbst und / oder Ihren Angehörigen zu helfen.

Ich glaube, dass es zwischen Geist, Körper und Emotionen eine Wechselbeziehung gibt. So unterschiedliche Probleme wie die posttraumatische Belastungsstörung, Angst- und Panikzustände, Phobien und Störungen aus dem autistischen Formenkreis haben eine somatische, also körperliche Komponente, und in fast allen Fällen von sogenannten psychischen Problemen besteht ein Mangel an Flexibilität und Widerstandskraft im autonomen Nervensystem.

Ich fand es immer interessant und effektiv, den somatischen Anteil dessen zu berücksichtigen, was wir allgemein als „psychische Probleme" bezeichnen. Es wird sehr viel heilendes Potenzial freigesetzt, wenn wir die Möglichkeit in Betracht ziehen, zu Beginn einer psychiatrischen oder psychologischen Behandlung die körperlichen Symptome des autonomen Nervensystems zu identifizieren und zu behandeln.

Wenn es tatsächlich eine Einheit von Geist, Körper und Emotionen gibt, dann folgt daraus, dass wir Menschen mit psychischen Problemen eventuell dadurch helfen können, dass wir Techniken der Körpertherapie an den Anfang ihrer Behandlung stellen, insbesondere, wenn sie dadurch aus einem Zustand von chronischem Stress oder eines aktiven hinteren Vagus-Astes zugunsten einer flexibleren Reaktion ihres autonomen Nervensystems herausgeholt werden können.

Angststörungen und Panikattacken

Seit den Anfängen der Psychiatrie Ende des 19. Jahrhunderts liegt ein besonderer Schwerpunkt auf den Angststörungen.

Gelegentliche Ängste gehören zum normalen Leben. Wir haben eventuell Angst, wenn wir mit einem Problem bei der Arbeit konfrontiert werden, wenn wir vor einer Prüfung stehen oder wenn wir eine wichtige Entscheidung zu treffen haben. Doch Angststörungen gehen weit über eine vorübergehende Sorge oder Befürchtung hinaus.

Für manche Menschen kann die Angst unverhältnismäßig groß werden und obwohl sie das vielleicht erkennen, können sie sie nur schwer steuern, sodass sie sich negativ im Alltag auswirkt.

Bei einem Menschen mit einer Angststörung hört diese Angst nicht einfach wieder auf, sondern kann sich mit der Zeit verschlimmern. Sie kann die Alltagsaktivitäten beeinträchtigen, zum Beispiel die Arbeitsleistung, den schulischen Erfolg sowie Beziehungen. Aus aktuellen Umfragen geht hervor, dass nicht weniger als 18 Prozent der Menschen in den Vereinigten Staaten innerhalb von 12 Monaten von irgendeiner Form der Angststörung betroffen sind; im Laufe ihres Lebens haben 30 Prozent damit zu tun.[66]

Was wir „Angst" nennen, ist ein psychischer Prozess, zu dem die Aktivierung des Nervensystems angesichts einer bedrohlichen Situation gehört. Angst kann uns lähmen (über einen aktiven hinteren Vagus-Ast) oder mobilisieren (über den aktiven Grenzstrang des Sympathikus). Zu den körperlichen Symptomen können Herzrasen (Tachykardie), eine erhöhte Atemfrequenz, die vermehrte Freisetzung von Stresshormonen, eine plötzliche Gesichtsrötung, Probleme mit dem Sprechen sowie Schwitzen an den Handflächen, den Fußsohlen und in den Achselhöhlen gehören.

Eine Angststörung ist hinsichtlich der körperlichen Ausprägung der eben beschriebenen Angst ähnlich. Die Angststörung tritt jedoch nicht unbedingt als Reaktion auf eine tatsächliche Situation auf. Etwas kann uns an ein Ereignis in der Vergangenheit erinnern oder wir projizieren vielleicht unsere Vorstellung auf etwas, das in der Zukunft geschehen könnte. In beiden Fällen handelt es sich nicht um eine aktuelle Bedrohung. Gleichwohl ist der emotionale Zustand real und spielt sich aktuell im Körper ab.

Wenn wir Angst haben, stellen wir fest, dass wir die Sorgen nicht aus dem Kopf bekommen. Sagen uns Dritte, dass es nichts gibt, worüber wir uns Sorgen machen müssen, führt das nicht zu einer Beruhigung, sondern eventuell sogar zu noch mehr Aufregung. Und wir antworten dann vielleicht: „Willst du damit etwa sagen, dass meine Gefühle nicht real sind?“

Panikattacken sind kurze Erfahrungen von intensiven Ängsten und Befürchtungen. Sie treten plötzlich auf und erreichen ihren Höhepunkt meist in weniger als zehn Minuten, obwohl die unguten Gefühle mehrere Stunden andauern können. Manchmal ist keine bestimmte Ursache ersichtlich. In anderen Fällen können wir feststellen, dass die Attacke durch allgemeine Faktoren wie Stress, Angst oder sogar übermäßigen Sport ausgelöst wurde.

Menschen, die eine Panikattacke haben, zeigen erkennbare Zeichen von Angst. Zu ihren körperlichen Symptomen gehören Zittern, Unruhe, Verwirrtheit, Benommenheit, Übelkeit und Atembeschwerden. Sie wirken angespannt, ihre Haut ist blass und sie schwitzen vermehrt. Ihr Schweiß hat einen charakteristischen Geruch.

Hunde und andere Säugetiere reagieren unmittelbar auf Körpergerüche, die sich aufgrund verschiedener emotionaler Zustände bilden. Menschen reagieren ebenfalls instinktiv auf den Angstgeruch eines anderen, obwohl es ihnen eventuell gar nicht bewusst ist. Viele Menschen versuchen, diese über den Geruch vermittelten Anzeichen mithilfe von Parfums, Deodorants oder Puder für die Füße zu verdecken. Doch eine feuchtkalte Hand und ein kraftloser Händedruck sind beim Zusammentreffen mit einem anderen Menschen schwer zu kaschieren.

Manchmal sind Angststörungen und Panikattacken mit besonderen Übungen oder manuellen Techniken wirksam zu behandeln, die eine Aktivität des Sympathikus oder eine Aktivierung des hinteren Vagus-Astes beenden und uns in einen Zustand der sozialen Zugewandtheit versetzen.

Mitunter können wir also beim „Tropfen, der das Fass zum Überlaufen bringt“, gegensteuern. Wenn ein ängstlicher Mensch die Grundübung regelmäßig macht, kann er die Häufigkeit und Intensität von Angst- und Panikattacken verringern und sie in manchen Fällen sogar verhindern – so verringert er den „Wasserstand im Fass“.

Man muss auch wissen, dass Angstzustände zu den Nebenwirkungen eines verschreibungspflichtigen Medikaments gehören oder auf einen Substanzmissbrauch hinweisen können, da Medikamente und Drogen den Zustand des autonomen Nervensystems verändern.

Fallgeschichte: Angst- und Panikattacken

Ich hatte eine Klientin, die von Angst- und Panikattacken geplagt wurde, was dazu führte, dass sie sich ihren Kinderwunsch nicht erfüllen konnte. Außerdem verspürte sie Schmerzen auf der rechten Bauchseite.

Die Angstzustände hatten 15 Jahre zuvor begonnen; sie war damals 18 Jahre alt, und der funktionelle Verschluss zwischen Dünn- und Dickdarm, die sogenannte Ileozäkal- oder Bauhin-Klappe, wurde operativ entfernt. Probleme mit der Klappe können einen Menschen stark beeinträchtigen und treten oft zusammen mit einer Darmentzündung, Bauchschmerzen, Schmerzen in den Leisten, einem Blähbauch, unangenehmem Körpergeruch, Gasbildung, einer Überdehnung des Bauches sowie Atemproblemen wie Asthma und einer chronisch obstruktiven Lungenerkrankung auf.

Die Ileozäkalklappe steuert den Transport des Speisebreis vom Dünndarm in den Dickdarm. Der Speisebrei ist eine dicke, halbflüssige Masse aus teilweise verdauter Nahrung und den während der Verdauung hinzugekommenen Sekreten aus dem Magen und dem Dünndarm. Normalerweise ist die Klappe die meiste Zeit geschlossen und öffnet sich nur kurz, um den Speisebrei passieren zu lassen. Bei der Ankunft im Dickdarm wird ihm überschüssiges Wasser entzogen und in den Körper rückresorbiert. Die restlichen Fasern und andere Abfallstoffe werden komprimiert, zu den Fäzes geformt und ausgeschieden.

Probleme entstehen dann, wenn sich die Ileozäkalklappe nicht richtig öffnet. Probleme treten auch auf, wenn sie zu lange offenbleibt und der

Speisebrei unbegrenzt aus dem Dünn- in den Dickdarm übertreten oder aus dem Dick- in den Dünndarm zurückfließen kann.

Zusätzlich zu den Angstsymptomen hatte diese Klientin gelegentlich kurze, starke Schmerzen auf der rechten Bauchseite (wo die Ileozäkalklappe lokalisiert ist, beziehungsweise in ihrem Fall bis zur Operation lokalisiert war). Ihr Arzt nahm die körperlichen Schmerzen sehr ernst und wollte sichergehen, dass die Operation richtig durchgeführt worden war. Es wurden mehrere Kernspintomografien und zwei laparoskopische Untersuchungen (Bauchspiegelungen) gemacht, doch alles sah gut aus; es wurde nichts gefunden, was ihre Schmerzen erklären konnte.

Als ich sie fragte, warum sie diese Operation ursprünglich hatte machen lassen, sagte sie, wegen der Schmerzen. Doch Jahre später hatte sie immer noch Schmerzen im gleichen Bereich. Und trotz ihrer psychischen Schmerzen und ihres Leidens zeigte der Chirurg kein Interesse an ihren Angstsymptomen, obwohl diese kurz nach der Operation aufgetreten waren. Außerdem hatte kein Arzt je die Funktion ihres autonomen Nervensystems untersucht.

Der hintere Vagus-Ast innerviert die meisten Verdauungsorgane, einschließlich des Dünndarms und der Ileozäkalklappe sowie des aufsteigenden und quer verlaufenden Dickdarms. Er erhält sensorische Informationen aus den Organen selbst und kontrolliert ihre motorischen Funktionen.

Ich begann meine Behandlung damit, dass ich den Zustand ihres Nervensystems untersuchte, indem ich sie „ah-ah-ah“ sagen ließ und mir ihren Rachen ansah. Das Zäpfchen zog zu einer Seite (und wies somit auf eine Funktionsstörung im Rachenast des vorderen Vagus hin, wie in Kapitel 4 beschrieben). Ich machte auch den Trap-Squeeze-Test, das heißt, ich testete auf Schulter- und Nackenprobleme durch Zusammendrücken des Trapezmuskels (vgl. Kapitel 5), um den Grad der Spannung auf beiden Seiten des Trapezmuskels zu überprüfen. Zwischen der rechten und der linken Seite bestand eindeutig ein Unterschied.

Mein vorrangiges Ziel war, das autonome Nervensystem der Klientin wieder so weit zu bringen, dass es zu einem aktiven vorderen Vagus-Ast kam. Ich zeigte ihr die Grundübung. Zu den großartigen Dingen an dieser Übung gehört, dass die Klienten sie, wie Sie ja bereits wissen, selbst machen können. Ich brauchte nicht einmal zwei Minuten, um ihr die Übung zu zeigen, und sie brauchte keine zwei Minuten, um sie durchzuführen. Danach ging es ihr viel besser und sie sagte, sie fühle sich nicht mehr ängstlich.

Die Muskelspannung im Trapezmuskel hatte sich auf der angespannten Seite ebenfalls gelöst; als ich ihn zusammendrückte, war sie auf beiden Seiten gleich. Um doppelt sicher zu gehen, dass es zur gewünschten Veränderung gekommen war, sah ich mir ihren Rachen noch einmal an und stellte fest, dass sich das Zäpfchen auf beiden Seiten gleichmäßig hob.

Ich wandte auch eine osteopathische Viszeralmassage-Technik an, um die Verspannungen im Bereich der Ileozäkalklappe zu lösen, und die Schmerzen hören dann in der Regel sofort auf.

Der Chirurg dieser Klientin ging davon aus, dass die Operation in Bezug auf sein begrenztes Ziel – der Entfernung der Ileozäkalklappe – erfolgreich verlaufen war. Bevor sie zu mir kam, berücksichtigte jedoch niemand die Möglichkeit einer traumatischen Erfahrung aufgrund der Operation, die in ihrem autonomen Nervensystem zur Aktivierung des hinteren Vagus-Astes führte.

Durch die entsprechende Behandlung schaffte diese Klientin den Übergang aus einem lähmenden Angstzustand zur gewünschten sozialen Zugewandtheit. Ich betonte ihr gegenüber besonders, dass sie diese Veränderung ganz allein geschafft hatte, und erklärte ihr, dass sie diese Übung künftig immer machen kann, wenn sie wieder in einen Angstzustand kommen sollte.

Dann bat ich sie, an die Schwierigkeiten zu denken, die in der Vergangenheit durch die Angst ausgelöst wurden. Allein der Gedanke an meine Frage reichte aus, um sie ins Schleudern zu bringen, in einen weiteren Angstzustand. Ihr Lächeln verschwand, sie hielt den Atem an und wurde blass. Also bat ich sie, die Grundübung zu wiederholen, und sie sagte wieder, dass es ihr besser ging. Sie sah entspannter aus, hatte eine gute Gesichtsfarbe und atmete tiefer. Sie sagte auch, dass sie die Veränderung von der Angst zur Ruhe spüren konnte.

Als ich sie noch einmal bat, an die Schwierigkeiten zu denken, die die Angst verursacht hatten, konnte sie ruhig bleiben und glaubte, dass sie künftig in der Lage war, alleine damit umzugehen. Ich überprüfte ihr autonomes Nervensystem erneut und stellte fest, dass der vordere Vagus-Ast noch aktiv war. Sie hatte keine Schmerzen.

All das verbesserte sich im Rahmen einer einzigen Sitzung. Nach all den Schmerzen und Angstzuständen, unter denen sie bis dahin gelitten hatte, hielt die Klientin das für ein Wunder.

Eineinhalb Jahre später bekam ich eine E-Mail von der Klientin. Sie bedankte sich für die Behandlung und schrieb, dass sie keine Angstzustände mehr habe. Ich schlug ihr eine weitere Sitzung vor, um eventuell im Narbengewebe verbliebene Verspannungen zu lösen, da die langfristige Besserung nicht nur von der Funktionsverbesserung des Vagus abhing, sondern auch davon, dass das lokal im Nervengewebe befindliche Trauma gelöst wurde.

Körperliche Schmerzen können Angstzustände verursachen. Eine Operation ist, auch wenn die Entscheidung dafür bewusst getroffen wurde, trotzdem ein Angriff auf die körperliche Unversehrtheit und kann wie jedes Trauma seine Spuren hinterlassen.

Die Steuerung von Angstzuständen im sozialen Miteinander

Der einfache, tägliche Umgang miteinander in der unterstützenden Familie sowie mit ebensolchen Freunden und Kollegen kann uns helfen, unseren psychischen Zustand zu steuern. Wir sollten die Bedeutung von Plaudereien, Alltagsgesprächen und unkomplizierter Geselligkeit wie miteinander zu essen, Kaffee zu trinken oder spazieren zu gehen nicht unterschätzen. Gute soziale Beziehungen helfen unserem Nervensystem dabei, sich selbst zu steuern.

Wer schon unter seinem Gemütszustand leidet, sollte den Kontakt mit Menschen meiden oder auf ein Minimum beschränken, in deren Gegenwart es ihm schlecht geht und so viel Zeit wie möglich mit Menschen verbringen, die ihn unterstützen und ihm guttun.

Wer nach einer Traumatisierung sozial zugewandt ist und keine Behandlung mehr in Anspruch nimmt, trifft unter Umständen erneut auf Situationen, in denen er sich wieder bedroht fühlt. Anfangs mag eine therapeutische Unterstützung notwendig sein, um überhaupt wieder in einen Zustand von Kontakt und Kommunikation zu kommen, doch am besten ist es, wenn man über das entsprechende Instrumentarium verfügt, um das selbst zu schaffen. Mit jeder Anwendung bekommt das traumatische Muster weniger Macht über die Betroffenen, sie können Ruhe und Erholung finden und mehr Energie für die nächsten Herausforderungen des Lebens tanken.

Reicht das eigene soziale Netzwerk nicht aus, bieten Gesundheitsfachleute wie Massagetherapeuten, Berater, Trainer, Psychologen oder Psychiater positive Erfahrungen im gegenseitigen Austausch. Eventuell entscheidet sich jemand für einen religiösen oder spirituellen Lehrer oder Begleiter. Manch einer findet vielleicht auch Trost im Gebet oder in religiösen oder spirituellen Texten, die helfen können, die Dinge zu relativieren.

Die Behandlung von Angstzuständen bei Kindern

Kinder bekommen von den Eltern oder anderen Erwachsenen oft zu hören: „Es gibt keinen Grund Angst zu haben." In vielen Fällen reicht diese Beruhigung durch einen liebenden Elternteil oder einen vertrauenswürdigen engen Freund aus, damit jemand sich sicher fühlt.

Noch wirksamer wäre jedoch, wenn der Erwachsene seinen Satz so einleiten würde: „Ich verstehe, dass Du ängstlich bist." Das gibt dem Kind die Gewissheit, dass es Gehör gefunden hat und dass Angst (wie andere Emotionen) eine normale Lebenserfahrung ist.

Der Erwachsene könnte fortfahren: „Es gibt keinen Grund Angst zu haben. Es ist alles in Ordnung." Wird es dann in den Arm genommen, so bekommt es positiven Kontakt und kann spüren, dass der Erwachsene ganz entspannt ist.

Phobien

Phobien gehören zur größten Kategorie der Angststörungen und sie können einen Menschen völlig außer Gefecht setzen. Eine Phobie ist gekennzeichnet durch extreme Angst aufgrund eines Auslösers, der eine Panikattacke in Gang setzt. Physiologisch ist die Angst die Folge einer Reaktion im Sympathikus-Bereich des autonomen Nervensystems.

Schätzungen zufolge leiden zwischen fünf und zwölf Prozent der Weltbevölkerung an Phobien.[67] Die Betroffenen ahnen typischerweise schreckliche Konsequenzen voraus, wenn sie auf das Objekt ihrer Angst treffen. Sie möchten fliehen, doch sie sind bewegungsunfähig. Vom Verstand her mögen sie wissen, dass ihre Angstreaktion hinsichtlich der potenziellen Gefahr irrational und unverhältnismäßig ist, dennoch werden sie davon überwältigt.[68]

Psychologen und Therapeuten konzentrieren sich oft auf das angstauslösende Objekt, zum Beispiel bei Höhenangst (Akrophobie), bei Angst, in engen Räumen nicht genügend Platz zu haben (Klaustrophobie; sie wird fälschlicherweise oft als Platzangst, Agoraphobie, bezeichnet. Dabei handelt es sich aber um die Angst vor weiten Plätzen; Anm. d. Übers.) oder bei Angst vor Spinnen (Arachnophobie). Ihre Diagnosen sind auf die Auslöser gerichtet, die mehr oder weniger leicht mit bestimmten biografischen Ereignissen in Verbindung zu bringen sind. Eine Phobie könnte durch Erfahrungen aus der Vergangenheit verursacht werden, zum Beispiel bei der Begegnung mit einer Person, die einen bedroht hat, oder wenn der Betroffene mit einer lebensbedrohlichen Situation konfrontiert wurde. Eine Phobie kann aber genauso von einer nicht realen Erfahrung ausgelöst werden, in der die betroffene Person den Vorfall nicht selbst erlebt hat – zum Beispiel durch die Erzählung einer Geschichte oder durch eine Szene in einem Film.

Die Liste der Phobien in Wikipedia umfasst gegenwärtig 25 Einträge allein unter dem Buchstaben A sowie drei weitere unter der Überschrift „Weitere Phobien“ am Ende der Liste. Dadurch bekommt man eine Vorstellung davon, wie weitreichend dieses Problem ist und es entsteht der Eindruck, dass fast alles eine solche Angstreaktion auslösen kann.

Um etwas besser verstehen zu können, neigen wir dazu, Dinge einer Kategorie zuzuordnen und sie zu benennen. Doch anstatt zum Beispiel die Ablutophobie (Angst vor dem Waschen) als etwas grundlegend anderes als die Akustikophobie (Angst vor Lärm) zu betrachten, ist es vielleicht zielführender, sich weniger auf die Auslöser zu konzentrieren, sondern mehr darauf, bei jeder Art von Phobie die physiologische Aktivität im autonomen Nervensystem zu verstehen.

Sie können Phobiker eventuell dabei unterstützen, mithilfe der Grundübung (vgl. Teil 2) aus einem Zustand extremer Angst wieder einen Zustand der sozialen Zugewandtheit zu erlangen. Die Wirkung ist vergleichbar mit jener, wenn Eltern ihre Kinder in den Arm nehmen und halten, bis diese sich entspannen und wieder sicher fühlen.

Während der Körperkontakt zwischen einem Elternteil und einem Kind ganz natürlich ist, sollte es bei einer professionellen psychologischen Intervention nicht zu einem körperlichen Kontakt kommen. Daher muss ein Therapeut eine andere Möglichkeit finden, damit der Klient wieder das Gefühl von Sicherheit bekommt, und die Anleitung zur Durchführung der Grundübung könnte eine ideale Lösung sein.

Antisoziales Verhalten und häusliche Gewalt

Für die meisten Menschen ist ein normales menschliches Verhalten Ausdruck positiver gesellschaftlicher Werte. Ein nicht sozial zugewandtes Verhalten ist für Außenstehende oft schwer verständlich.

Manche Menschen, die aggressiv handeln, kommen gar nicht auf die Idee, dass der Fehler bei ihnen liegt; sie sind davon überzeugt, dass der andere ihr Verhalten verursacht hat oder dafür verantwortlich ist. Mit anderen Worten, aggressive Menschen halten ihre Handlungen für eine natürliche Reaktion: „Er hat es verdient.“ Sie betrachten sie eventuell sogar als Hilfe für den anderen: „Nur so lernt er es.“

Es mag schwer zu verstehen sein, warum dem Anschein nach normale Menschen Gewaltverbrechen begehen. Sehen wir uns ihre Taten an, können wir daraus schließen, dass es ihnen an Empathie mangelt, doch das sagt nichts darüber aus, was in ihrem Inneren vor sich geht. Was treibt sie an? Geht es um Revierverhalten, Macht, Geld, Sex, Eifersucht oder vielleicht um eine Geisteskrankheit? Oder geht es einfach um ein unangenehmes Gefühl, das stärker wird und dann wie eine Bombe explodiert und sich in antisozialem Verhalten entlädt? Viele Gewaltverbrechen geschehen nicht vorsätzlich.

Ich hörte ein Radiointerview mit einem Ex-Sträfling in Dänemark. Er hatte die meiste Zeit seines Erwachsenenlebens wegen verschiedener Straftaten, unter anderem wegen mehrmaligen Bankraubs, im Gefängnis verbracht. Nach Verbüßung seiner letzten Haftstrafe nahm er an einem freiwilligen Wiedereingliederungsprogramm teil, zu dem auch Yoga, Meditation und Atemübungen gehörten, und hatte das Gefühl, durch diese Maßnahmen die Kontrolle über seine Emotionen und sein Handeln gewonnen zu haben.

Als der Moderator ihn fragte, ob er Reue darüber empfand, was er seinen Opfern angetan hatte, verneinte er das – nicht während er die Verbrechen beging. „In einem Krieg", sagte er, „haben die feindlichen Soldaten kein Gesicht". Erst als er damit aufhörte und das Wiedereingliederungsprogramm absolviert hatte, begann er, darüber nachzudenken.

Wer sich eines Gewaltverbrechens schuldig macht, mag zwar kein rationales Motiv haben, das andere Menschen verstehen können, trotzdem befindet er sich in einem psychophysiologischen Zustand von Kampf oder Flucht, der seine Handlungen gesteuert hat.

Wenn der „nette Kerl" von nebenan zum Kriegsverbrecher wird

Ein junger Mann ging zur Armee, um seinem Land zu dienen, und wurde zum Kampf ausgebildet. Er lernte auch die Regeln soldatischen Verhaltens, die gemäß der Genfer Konvention in einem Kriegsgebiet erwartet wurden – nicht foltern, keine Zivilisten töten, nicht vergewaltigen, nicht stehlen.

Fast alle Soldaten halten sich an diese Regeln, doch gelegentlich werden sie außer Kraft gesetzt. Bei einer routinemäßigen Patrouille wurde der beste Freund dieses jungen Soldaten von einem feindlichen Scharfschützen erschossen. Dann wurden einige seiner Kameraden in einem Hinterhalt von einer Sprengbombe am Straßenrand getötet oder verwundet. Plötzlich drehte der Soldat durch. Er lief Amok, trieb unschuldige Zivilisten zusammen, fesselte sie, vergewaltigte eine der Frauen vor den Augen ihrer Familie und tötet sie anschließend alle. Er wurde vor ein Militärgericht gestellt, schuldig gesprochen und zu einer jahrelangen Gefängnisstrafe verurteilt.

Die Eltern und die Freunde des Soldaten zu Hause waren entsetzt. Sie konnten nicht glauben, dass er zu so etwas fähig war: „Er war so ein netter Junge und er kam aus gutem Haus." „Das sieht ihm gar nicht ähnlich." „Als Heranwachsender war er immer positiv, hilfsbereit und freundlich". Der Begriff „intermittierende impulsive Störung" (im Englischen als *intermittent explosive disorder* und im Deutschen manchmal als „Jähzorn" bezeichnet; Anm. d. Übers.) beschreibt einzelne Vorkommnisse von Aggression gegenüber anderen Menschen oder fremdem Eigentum. Die betreffende Person sagt vielleicht, dass diesem jähzornigen Verhalten ein Spannungs- oder Erregungsgefühl vorausgegangen sei. Vom autonomen Nervensystem aus betrachtet ist das ein Beispiel für eine angsterfüllte Mobilisierung. Wie bei der Angst führt sie zu unkontrollierbarem Kampf- oder Fluchtverhalten.

Einzelne Aktionen eines solchen Verhaltens finden regelmäßig Eingang in die Abendnachrichten – Erschießen von Kindern und Lehrern an einer Grundschule, Sprengen einer Kirche oder Selbstmordattentäter, die eine Bombe zünden. Wir sehen uns die Berichte an, sind erschüttert und können nicht verstehen, wie jemand anderen Menschen so etwas antun kann.

Das Verhalten des Betreffenden scheint nicht gerechtfertigt, die Vorfälle von Gewalt erscheinen in Bezug auf jedwede Provokation als extrem unverhältnismäßig. Fragt man den Attentäter nach seinem Motiv, kann er darauf vielleicht gar keine Antwort geben, und wenn doch, ergibt sie für niemanden sonst einen Sinn. Er äußert eventuell, dass er unmittelbar danach eine Art Erleichterung verspürt habe. Gefühle der Erleichterung sind jedoch meist kurzlebig, und wenn die Spannung wieder ansteigt, können weitere Vorfälle folgen.

Fallgeschichte: Anhaltende häusliche Gewalt

Häusliche Gewalt ist etwas ganz anderes, als dem Kriegsgegner gegenüberzustehen oder das Zufallsopfer von Gewalt auf der Straße zu sein. Manche Menschen werden schlichtweg Opfer häuslicher Gewalt, wenn eine Liebesbeziehung zerbricht.

Richten wir das Augenmerk vom Gewalttäter auf das Opfer. Ein Mann und eine Frau fühlen sich zueinander hingezogen und verbringen mehr Zeit miteinander; schließlich ziehen sie zusammen und gründen eine Familie. Sie fühlt sich bei ihm geborgen; sie hat eventuell sogar das Gefühl, dass er ihr Beschützer ist. Dann verliert er eines Tages die Beherrschung und schlägt sie. Sie ist überrascht und schockiert und beginnt zu weinen.

Wenn sich alles wieder beruhigt hat, nimmt er sie in den Arm und entschuldigt sich. Sie bittet ihn, ihr zu versprechen, dass er das nie wieder tut, und er verspricht es. Nach einer Weile lassen sie den Vorfall hinter sich. Sie bleibt noch misstrauisch, doch er scheint sich beruhigt zu haben. Ihr gemeinsames Leben geht weiter wie zuvor – beinahe.

Eines Tages wird er aus heiterem Himmel wütend und schlägt sie wieder. Sie hat nicht nur körperliche Schmerzen, sie fühlt sich auch bedroht. Als seine Wut verraucht, sagt er, dass er es bereue. Wieder küssen sie sich und versöhnen sich, doch da sich dieser Ablauf wiederholt, geht ihr Gefühl der Geborgenheit irgendwann in ein Gefühl von ständiger Angst über. Er ist ihr körperlich überlegen, einen Kampf mit ihm kann sie nicht gewinnen. Manchmal schlägt sie ihn in ihrer Fantasie mit einer Bratpfanne, während er schläft.

Sie denkt daran, mit den Kindern wegzulaufen. Aber wohin? Wo würde sie leben? Wovon könnten sie und die Kinder leben? Was würden die Leute sagen? Sie fühlt sich gefangen und kann keine realistischen Möglichkeiten erkennen. Schweren Herzens bleibt sie. Doch die Freude, die sie ursprünglich im Zusammenleben mit ihm empfand, ist gestorben. Er bemerkt, dass sie ihm gegenüber emotional kühler geworden ist, was ihn noch mehr aufbringt: „Was ist los mit dir?"

Nach einigen weiteren Vorfällen ist ihr Wille, sich zu wehren oder wegzulaufen, gebrochen. Sie erträgt es einfach und dissoziiert sich von ihrem Körper, wenn sie angegriffen wird, als sei es ihr egal, was mit ihr geschieht. Vielleicht nimmt sie sich sogar von außen wahr, als würde sie selbst dabei zusehen, wenn sie geschlagen wird. Sie hofft einfach, dass es bald vorbei ist. Doch schließlich hört sie auch auf zu hoffen.

Diese Frau hat einen langen Weg von der Liebe (soziale Zugewandtheit) über die angsterfüllte Mobilisierung (sich wehren und / oder weglaufen) zur angsterfüllten Bewegungslosigkeit zurückgelegt, den sie nicht gewollt hat. Sie hat sich einen Zustand ergeben, den man als „Erstarren" beschreiben kann, der von Emotionen der Apathie, Distanziertheit und Hoffnungslosigkeit begleitet wird. Vielleicht hat es ihr geholfen, zu überleben, indem sie klein beigibt und passiv bleibt während seiner Attacken; sie hätte eventuell mehr Verletzungen davongetragen, wenn sie sich gewehrt hätte oder wenn sie weggelaufen wäre und er sie verfolgt hätte.

Sie schämt sich zu sehr, um mit anderen Menschen darüber zu sprechen, also leidet sie allein. Die Reaktionen anderer mögen oft verurteilend klingen: „Wenn es so schrecklich war, warum bist du dann nicht weggelaufen?" „Warum hast du mich nicht angerufen? Ich hätte dir geholfen." „Wie konntest du es zulassen, dass er dir das immer wieder antut?" „Wenn du so dumm warst und nichts unternommen hast, dann bist du selbst schuld." Diese Kommentare scheinen unfair, wenn die Betroffenen doch Verständnis sowie ein Gefühl von Geborgenheit und Unterstützung brauchen.

Andere Menschen verstehen wahrscheinlich nicht, dass ihr Nervensystem die entwicklungsgeschichtliche Stufenleiter von der sozialen Zugewandtheit zu Stress und schließlich zu Rückzug und Apathie heruntergeprügelt worden war. Ihr traumatisiertes Nervensystem trug zu ihrem Verhalten bei. Ihr Umfeld nahm an, dass sie immer noch dieselbe war wie vorher – ein vernünftiger, gut funktionierender und sozial zugewandter Mensch. Allzu häufig kommt es zu überstürzt gefällten Urteilen, ohne die unwillkürlichen, emotionalen Mechanismen hinter solchen Veränderungen zu verstehen.

Zuerst braucht eine misshandelte Frau eine sichere, gewaltfreie Umgebung. Die Geschehnisse in der Vergangenheit sind bereits passiert und nicht mehr zu ändern, doch die Art und Weise, wie man emotional darauf reagiert, kann verändert werden.

Ist es möglich, sich von diesen Misshandlungen zu erholen und wieder in ein normales Leben zurückzukehren? Als die erwähnte Frau zu ihrer ersten Sitzung zu mir kam, hatte sie die Beziehung schon hinter sich gelassen. Als Erstes überprüfte ich die Funktion ihres vorderen Vagus-Astes. Es überraschte mich nicht, dass ihr hinterer Vagus-Ast aktiv war. Gegen Ende der ersten Behandlung überprüfte ich sie wieder und stellte fest, dass sie einen Zustand der sozialen Zugewandtheit erreicht hatte. Zum Schluss arbeitete ich noch zusätzlich an ihrem Nacken und am Rücken, und es ging ihr nach eigener Aussage viel besser.

Als sie jedoch zwei Wochen später zur nächsten Sitzung erschien, hatte sie erneut Schmerzen, war verwirrt, zurückgezogen und apathisch. Wieder reagierte sie positiv und erreichte erneut die Stufe von Kontakt und Kommunikation. Das war jedes Mal so, wenn sie meine Praxis verließ, und die positiven Auswirkungen hielten immer länger an. Mit der Zeit holten sie die Sitzungen aus der Angst, der Traurigkeit und der Verzweiflung heraus. Jedes Mal, wenn sie zurück in einen Zustand von Kontakt und Kommunikation kam, machten ihr die schwierigeren emotionalen Zustände weniger zu schaffen. Auch wenn jemand nur manchmal sozial zugewandt ist, kann der Umgang mit anderen Menschen ausreichen, damit die Selbstregulation des Nervensystems einsetzen kann.

Diese Klientin kam zu mir, bevor ich die Grundübung entwickelt und getestet hatte. Nach einigen Sitzungen leitete ich sie an, die Verspannung im Nacken und im Rücken mit der in Teil 2 beschriebenen neuro-faszialen Release-Technik zu lösen. Sie musste nun nicht mehr jedes Mal zu einer Sitzung zu mir kommen, sondern konnte diese Technik selbst anwenden, wann immer sie sich ängstlich, zornig oder antriebslos fühlte.

Häusliche Gewalt: Nicht nur Männer schlagen Frauen

Auch Männer können von ihren Frauen geschlagen werden, Kinder von ihren Eltern und Eltern von ihren Kindern. Obwohl Betroffene selten darüber sprechen, dass sie Opfer sexueller Gewalt oder körperlicher

Misshandlung wurden, ist häusliche Gewalt ein schwerwiegenderes Problem, als viele Menschen sich das vorstellen, weil die meisten das nicht einfach so zugeben.

Wenn ich dieses Thema in einem Kurs anspreche, kann ich vielen Frauen starke emotionale Reaktionen ansehen, obwohl sie nichts sagen. Sie haben vielleicht Gewalt durch den Vater erfahren, der sie geschlagen hat, um klarzumachen, wie sie sich zu verhalten hätten, oder bei einem Rendezvous, bei dem sie die sexuellen Erwartungen nicht erfüllten, oder durch einen Ehemann wegen eines Streits über das Familienbudget. Vielleicht dachten diese Frauen aber auch an eine Freundin, Tochter, Mutter oder jemand anderen Nahestehenden, der Opfer häuslicher Gewalt ist.

Wie weit ist das Problem der häuslichen Gewalt, der zwischenmenschlichen Gewalt und des Stalkings verbreitet?

Die CDC (Centers for Disease Control and Prevention), die Zentren für Krankheitskontrolle und Prävention der US-Regierung, führen eine fortlaufende Befragung zum Thema Gewalt in der Partnerschaft und Sexualität durch.[69] Es wurde festgestellt, dass zwischenmenschliche und sexuelle Gewalt sowie Stalking in den USA um sich greifen. Gewalt durch Beziehungspartner kommt zwischen zwei Menschen in einer engen Beziehung vor und umfasst den aktuellen und einen oder mehrere ehemalige Partner sowie Bekanntschaften im Rahmen der Partnersuche. Zu den Gewaltdelikten gehören Verletzungen oder versuchte Verletzungen durch Schlagen, Fußtritte oder andere Arten von körperlicher Gewalt. Die Häufigkeit reicht von einem einmaligen Vorfall bis zu ständigem Verprügeln.

In einem Bericht mit dem Titel *Intimate Partner Violence in the United States – 2010* (zu Deutsch etwa: „Gewalt durch Beziehungspartner in den USA – 2010“) äußern sich die CDC wie folgt:[70]

- Fast jede fünfte Frau (18 Prozent) und einer von 71 Männern (1,4 Prozent) wurden schon einmal vergewaltigt.
- Jede vierte Frau (25 Prozent) und jeder siebte Mann (14 Prozent) wurden schon Opfer von „schwerer“ körperlicher Gewalt durch einen Beziehungspartner.

- Jede sechste Frau (17 Prozent) und einer von 19 Männern (5 Prozent) wurden schon gestalkt.
- Frauen, die körperliche Gewalt durch einen Beziehungspartner erfahren haben oder von einem anderen Täter vergewaltigt oder gestalkt wurden, erkrankten eher an Asthma, Diabetes und einem Reizdarmsyndrom als Frauen, die solche Erfahrungen nicht gemacht haben.
- Männer und Frauen mit diesen Gewalterfahrungen berichteten eher von häufigen Kopfschmerzen, chronischen Schmerzen, Schlafstörungen, Einschränkungen ihrer Aktivitäten, einer schlechten körperlichen Gesundheit und einer schlechten seelischen Gesundheit, als Männer und Frauen, die solche Erfahrungen nicht gemacht haben.

Es ist zu beachten, dass Statistiken wie diese immer zu einer Unterschätzung des Problems führen, weil viele Opfer sich schämen oder bedroht fühlen und oft keine Anzeige bei der Polizei erstatten, sich nicht ihrem Arzt anvertrauen und auch nicht mit Freunden oder der Familie darüber sprechen.

Die meisten Menschen werden schon früh in ihrem Leben zu Opfern. Die Gewalt durch Beziehungspartner beginnt oft mit seelischer Misshandlung und kann sich zu körperlicher Misshandlung, sexueller Gewalt oder einer Mischung aus beidem entwickeln. Je länger die Gewalttätigkeit andauert, desto schwerwiegender sind die psychischen Auswirkungen.

Die traumatischen Erfahrungen haben sowohl kurzfristige als auch langfristige Folgen. Zu den Symptomen können die sogenannten Flashbacks gehören, d. h. ein plötzliches gedankliches Wiedererleben einer Situation durch einen Schlüsselreiz, sowie Panikattacken und Schlafstörungen. Opfer behalten oft ein geringes Selbstwertgefühl zurück, können einen Vertrauensverlust erleiden und Schwierigkeiten haben, eine Beziehung zu führen. Die Wut, die Angst, der Rückzug und die Hilflosigkeit, die Opfer empfinden, können zu Essstörungen und Symptomen führen, die durch einen aktiven hinteren Vagus-Kreislauf entstehen, sowie zu Selbstmordgedanken. Gewalt durch Beziehungspartner ist mit gesundheitsschädigendem Verhalten verbunden, wenn Opfer versuchen, ihr

Trauma auf ungesunde Weise zu bewältigen, etwa durch Rauchen, Trinken, Drogenkonsum oder ungeschützten Sex mit häufig wechselnden Partnern.

Werden die körperlichen und/oder psychischen Grenzen eines Menschen verletzt, gerät sein Nervensystem oft in einen Schockzustand, es ist gewissermaßen „abgeschaltet", und daher ist dieser Mensch sehr anfällig für unterschwellige Suggestionen; das heißt, er akzeptiert uneingeschränkt alles, was der Täter zu ihm sagt, ohne es kritisch zu hinterfragen. Manchmal sind die Missbrauchs- und / oder Misshandlungsopfer auch bedroht worden: „Wenn du jemandem davon erzählst, bringe ich dich um."

Dadurch kann es schwer oder sogar unmöglich werden, ein Opfer dazu zu bringen, über das Geschehene zu sprechen. Ein Therapeut, der einen Verdacht in dieser Richtung hat, kann fragen: „Antworten Sie einfach mit Ja oder Nein – hat jemand damit gedroht, Ihnen etwas anzutun, wenn sie darüber sprechen?" Lautet die Antwort „Ja", hat er damit vielleicht eine Sperre gelöst, wenn der Patient nicht mehr unter dem Druck steht, das Geschehene für sich behalten zu müssen.

Veränderungen im Gehirn durch häusliche Gewalt

Sowohl bei traumatisierten Opfern als auch bei Tätern kommt es tatsächlich zu Veränderungen in den Strukturen und in der Funktion des Gehirns, insbesondere in der Amygdala, dem Mandelkern.

Der Mandelkern ist ein Kerngebiet des Endhirns (Telencephalon). Er befindet sich im medialen, zur Mitte hin gelegenen Teil des Schläfenlappens. Die Amygdala ist an unserer emotionalen Reaktion auf Ereignisse und Informationen beteiligt und trägt zur Entscheidung über unser Verhalten angesichts potenzieller Gefahren bei. In bildgebenden Verfahren zeigt die Struktur während negativer emotionaler Erfahrungen eine erhöhte Aktivität und vergrößert sich, wenn wir wiederholte oder langfristige Stressperioden durchleben. Durch einen vergrößerten Mandelkern kann man leichter in einen Stresszustand kommen oder „dichtmachen".[71]

Der Hippocampus befindet sich am inneren Rand des Schläfenlappens und grenzt an den Mandelkern; dort speichern wir unsere nicht-traumatischen Erlebnisse. Mit der Vergrößerung des Mandelkerns schrumpft der Hippocampus, da er ständigen Bedrohungen und gefährlichen Erfahrungen ausgesetzt wird.[72]

Die Vergangenheit hinter sich lassen, um sich wieder auf die Zukunft zu besinnen

Nach einem Trauma erholt man sich leichter, wenn man sich an seine Lebensträume, seine Berufung und/oder die Ziele erinnert, die dem Leben einen Sinn geben.

Ich fragte meine Klientin, die Opfer häuslicher Gewalt wurde: „Welchen Lebenstraum hatten Sie, den Sie vergessen haben? Was möchten Sie tun?“ Sie antwortete, sie wolle für ein gutes Leben für sich und ihren Sohn sorgen. So begann sie, nach vorne zu schauen und ihre Zukunft zu gestalten, anstatt sich darauf zu fixieren, was in der Vergangenheit geschehen war.

Nach meiner Erfahrung kann jemand, der ein einmaliges traumatisches Erlebnis hatte, meist schnell zu einem Normalzustand zurückkehren. Im Gegensatz dazu hat ein Opfer von häuslicher Gewalt eventuell über einen langen Zeitraum hinweg eine ganze Reihe von körperlichen und psychischen Angriffen erlitten, sodass ein rasches Zurückfinden zur Normalität eher unwahrscheinlich ist.

Zu einer erfolgreichen Behandlung gehört, dass die Klienten immer wieder von Neuem auf die Ebene von Kontakt und Kommunikation gebracht werden, bis sie stabil genug sind, damit die Selbstregulierung greift und eine normale Funktion einsetzt. Die ehemaligen Träume wiederzufinden, kann bei diesem Prozess sehr hilfreich sein.

Die posttraumatische Belastungsstörung (PTBS)

Die posttraumatische Belastungsstörung, die manchmal als posttraumatisches Belastungssyndrom bezeichnet wird, ist inzwischen eine häufig gestellte Diagnose. Durch die Kriege im Irak und in Afghanistan wird uns zunehmend bewusst, wie ungeheuer groß die Anzahl der ehemaligen Kämpfer ist, die unter solch einer post-traumatischen Belastung leiden.

Trauma und autonomes Nervensystem

Wer ein widerstandsfähiges autonomes Nervensystem hat, kehrt im Idealfall eine gewisse Zeit nach dem traumatischen Ereignis wieder in den Zustand von Kontakt und Kommunikation zurück. Leider klappt das bei vielen Menschen nicht.

Jeder Mensch macht heftige, schockierende und quälende Erfahrungen, doch jeder reagiert auf ähnliche Vorfälle anders. Manche können schnell darüber hinwegkommen, sind dann wieder im Gleichgewicht, ausgeglichen und sozial zugewandt und führen ihr Leben weiter. Andere werden durch das Geschehene verändert, und die Auswirkungen können lange andauern, den Betroffenen erschöpfen oder auch ganz außer Gefecht setzen, unter Umständen sogar für den Rest seines Lebens.

Jedoch zieht ein Trauma nicht bei jedem Menschen einen chronischen Stresszustand nach sich. Bei vielen Menschen bleibt faktisch der hintere Vagus-Ast aktiv, sie zeigen ein depressives Verhalten; die Beschreibung ihres Zustands als „posttraumatische Stressbelastung" ist aber ungenau und irritierend und führt dazu, dass eine entsprechende Behandlung keine Wirkung zeigt. Es wäre zutreffender, von zwei verschiedenen möglichen Folgen eines Traumas zu sprechen: Dem Zustand der chronischen, post-traumatischen Aktivierung des sympathischen Grenzstrangs (der Kampf- oder Fluchtreaktion auf Stress) oder dem Zustand der posttraumatischen chronischen Aktivierung des hinteren Vagus-Astes (Rückzug oder „Dichtmachen").

Manchmal schwankt ein Mensch mit posttraumatischer Belastung zwischen diesen beiden Zuständen hin und her, die beide die Wiederherstellung von Kontakt und Kommunikation verhindern. Das Problem vieler

Soldatinnen und Soldaten, die mit der Diagnose einer posttraumatischen Belastungsstörung zurückkehren, besteht oft darin, dass ihre Behandler über keine wirksamen Behandlungsmethoden verfügen. Daher leben viele der Menschen, die ihrem Land im Kampf gedient haben, leider in sozialer Isolation und eine alarmierende Anzahl von ihnen begeht Selbstmord.

Meiner Meinung nach ist der Begriff „PTBS" zu unspezifisch, irreführend und verwirrend. Dieses „Etikett" beschreibt eine kontinuierliche physische und emotionale Reaktion auf ein Ereignis, das irgendwann in der Vergangenheit stattgefunden hat. Damit ist kein Hinweis auf die Art der Probleme verbunden, die eine aktuelle Folge des Traumas sind, lediglich die Bestätigung, dass eine Traumatisierung stattgefunden hat und weiterhin nachwirkt.

Viele Betroffene, die mit einer PTBS-Diagnose zu mir kommen, haben keine Stressbelastung im Nervensystem (durch die Aktivierung des Grenzstrangs des Sympathikus), sondern befinden sich faktisch in einem Zustand, in dem der hintere Vagus-Ast chronisch aktiviert ist. Sie sind nicht für den Kampf oder die Flucht mobilisiert, sondern stecken in der Immobilisierung fest und leiden unter Angst, Apathie und Hoffnungslosigkeit. Versucht man sie zu behandeln, als wären sie stressbelastet, kann das kontraproduktiv sein.

Ein klareres und eher zielführendes Bild ergibt sich durch die Unterscheidung zwischen einer post-traumatischen Belastung und einer posttraumatischen Abschaltung. Sind die Verhaltensweisen und Symptome des Patienten ein Zeichen der Sympathikusaktivierung oder einer Aktivierung des hinteren Vagus-Astes? Die Aktivierung des sympathischen Grenzstrangs führt zu dem, was wir normalerweise als Stressverhalten bezeichnen, die Aktivität des hinteren Vagus-Astes dagegen zu Rückzug und depressivem Verhalten. Ein Abschalten, egal in welchem Maße, tritt durch einen Aktivitätsanstieg in hinteren (dem alten) Vagus-Ast ein. Die Säugetiere sowie alle anderen Phyla (Stämme, Rangstufen, ein Begriff aus der biologischen Systematik; Anm. d. Übers.) und fast alle Wirbeltiere auf der evolutionären Leiter bis hinunter zu den kieferlosen Fischen wie den Neunaugen, zeigen diese Reaktion des Abschaltens.

Bei der Behandlung der post-traumatischen Belastungsstörung richten Therapeuten ihr Augenmerk tendenziell eher auf das Trauma selbst als auf die psychophysiologische Fixierung, die auf das Geschehen folgte. Die Erfahrung ins Gedächtnis zurückzurufen und mit jemandem darüber zu sprechen, ist sicher eine Möglichkeit, die post-traumatische Belastung zu verringern, aber nicht die einzige; dieser Ansatz kann auch scheitern, da es durch das erneute Erzählen unter Umständen zu einer Retraumatisierung des Betroffenen kommt. In vielen Fällen ist es einfacher und wirksamer, wenn ein Therapeut die Schilderung des Geschehens umgeht und mit Übungen oder manuellen Maßnahmen arbeitet, um das System von Kontakt und Kommunikation wiederherzustellen.

An einem Projekt in Dänemark waren mehrere Therapeuten beteiligt, die Traumaopfer der Kriege in Afghanistan und im Irak behandelten. Zu den Therapeuten gehörten klassische Psychologen, ein Craniosacral-Therapeut und Körpertherapeuten, die ganz unterschiedlich arbeiteten. Alle Probanden erhielten dieselbe Anzahl von Sitzungen, die verbale und non-verbale Therapien beinhalteten. Manche begannen mit der Craniosacral-Therapie, gefolgt von anderen Körpertherapien, und andere mit den eher klassischen, verbalen Therapieformen.

Bei der Betrachtung der Resultate stellten die Therapeuten fest, dass die Probanden, die mit der nonverbalen Craniosacral-Therapie begonnen hatten, bessere Ergebnisse erzielten als jene, die zuerst von ihren Erlebnissen erzählten. Marc Levin, einer der Psychologen, vermutete, dass Menschen, die nach der Körpertherapie ein Gefühl von Sicherheit empfanden und entspannt waren, stärker und dadurch offener waren, als sie von ihren Erlebnissen erzählten. Wenn sie dagegen zuerst über ihre Erlebnisse sprachen, schienen sie sich schwerer damit zu tun, sie loszulassen; bei manchen von ihnen kam es vielleicht tatsächlich zu einer erneuten Stimulierung des Traumas.[73]

Erinnern sich Menschen in einer Therapiesitzung wieder an traumatische Ereignisse, geraten sie eventuell in einen Trance-ähnlichen Zustand und gelangen erneut in den emotionalen Zustand, der während dieses Traumas bestand. Macht dann der Therapeut eine Bemerkung, etwa „Das war schrecklich“, wird diese der Erfahrung des Betroffenen noch zusätzlich aufgeprägt, sodass es sich jetzt nicht mehr nur um die eigene Überzeugung des Klienten handelt. Nun gibt es noch jemanden – eine Autoritätsperson – die den Leidensdruck bestätigt, und das kann seine Wirkung eventuell verstärken. Daher ist es möglich, dass Menschen nach ihrer Sitzung in einem schlechteren Zustand sind als davor.

Aktivität des hinteren Vagus-Astes und PTBS

Ziel meiner Behandlungen von Menschen mit post-traumatischer Belastungsstörung ist, sie aus dem aktiven sympathischen Grenzstrangkreislauf oder dem aktiven dorsalen Vagus-Ast herauszuholen und in einen Zustand von Kontakt und Kommunikation zu bringen. Die nächste Herausforderung besteht darin, dies zu wiederholen, wann immer es nötig ist, damit die Betroffenen sozial zugewandt bleiben.

Die Annahme, ein aktiver hinterer Vagus-Ast sei ein rein psychisches Problem und mit verbalen Methoden zu behandeln, ist falsch; ein psychophysiologischer Zustand ist die treffendere Bezeichnung dafür. Ärzte behandeln seelische Manifestationen des aktiven hinteren Vagus-Astes oft biochemisch, mit Antidepressiva, von denen viele als Stimulanzien wirken und das Nervensystem in einen Erregungszustand versetzen. Das hilft zwar, die Menschen allgemein zu mobilisieren, führt jedoch nicht zu den gewünschten sozialen Verhaltensweisen oder dazu, dass sie Glück und Freude empfinden können.

Ein neues Verständnis von Stress und der Rolle der Vagus-Äste kann sehr hilfreich bei der Behandlung vieler psychiatrischer und psychischer Erkrankungen sein. Physiologische Zustände, die durch die Aktivierung viszeraler Organe über den hinteren Vagus-Ast gesteuert werden, führen zu einem enormen Abfluss von Ressourcen und dem Verlust von Lebensqualität – nicht nur bei den Betroffenen selbst, ihren Familien und den Menschen in ihrem Umfeld, sondern auch hinsichtlich der wirtschaftlichen Auswirkungen auf die Gesellschaft durch die Behandlungskosten dieser psychischen Probleme. Ich glaube, dass es möglich ist, das autonome Nervensystem eines depressiven Menschen mit den in diesem Buch beschriebenen einfachen und kostenlosen manuellen Techniken wieder optimal funktionsfähig zu machen.

Die Wiederherstellung der Funktion nach einem traumatischen Ereignis

Das autonome Nervensystem besitzt normalerweise die Fähigkeit zur Selbstregulierung. Fühlen wir uns in unserer Umgebung und in unserem Körper sicher, dann ist die soziale Zugewandtheit – der Austausch und entspannte Umgang mit anderen – ganz normal. Entsprechend können wir uns in einer Ruhe-Phase ohne Angst befinden, um zu entspannen, den Körper wieder aufzubauen und uns fortzupflanzen.

Durch den mit dem Gefühl von Sicherheit verbundenen sozialen Umgang mit anderen Menschen erlangt man oft die Fähigkeit wieder, aus einem Zustand von Stress und Abschaltung zur sozialen Zugewandtheit zurückzukehren. Das geschieht jedoch nicht immer. Die aktuelle Situation, die zu Stress und Abschaltung geführt hat, ist vielleicht vorüber; wir rennen oder kämpfen nicht mehr und es gibt keine weitere Bedrohung oder Gefahr – doch unser Nervensystem kann in der Vergangenheit steckenbleiben und in einem Zustand von Kampf, Flucht oder Erstarrung (Dissoziierung) bleiben. Die post-traumatische Belastung tritt auf, wenn die Überlebensreaktion (Kampf, Flucht oder Erstarrung) ausgelöst wurde, aber nicht vollständig abfließen konnte.

Wenn unser Nervensystem nicht mehr ordnungsgemäß gesteuert wird, ziehen wir uns zurück. Wir verlieren den Kontakt zu unserem Körper, zu anderen Menschen oder zum Hier und Jetzt. Wir agieren ineffektiv und wehrlos. Das wird durch viele häufig benutzte Redewendungen ausgedrückt, zum Beispiel: „den Kontakt verlieren", „verpeilt sein", „außer sich sein". Bezogen auf das Nervensystem haben wir die Funktion im vorderen Vagus-Ast verloren. Das kann man an dem in Kapitel 4 beschriebenen Test der Vagusfunktion beobachten.

Zur Wiederherstellung der Selbststeuerungsfunktion des Vagus bedarf es bestimmter Aktionen, um sich erneut zu erden, wieder zur Vernunft zu kommen, in seinem Körper zu sein und ins Hier und Jetzt zurückzukehren. Manchen Menschen hilft Meditation, manchen das Gebet, andere gehen angeln oder suchen sich einen ruhigen Platz, an dem sie allein sind und über alles nachdenken können.

In Teil 2 dieses Buches stelle ich einige Übungen vor, mit deren Hilfe die meisten Menschen die Funktion des vorderen Vagus-Astes innerhalb von wenigen Minuten wiederherstellen und wieder in Kontakt mit sich selbst kommen können. Ich präsentiere auch eine manuelle Technik, die sogenannte neuro-fasziale Release-Technik, durch die man einem anderen Menschen helfen kann, seine Vagusfunktion wieder zu regulieren.

Manche Menschen suchen vielleicht die Unterstützung eines Therapeuten, Coaches oder eines Lehrers. Dabei kommt es nicht darauf an, wie diese Gesundheitsfachleute ihre Methode nennen oder welche positiven Ergebnisse sie damit erzielen können, sondern ob ihre Methode dem Betroffenen tatsächlich hilft. Wenn die Tests vor der Maßnahme eine Funktionsstörung des vorderen Vagus ergaben, dann sollten die gleichen Tests nach der Maßnahme ergeben, dass der vordere Vagus wieder funktioniert.

Wenn man versucht, die Steuerung des Nervensystems über das Sozialverhalten wiederherzustellen, dann sollte gewährleistet sein, dass die Menschen im eigenen Umfeld selbst ein gut funktionierendes autonomes Nervensystem haben. Das ist einfach zu überprüfen; man muss sich lediglich fragen: „Geht es mir besser, wenn ich mit ihnen zusammen gewesen bin?“ Jeder hat schon die Erfahrung gemacht, dass es ihm nach einem Kontakt mit bestimmten Menschen schlechter ging.

Wenn man ausgeglichen ist und die Selbststeuerung wieder funktioniert, sollte man den Menschen mehr Widerstandskraft entgegensetzen können, die einem zuvor nicht gutgetan haben. Im Idealfall beeinträchtigen sie einen in geringerem Maße oder man erholt sich zumindest schneller. Auch wenn es mitunter gelingt, weniger Zeit mit unangenehmen Menschen zu verbringen, kann man sich ihnen nicht immer entziehen; daher ist es hilfreich, belastbarer zu sein.

Geduld ist ebenfalls wichtig. Konnte man sich schon einmal selbst helfen, wird es beim nächsten Mal einfacher. Zum Leben gehört eine ständige Abfolge von Herausforderungen, Bedrohungen und Gefahren, und die Regulierung ist ein fortwährender Prozess, bei dem die nächste Schwierigkeit erfolgreich in Angriff genommen werden muss, sobald sie auftaucht. Wer geerdet bleiben kann, sich nicht aufregt und sich einen gut funktionierenden vorderen Vagus-Ast erhält oder ihn rasch wiederherstellt, tut sich mit der Bewältigung neuer Herausforderungen leichter.

Depressionen und das autonome Nervensystem

Depressionen stehen weiter an der Spitze der Ursachen krankheitsbedingter Einschränkungen in den Vereinigten Staaten und Kanada und machen 10 Prozent aller Beeinträchtigungen durch Krankheit aus.[74] In den letzten Jahren verschreiben die Ärzte immer mehr Antidepressiva.[75] In Dänemark, wo ich lebe, werden sie von fast 8,3 Prozent der Bevölkerung genommen.[76] Sie sind die häufigste Behandlungsform bei Depressionen und stehen gegenwärtig an dritter Stelle der verschreibungspflichtigen Medikamente in den USA, mit einem weltweiten Umsatz von 9,8 Milliarden Dollar im Jahr 2013.[77]

Typisch für Menschen, bei denen eine Depression diagnostiziert wurde oder die niedergeschlagen sind, ist das verloren gegangene Interesse an Aktivitäten, an denen sie einmal Freude hatten. Sie haben entweder keinen Appetit oder essen zu viel oder sie haben mit anderen Verdauungsproblemen zu tun. Sie haben weniger Energie, werden inaktiv, introvertiert, apathisch, hilflos und ungesellig. Sie können sich traurig, ängstlich, leer, hoffnungslos, wertlos, schuldig, reizbar, beschämt oder ruhelos fühlen. Sie sind eventuell lethargisch und empfinden einen Energiemangel sowie einen Mangel an zielgerichteter Aktivität. Sie können Probleme mit der Konzentration, der Detailerinnerung oder dem Treffen von Entscheidungen haben und werden oft von Fibromyalgieschmerzen geplagt. Sie denken eventuell über Selbstmord nach, unternehmen möglicherweise einen Versuch oder begehen im schlimmsten Fall tatsächlich Suizid. All das können die Symptome eines aktiven hinteren Vagus-Astes sein.

Sucht man einen Arzt auf, weil man sich nicht gut fühlt, stellt dieser aufgrund der Antworten auf seine Fragen möglicherweise fest, dass man depressiv oder extrem gestresst ist. Anstatt die Möglichkeit in Betracht zu ziehen, dass es sich um einen vorübergehenden Zustand handelt, nimmt er an, dass er – zumindest für den Moment – dauerhaft ist und verschreibt ein Medikament. Oft dauert es eine Weile, bis die Dosierung entsprechend angepasst ist und eine Besserung eintritt. Dass Medikament wird dann vielleicht monate- oder sogar jahrelang eingenommen.

Viele Menschen, die zu mir kommen, möchten ihre Medikamente absetzen. Ich bestärke sie zwar in diesem Wunsch, sage ihnen aber auch, dass sie das nur in Absprache mit dem Arzt tun können, der sie verordnet hat. Ich empfehle außerdem, sich im Internet über Nebenwirkungen zu informieren und alles über mögliche Entzugssymptome nach dem Absetzen in Erfahrung zu bringen. Eine im *Journal of the American Medical Association* veröffentlichte Studie wies nach, dass Antidepressiva bei leichten Depressionen nicht besser wirken als Placebos.[78] Es ist allseits bekannt, dass diese Medikamente oft unangenehme Nebenwirkungen haben. Dennoch gehören sie mit jährlich 270 Millionen Verschreibungen nach wie vor zur Klasse der am häufigsten eingenommenen Arzneimittel in den USA.[79]

Das wirft naheliegende Fragen auf: Warum verschreiben Ärzte so viele Antidepressiva? Könnte ein neuer Ansatz von Vorteil sein? Ich glaube, dass das zugrunde liegende Problem die fehlende Kenntnis des autonomen Nervensystems ist, das normalerweise flexibel und widerstandsfähig sein und nur vorübergehend von Stressfaktoren beeinträchtigt werden sollte. Die Polyvagal-Theorie könnte wegweisend für diesen neuen Ansatz sein.

Der Schwerpunkt der medizinischen Literatur liegt generell auf der Physiologie von chronischem Stress und widmet der Physiologie, die einer Depression zugrunde liegt, weniger Aufmerksamkeit. Wenn Menschen mit einer von einem Psychologen oder Psychiater diagnostizierten Depression zu mir kommen oder ein depressives Verhalten zeigen, stelle ich fest, dass ihr Problem meist von einem aktiven hinteren Vagus-Ast begleitet wird.

Vor der Polyvagal-Theorie gab es für Probleme mit dem hinteren Vagus-Ast kein physiologisches Modell in Bezug auf das Nervensystem, und vielleicht liegt es ja daran, dass eine sichere, wirksame Behandlung ohne Medikamente für eine Krankheit wie die Depression so schwer zu finden war. Der Schwerpunkt von Stephen Porges Polyvagal-Theorie liegt auf den Zusammenhängen zwischen autonomem Nervensystem, den Emotionen und unserem Verhalten, und Psychologen, Psychiater und viele begabte, einfühlsame Traumatherapeuten sind zunehmend daran interessiert, die Erkenntnisse seiner Arbeit in der Praxis umzusetzen.

Die bipolare Störung

Die bipolare Störung ist ein Verhaltensmuster, das durch Perioden von erhöhter Aktivität, Hochgefühl und Euphorie („Manie") im Wechsel mit Perioden depressiven Verhaltens gekennzeichnet ist.

Auf die Manie mit erhöhter Energie folgt ein aktiver hinterer Vagus-Ast, der als Zustand mit großem Energieverlust erlebt wird. Bei manchen Menschen liegen zwischen diesen Stimmungsschwankungen Perioden von „normalem" Empfinden, bei anderen wechseln sich beide Zustände übergangslos ab. Solche Menschen sind oft vom Gefühl für ihren Körper abgekoppelt und können unter psychotischen Symptomen wie Wahnvorstellungen und Halluzinationen leiden. Bis zu vier Prozent der US Bevölkerung sind von bipolaren Problemen betroffen.[80]

Aus Sicht der Polyvagal-Theorie kann die manische Phase als Grenzstrang-Aktivierung des Sympathikus betrachtet werden. Im Zustand der Manie verausgabt sich der Betroffene in Bezug auf seine Energie und tut viele Dinge, die ihm nicht unbedingt Freude bereiten oder ihn zufriedenstellen.

Viele Klienten erzählen mir, dass sie von einem sachkundigen Psychologen oder Psychiater diagnostiziert wurden. Ich bin nicht dazu ausgebildet, psychologische oder psychiatrische Diagnosen zu stellen; meine Beobachtungen beruhen auf Einzelfällen bei der Behandlung dieser Klienten. Es scheint bemerkenswert, dass dieselbe Methode – Techniken zur Herstellung von Kontakt und Kommunikation – so vielen Menschen mit verschiedenen psychologischen oder psychiatrischen Diagnosen, einschließlich der bipolaren Störung, helfen kann.

Fallgeschichte: Bipolare Störung

Vor einigen Jahren kam eine Frau in den Fünfzigern zur Craniosacral-Therapie zu mir. Ich fragte sie, welche positive Veränderung sie erreichen möchte. Sie sagte, sie habe Gutes von unserer Form der Craniosacral-Therapie gehört und „möchte sich mehr entspannen."

Sie erzählte von der bipolaren Störung, die bei ihr diagnostiziert wurde, und dass sie im Laufe der vergangenen 20 Jahre regelmäßig in einer psychiatrischen Klinik gewesen sei. Perioden von Lethargie wechselten sich bei der Klientin mit solchen von hektischer Aktivität ab.

In Dänemark ist das System der psychiatrischen Versorgung in manchen Krankenhäusern ziemlich flexibel. Wenn Patienten eingewiesen und eine Zeit lang behandelt wurden, können sie den Psychiater um eine Entlassung bitten, wenn sie glauben, dass sie zurechtkommen, und sie können sich später erneut einweisen lassen, wenn sie das Gefühl haben, dass es nötig sei. Diese Klientin erzählte mir, wenn sie keine Depressionen habe, fühle sie sich krampfhaft zum Handeln gezwungen, um alles zu erledigen. Wenn sie dann in die Depression abstürze, lasse sie sich wieder in die Klinik einweisen.

Als die Frau mir ihre Geschichte erzählte, sah ich an ihrer Körpersprache, dass sie in einem dissoziierten Zustand war und das wurde durch ihre Worte bestätigt. Anstatt geerdet zu sein und in sich zu ruhen, sprach sie davon, dass sie das Gefühl habe, von außen zuzusehen, wie ihr Leben an ihr vorüberging.

Viele Frauen machen nach einer Geburt eine depressive Phase, eine sogenannte postpartale Depression durch, und bei dieser Frau hatte die bipolare Störung kurz nach der Geburt ihres Sohnes begonnen. Es ist nicht ungewöhnlich, dass es dadurch zu einer Krise in der Ehe und bei den Frauen selbst kommt. Da ihr aktiver hinterer Vagus-Ast zur Depression führt, hat der Ehepartner eventuell das Gefühl, sie sei nicht mehr die Frau, in die er sich einmal verliebt hat. Das Leben dieses speziellen Paares nahm eine unglückliche Wende, da die Geburt ihres Kindes ihnen nicht die Freude bescherte, von der sie geträumt hatten.

Die postpartale Depression kann sich bei einer schweren Geburt verschlimmern, insbesondere, wenn es zu einem Notkaiserschnitt kommt. Auch wenn er aus medizinischen Gründen notwendig ist, um das Leben des Kindes oder der Mutter zu retten, ist er für den Körper der Frau trotzdem ein Schock und hinterlässt nicht nur in der Bauchmuskulatur, sondern auch in der Gebärmutter Narbengewebe. Es kann Jahre dauern, bis eine Frau solch eine postpartale Depression überwindet und manchen Frauen gelingt es nie.

Ich erklärte der Klientin, dass ich für die Behandlung ihres psychiatrischen Leidens nicht qualifiziert sei, aber versuchen würde, ihre Entspannung zu unterstützen, indem ich für eine bessere Anpassungsfähigkeit des autonomen Nervensystems sorge. Als Körpertherapeut achte ich gewissenhaft darauf, nicht den Eindruck zu vermitteln, dass ich jedes psychiatrische Problem erfolgreich behandeln könne. Bei der Behandlung von Patienten mit psychiatrischen Diagnosen fühle ich mich nicht immer ganz wohl, manchmal lehne ich sie auch ab. Wenn Sie als Therapeut in einem solchen Fall jemals Zweifel haben, können Sie den Klienten immer bitten, seinen Psychiater oder Psychologen aufzusuchen, der dann entscheidet, ob Gründe gegen Ihre Behandlung sprechen.

Ich stellte fest, dass die ersten beiden Halswirbel der Klientin verschoben waren und dass es ihr vielleicht guttun würde, wenn wir die Funktion des vorderen Vagus-Astes verbessern könnten. Ich zeigte ihr die Grundübung, um die Position der Wirbel zu verbessern. Bei der Überprüfung danach waren die beiden Halswirbel weniger verschoben und die Funktion des vorderen Vagus-Astes war zufriedenstellend.

Als die Frau eine Woche später zu ihrer nächsten Sitzung kam, schien sie ein anderer Mensch zu sein; sie war ruhig und zentriert. Ich überprüfte die Vagus-Funktion und die Position der ersten beiden Halswirbel. Alles war noch in Ordnung; die Wirkung der ersten Sitzung hatte angehalten. Sie erzählte, sie habe nun eine gute Energie und könne Dinge erledigen, doch in aller Ruhe. Sie sagte, sie sei zuversichtlich und so weit, dass sie mit ihrem Leben wieder zurechtkomme.

Ich hatte den Eindruck, dass wir das Problem in ihrem Nervensystem gelöst hatten. Sie war von einer bipolaren Störung betroffen und hatte sich zwischen Agitiertheit und Rückzug hin und her bewegt, ohne den Weg zu Kontakt und Kommunikation zu finden. Da sie nun aus der sozialen Zugewandtheit heraus agieren konnte, fühlte sie sich stark und ihr Nervensystem war anpassungsfähig. Wenn Sie nun Stress hatte oder vorübergehend „dichtmachte“, gelang es ihr, wenn die Herausforderung vorüber vor, wieder zur sozialen Zugewandtheit zurückkehren.

Ich sagte ihr, sie könne jederzeit wiederkommen, wenn sie glaubte, erneut Hilfe zu brauchen. Zudem riet ich ihr, einen guten Psychologen aufzusuchen, und deutete an, dass sie Hilfe gebrauchen könne, um ihre Beziehungen neu zu ordnen und ihre Zukunftspläne zu strukturieren.

Inzwischen ist ihr Sohn erwachsen und führt sein eigenes Leben. Meine Klientin drückte ihr Bedauern darüber aus, dass sie wegen der zahlreichen Aufenthalte in der psychiatrischen Klinik so viele Erfahrungen als Mutter versäumt hatte. In den zwanzig Jahren seit der Geburt hatte sie auch die Gelegenheit zu einer Ausbildung, einem Beruf und einer sinnvollen Arbeit verpasst. Sie lebte außerdem mit einem Mann zusammen, der zu ihrem Leben gepasst hatte, solange sie noch manisch-depressiv gewesen war, doch ihre Beziehung stimmte für sie nicht mehr.

Sie war jedoch nicht traurig, sondern verhalten optimistisch. Bei der Beurteilung ihrer Situation war sie weder manisch, noch depressiv; sie war ruhig und sprach mit klarer Stimme, als sie ihre Entschlossenheit ausdrückte, ihr Leben gut und sinnvoll für sich zu gestalten.

ADHS und Hyperaktivität

Ich glaube, dass es bei Kindern mit einer Aufmerksamkeits-Hyperaktivitätsstörung (ADHS) außer der chronischen Stimulation des sympathischen Nervensystems eventuell noch eine weitere körperliche Ursache gibt.

Ich hatte fünf Klienten – alles Jungen mit ADHS – gleichzeitig und stellte fest, dass alle fünf eine Hiatushernie (Zwerchfellbruch) hatten.[81] Das gab zu der Vermutung Anlass, dass sie ständig ihre Position veränderten, um den Grad der Spannung im Zwerchfell zu verändern. Nach einigen

Sekunden wurde auch die neue Position unangenehm, und so mussten sie sich erneut bewegen.

Mit einer Kombination zweier neuer Techniken konnte ich ihre Symptome lindern. Die Grundübung befasste sich mit einer Funktionsstörung im oberen Vagus und es kam zur Entspannung des oberen Drittels der Speiseröhre. Danach wurde das Zwerchfell durch die Technik für die Hiatushernie sanft gedehnt, sodass der Magenanteil, der in die Hernie gelangt war, wieder zurückrutschen und seine normale Lage einnehmen konnte.

Viele Menschen erhalten von einem Psychologen oder Psychiater eine Diagnose, bei der nicht berücksichtigt wird, dass ihre Probleme auch von einer Funktionsstörung des autonomen Nervensystems kommen können. Nach meiner Erfahrung verringern sie sich oder verschwinden oft ganz, wenn man die Betroffenen in einen Zustand bringt, in dem der vordere Vagus-Ast aktiv ist.

Kapitel 7

Störungen aus dem autistischen Formenkreis

Zu den Störungen aus dem autistischen Formenkreis (ASD, von engl. *autistic spectrum disorder*) zählen Autismus, das Asperger-Syndrom (eine Kontakt- und Kommunikationsstörung, die als abgeschwächte Form von Autismus gilt; Anm. d. Übers.) und andere Beeinträchtigungen. (ADHS gehört nicht dazu). ASD umfasst ein breites Spektrum von Symptomen und Einschränkungen, die bei Kindern oder Erwachsenen auftreten können. Diese Symptome, von denen man annimmt, dass sie entwicklungsbedingte Störungen im Gehirn sind, können zu erheblichen sozialen, verhaltens- und kommunikationsbedingten Herausforderungen führen. Neuronale Untersuchungen gibt es dafür jedoch nicht.

Autismus kommt in vielen verschiedenen Formen vor. Die Störungen beeinträchtigen jeden Betroffenen ganz individuell und reichen von sehr leichten bis zu sehr schweren Fällen. Einige Symptome sind bei allen Autisten gleich; sie scheinen Informationen in ihrem Gehirn anders zu verarbeiten als andere Menschen. Die genauen Ursachen der Störungen aus dem autistischen Formenkreis sind unbekannt, doch die Forschung legt nahe, dass sowohl die Gene als auch die Umwelt eine wichtige Rolle spielen.

Belege, die auf die genetische Komponente hinweisen, beruhen zum Teil auf der Beobachtung eineiiger Zwillinge; ist einer von ihnen Autist, besteht eine hohe Wahrscheinlichkeit, dass auch der andere betroffen ist. Doch obwohl Hunderte von Millionen Dollar aufgewendet werden, ist der Forschung die Identifizierung entsprechender, eventuell fehlerhafter Gene bisher nicht gelungen. Im Idealfall dauert es nicht mehr lange, bis man entsprechende Erkenntnisse hat, gegenwärtig bietet die Genforschung aber keine Grundlage für eine erfolgreiche Behandlung.

Diagnosen von Störungen aus dem autistischen Formenkreis beruhen hauptsächlich auf Verhaltensbeobachtungen von Psychologen. Bei den entsprechenden Untersuchungen werden jedoch die physiologischen Signale aus dem sozialen Nervensystem, dem Teil des autonomen Nervensystems, der für Kontakt und Kommunikation zuständig ist, meist nicht berücksichtigt. Doch der emotionale Zustand wird zum Teil vom autonomen Nervensystem bestimmt und ist ein Einflussfaktor, der mitentscheidend für das Verhalten ist. Ich glaube, wir können das Verhalten eines Menschen verändern, wenn wir seinen emotionalen Zustand verändern.

Sind einige Fälle von Störungen aus dem autistischen Formenkreis eventuell als Ausprägungen einer Störung des autonomen Nervensystems zu verstehen? Die betroffenen Menschen befinden sich oft in einem chronischen Zustand von Kampf oder Flucht oder von Rückzug aufgrund eines aktiven hinteren Vagus-Astes. Manchmal wechseln sie ohne ersichtlichen Grund plötzlich von einem Zustand in den anderen und treffen ihre Betreuer damit unvorbereitet. Ihr Verhalten ist oft nicht vorhersehbar und der Situation nicht angemessen.

Aufgrund meiner Erfahrung schlage ich vor, auch die Beurteilung des vorderen Vagus-Astes in die diagnostischen Untersuchungen einfließen zu lassen. Liegt dort eine Funktionsstörung vor, könnte man nachfolgend feststellen, ob es zu einer positiven Verhaltensänderung bei den Betroffenen kommt, wenn sie durch eine Optimierung der Funktion dieses Nervs in einen Zustand von Kontakt und Kommunikation versetzt werden. Ich bin fest davon überzeugt, dass dem so wäre.

Wie weit ist Autismus verbreitet?

Durch die steigende Zahl von Menschen, bei denen eine Störung aus dem autistischen Formenkreis diagnostiziert wird, haben wir es hier mit der am rasantesten zunehmenden Entwicklungsbeeinträchtigung zu tun, deren jährliche Zuwachsrate in den Vereinigten Staaten bei 10 bis

17 Prozent liegt. Schätzungen des Überwachungsnetzwerks für Autismus und Entwicklungsstörungen (ADDM, für engl. *Autism and Developmental Disabilities Monitoring Network*) der CDC (US-Zentren für Krankheitskontrolle und Prävention) zufolge wird etwa bei jedem 68. Kind eine autistische Störung festgestellt.[82] Laut anderer Schätzungen ist eines von 90 Kindern betroffen.[83]

Einmal abgesehen von dem massiven persönlichen Leid, das mit Sicherheit am schwersten zu Buche schlägt, sind auch die wirtschaftlichen Kosten von Autismus enorm, da die Inanspruchnahme von Autismus-bedingter Gesundheitsfürsorge und anderen Diensten sprunghaft ansteigen. In den USA betragen die Kosten durch Autismus bei einer durchschnittlichen Lebenserwartung 2,4 Millionen Dollar pro Betroffenem[84] und belaufen sich insgesamt auf jährlich 20 Milliarden Dollar.[85] Anderen Schätzungen zufolge beläuft sich die Unterstützung autistischer Kinder in den USA auf 61 bis 66 Milliarden Dollar pro Jahr, für erwachsene Autisten schlägt sie mit geschätzten 175–196 Milliarden Dollar jährlich zu Buche.[86]

Noch wichtiger ist jedoch der rein menschliche Aspekt. Die Eltern zahlen einen hohen seelischen Tribut, der finanziell gar nicht zu beziffern ist. Bevor das Kind geboren wurde, setzten sie Träume und Hoffnungen in eine ganz normale gesunde Familie; je nach Schwere der Krankheit sind Autisten aber oft gar nicht arbeitsfähig oder selbst in der Lage, eine eigene Familie zu gründen. Betroffene Eltern müssen daher ganz neue Prioritäten in der Fürsorge für ihre Kinder setzen.

Autismus und das autonome Nervensystem

Ein aktiver sympathischer Grenzstrang und / oder hinterer Vagus-Ast können physiologische Ausprägungen des Nervensystems sein, die bei manchen Menschen zu verschiedenen Diagnosen aus dem Bereich des autistischen Formenkreises führen. Dazu kommen eventuell auch körperliche Probleme, die durch eine Fehlsteuerung in ihren Organen entstehen.

Die Familie oder die Betreuungspersonen stellen vielleicht fest, dass Autisten manchmal selbst ohne ersichtlichen Grund mit Angst und

Panik reagieren. Sie können hypersensibel sein und auf Reize aus der Umgebung reagieren, die andere Menschen gar nicht wahrnehmen, oder werden an etwas erinnert, das sie mit ihrer Vergangenheit in Verbindung bringen – oder sie stellen sich vielleicht einfach nur etwas Gefährliches vor. Für andere Menschen, die dieses Verhalten objektiv betrachten, sind die Reaktionen unbegründet, sie glauben, dass es nichts gibt, worüber man sich aufregen müsste.

Manchmal sind autistische Menschen im Zustand von Kampf und Flucht oder der Abschottung gefangen oder sie wechseln zwischen diesen beiden Zuständen hin und her. In einem Moment können sie sich zurückgezogen haben, in sich gekehrt und apathisch sein, im nächsten Augenblick plötzlich agitiert, ängstlich oder aggressiv. Für andere Menschen, die ihr Verhalten nicht verstehen, reagieren sie scheinbar komisch, unvorhersehbar, was sie unsozial erscheinen lässt. Viele Eltern oder Betreuungspersonen sind verwirrt und überrascht von diesen plötzlichen emotionalen Verhaltensänderungen, weil sie nicht wissen, was sie verursacht haben könnte.

Psychologische Autismus-Tests beurteilen das Verhalten und definieren die verschiedenen Arten von Autismus, doch die zugrunde liegenden physiologischen Faktoren hinsichtlich der Neuinterpretation des autonomen Nervensystems durch Porges werden außer Acht gelassen. Folglich konzentriert sich die Behandlung hauptsächlich auf den Versuch, die Eltern in der Anpassung ihres eigenen Verhaltens an die spezifischen Bedürfnisse ihres Kindes zu schulen, und nicht darauf, den Zustand des Kindes zu verbessern, sodass es diese spezifischen Bedürfnisse gar nicht mehr hat.

Die Polyvagal-Theorie präsentiert ein neues Model, das sich auf verhaltensbedingte, psychosoziale und biologische Prozesse bezieht und autistisches Verhalten mit spezifischen physiologischen Zuständen des autonomen Nervensystems verknüpft. Das gibt uns die Möglichkeit, wirksamere Strategien zur Behandlung von Autismus zu entwickeln.

Wenn wir sehen, dass viele dieser Menschen von ihrem aktiven Grenzstrang oder dem hinteren Vagus-Ast beeinträchtigt werden oder zwischen den Aktivitäten der beiden Strukturen hin- und herschwanken, können wir ohne Weiteres sagen, dass sie nicht sozial gewandt sind. Dann können wir uns auf die Nutzung oder Entwicklung von Maßnahmen konzentrieren, um sie wieder in Kontakt und Kommunikation zu bringen und die Funktionsfähigkeit des vorderen Vagus-Astes sowie der anderen vier zugehörigen Nerven, also ihres sozialen Nervensystems, zu verbessern – was zu einem besseren Sozialverhalten führt.

Stephen Porges entschloss sich, mit autistischen Kindern zu arbeiten und bei vielen von ihnen gelang ihm eine erfolgreiche Verbesserung ihres Verhaltens. Er interpretierte das als Bestätigung dafür, dass das in der Polyvagal-Theorie dargestellte Modell des autonomen Nervensystems durchaus aussagekräftig ist. Seine Arbeit inspirierte mich, und ich behandle Autisten ebenfalls recht erfolgreich.

Hoffnung bei Autismus: Das Hörprojekt

Stephen Porges‘ Polyvagal-Theorie und sein Hörprojekt zeichnen sich maßgeblich dadurch aus, dass sie auf spezialisierte Funktionen der Hirnnerven verweisen, die zu den Muskeln im Mittelohr ziehen, sowie darauf, inwiefern richtiges Zuhören können zu sozialer Zuwendung befähigt.[87]

Porges gelang ein Durchbruch beim Verständnis von der Funktionsweise unseres Gehörs und damit bei einem der Probleme, das etwa 60 Prozent der autistischen Kinder betrifft. Er sprach darüber bei einem Vortrag auf der Breath and Life Conference, der Tagung für Atmen und Leben (23./24. Mai 2009) in London. Er schilderte, inwiefern Probleme, die beim Hören und Verarbeiten von menschlichen Stimmen auftreten, eventuell mit einer mangelhaften Funktion der Hirnnerven V (*Trigeminus*, Drillingsnerv) und VII (*Facialis*, Gesichtsnerv) zusammenhängen – und eben nicht mit dem VIII. (*Vestibulocochlearis*, Hör- und Gleichgewichtsnerv) wie bei der typischen Taubheit – und warum die am Hören beteiligten Mechanismen vielleicht ein wichtiger Teil der Autismus-Symptomatik sind.

Menschen mit Störungen aus dem autistischen Formenkreis stellen Eltern, Lehrer und andere Betreuungspersonen in vielerlei Hinsicht vor eine Herausforderung. Wer mit autistischen Kindern arbeitet, stellt fest, dass sie oft anscheinend nicht verstehen können, was andere Menschen sagen, und sie nicht zu einem normalen Dialog in der Lage sind. Viele Menschen mit Störungen aus diesem Formenkreis scheinen die Bedeutung des Gesagten nicht zu erfassen und viele von ihnen sprechen auch überhaupt nicht. Das ist eine ganz besondere Herausforderung für Psychologen und Psychiater, da verbale, auf Sprache beruhende Therapien nicht zielführend sind.

Die Funktionsprüfung des VIII. Hirnnervs auf ein ausreichendes Hörvermögen ist daher Standard, da dieser Nerv sensorische Fasern tief im Innenohr hat. Die meisten Betroffenen bestehen diesen Standard-Hörtest, der meist in einem ruhigen Raum ohne Hintergrundgeräusche stattfindet, oder bei dem sie Kopfhörer tragen, die alles außer den zu überprüfenden Frequenzen herausfiltern.

Das Problem mit diesem Test besteht bei Menschen mit autistischen Störungen darin, dass er nur einen Teil des Hörvorgangs überprüft. Stephen Porges erkannte, dass Menschen zwei weitere Hirnnerven brauchen, um Gesagtes zu hören und zu verstehen, den Trigeminusnerv (V) und den Gesichtsnerv (VII).

Um sprechen lernen zu können, müssen wir zuerst hören und die gesprochene Sprache verstehen können. Porges fand heraus, dass bei vielen Menschen mit autistischen Störungen eine Funktionsstörung in den Hirnnerven V und VII vorliegt, wodurch genau diese Fähigkeiten beeinträchtigt werden. Diese Nerven entspringen im Hirnstamm und jeder hat mehrere Äste mit verschiedenen Funktionen; zwei davon ziehen zu zwei Muskeln im Mittelohr, der VII. Hirnnerv zum Steigbügelmuskel, dem sogenannten *Stapedius*, einem winzigen Muskel im Mittelohr, und der V. Hirnnerv zum Spanner des Trommelfells, dem *Tensor tympani*, der sich natürlich am Trommelfell befindet.

Greifen wir die Innervation des Stapediusmuskels durch den VII. Hirnnerv heraus: Funktioniert dieser Muskel richtig, senkt er die Tonlautstärke oberhalb und unterhalb der Frequenz der weiblichen menschlichen Stimme ab, sodass ein Kind sich auf den Klang im Frequenzbereich der mütterlichen Stimme konzentrieren, sie vor den Hintergrundgeräuschen hören, von seiner Mutter problemlos sprechen lernen und mit ihr und anderen Menschen kommunizieren kann.

Der VII. Hirnnerv, der den Stapediusmuskel innerviert, besitzt auch andere Äste, und einer von ihnen zieht zu den Gesichtsmuskeln (die auch schon als „Organe des emotionalen Ausdrucks" bezeichnet wurden). Funktioniert dieser Nerv nicht richtig, zeigt sich das oft an einem fehlenden natürlichen Gesichtsausdruck. Gerade das ist ein Merkmal autistischer Kinder und Erwachsener und das macht es für andere Menschen so schwierig, ihre Emotionen bei einem Gespräch zu deuten. Daher neigen sie dazu, Autisten mangelnde Empathie zu unterstellen.

Es gibt eine neurologische Verbindung zwischen dem richtigen Hören und den Muskeln, die für das Öffnen der Augen verantwortlich sind. Der flache Ringmuskel um die Augen wird vom VII. Hirnnerv innerviert, und Menschen mit einem Hörproblem haben oft hängende Augenlider. Wenn wir die Augenbrauen hochziehen – wie wir es machen, wenn etwas eben Gehörtes ein „Augenöffner" ist – kann das zum Verständnis der gesprochenen Sprache beitragen. Alle diese Faktoren deuten darauf hin, dass die ordnungsgemäße Funktion des VII. Hirnnervs für das Hören von Bedeutung ist.

Ein Ast des V. Hirnnervs reguliert die Spannung des Trommelfellspannermuskels, der an der Steuerung der sogenannten Eustachischen Röhre beteiligt ist, die für die Belüftung und den Druckausgleich zuständige Verbindung zum Rachenraum. Der Spanner des Trommelfells ist dem Steigbügelmuskel ähnlich, der die Festigkeit der Knöchelchen im Mittelohr reguliert. Das Anspannen dieser Gehörknöchelchen-Kette (Hammer, Amboss und Steigbügel) erhöht die Spannung des Trommelfells und senkt die Lautstärke von niederfrequenten Hintergrundgeräuschen.

Eine der Aufgaben von Steigbügelmuskel und Trommelfellspanner ist die Dämpfung von Geräuschen, wie sie zum Beispiel beim Kauen entstehen. Kontrahieren sich die Muskeln des Mittelohrs nicht genügend, können die niederfrequenten Geräusche als extrem laut empfunden werden und sogar die menschliche Stimme übertönen. Man nennt das Hyperakusis, Geräuschüberempfindlichkeit. Für Menschen, die darunter leiden, können die auf das Ohr auftreffenden Geräusche störend oder sogar schmerzhaft sein. Manche autistischen Kinder stecken die Finger in die Ohren, um insbesondere niederfrequente Geräusche abzublocken.

Ein solches Kind verarbeitet akustische Informationen nur innerhalb eines begrenzten Frequenzbereichs, sodass das normale Frequenzband der menschlichen Stimme sich in den Hintergrundgeräuschen verlieren kann und die leiseren Töne funktionell verstärkt werden können. Geräuschüberempfindliche Kinder reagieren eventuell übermäßig auf die Stimme anderer Menschen, insbesondere auf die tiefe Stimme mancher Männer. Und wenn sie dann die Finger in die Ohren stecken, kann das dahingehend missdeutet werden, dass das Kind nicht hören will, was man ihm sagt. Dabei versucht es in Wirklichkeit nur, seine Ohren vor einer im Wortsinn schmerzhaften Erfahrung zu schützen.

Niederfrequente Alltagsgeräusche (z. B. Staubsauger, Straßenverkehr oder Rolltreppen) sind für solche Menschen unerträglich laut. Durch die quälenden Hintergrundgeräusche können sie nichts verstehen, wenn sie angesprochen werden, obwohl andere Menschen mit denselben Geräuschen überhaupt keine Probleme haben.

Einer meiner Klienten, ein elfjähriger Junge, steckte immer die Finger in die Ohren, wenn in einiger Entfernung ein Zug vorbeifuhr. Ich hatte das Geräusch bis dahin nie bemerkt, und meine anderen Klienten reagierten anscheinend auch nicht darauf.

Eine andere Art von Funktionsstörung der Muskeln und Nerven kann zum entgegengesetzten Problem mit dem Hören und Verstehen von Gesagtem führen. Der Muskeltonus reicht zur angemessenen Verstärkung des Schalls eventuell nicht aus, sodass nicht genügend davon auf das Ohr auftrifft. Das kann den Anschein haben, als stelle sich das Kind taub und wird oft als mangelndes Interesse an Kommunikation und sozialer Aktivität interpretiert oder als Weigerung, einer Aufforderung nachzukommen.

Manchmal entwickeln Kinder mit diesen Problemen viel Geschick im Lippenlesen und Interpretieren von Körpersprache. Es mag den Anschein haben, dass sie ein Gespräch führen können und gesellig sind –

doch sie haben ein Problem, wenn der Mensch, der spricht, nicht direkt vor ihnen steht und sie nicht von seinen Lippen lesen können.

Auch manche Erwachsene haben Mühe, Gesagtes zu verstehen, wenn sie das Gesicht des Gegenübers nicht sehen können. Wer von den Lippen abliest, richtet seinen Blick auf den Mund, im Gegensatz zu einem Menschen mit normalem Hörvermögen, der seinem Gegenüber beim Zuhören in die Augen oder auch einmal zur Seite schaut. Erwachsene, die Schwierigkeiten mit dem Verstehen haben, wenn mehrere Personen gleichzeitig sprechen, meiden eventuell Partys oder überfüllte Restaurants und ziehen es vor, sich immer nur mit einem Menschen zu treffen. Sie wählen aber vielleicht auch eine andere Strategie und sprechen selbst die ganze Zeit, damit sie nicht preisgeben müssen, dass sie andere nicht verstehen können.

Kinder mit Störungen aus dem autistischen Formenkreis können erhebliche Probleme damit haben, in einem lauten Klassenzimmer den normalen Anforderungen zu entsprechen. Für ein übermäßig geräuschempfindliches Kind kann ein hoher Pegel von Hintergrundgeräuschen schmerzhaft sein, wohingegen Kinder mit einem normal funktionierenden Innenohr denselben Pegel für akzeptabel halten.

Für ein Kind mit einer schweren Geräuschüberempfindlichkeit können Umgebungsgeräusche geradezu zu einer „Schmerzexplosion“ führen, der sie nicht entrinnen können. Die vielfältigen unversehens auftretenden Geräusche im Alltag können sehr belastend sein. Vielleicht ist diesen Kindern aber auch nicht klar, dass sie ein Problem haben; wenn ihre Geräuschüberempfindlichkeit angeboren ist, wissen sie eventuell gar nicht, dass ihre immer wieder plötzlich auftretenden traumatischen Erfahrungen ungewöhnlich sind.

Stellen Sie sich vor, Sie sehen sich einen Film an, dessen Begleitmusik in voller Lautstärke läuft – die Stimmen der Schauspieler schreien Sie an und Sie können es gar nicht erwarten, das Kino zu verlassen. Sie gehen hinaus und halten sich die Ohren zu. Doch was wäre, wenn Sie ein autistisches Kind wären, bei dem dieses „Kino“ im Kopf abläuft und das nicht einfach „hinausgehen“ kann?

Um die Folgen von funktionsgestörten Hirnnerven zu untersuchen – und die Aussagekraft der Polyvagal-Theorie endgültig zu belegen – hat Stephen Porges sein Hörprojekt als Forschungsprogramm konzipiert und mit Teilnehmern aus dem autistischen Formenkreis durchgeführt.[88] In der wissenschaftlich begutachteten Forschungsarbeit beschreibt er seine empirischen Studien mit dem Hörprojekt bei autistischen Kindern (s. unten).

Porges hat mit seinen Forschungen und wissenschaftlichen Veröffentlichungen im Laufe der letzten 20 Jahre neue Wege in der Behandlung von Störungen aus dem autistischen Formenkreis beschritten. Die Identifizierung eines physiologischen Musters, das eventuell zum Teil für autistische Verhaltensweisen verantwortlich ist, stellt einen wesentlichen Durchbruch in unserem Verständnis von Autismus dar und hat die Möglichkeit für neue Behandlungsformen eröffnet. Die von ihm entwickelte Methode hat bereits vielen Menschen geholfen, ihre Fähigkeiten von Kommunikation und sozialem Verhalten zu verbessern.

Porges vermutete, dass der Grund, warum viele autistische Kinder Schwierigkeiten haben, sich sprachlich auszudrücken und mit anderen umzugehen, eine Funktionsstörung in der neuronalen Steuerung der Muskeln im Mittelohr ist, wie oben beschrieben. Der V. und der VII. Hirnnerv, zwei der Hirnnerven des sozialen Nervensystems, entspringen im Hirnstamm und haben Äste, die zu diesen beiden Muskeln im Mittelohr ziehen.

Porges behandelte eine große Gruppe von Kindern mit einer Autismus-Diagnose durch eine geniale Intervention. Viele der im Rahmen seines Forschungsprojektes untersuchten Kinder waren außerdem geräuschüberempfindlich. Alle Kinder wurden nach ausgedehnten Hörtests fünf Tage lang täglich in einer 45-minütigen Sitzung behandelt.

In einer der Veröffentlichungen demonstrierten Porges und seine Gruppe, dass eine spezielle computerbearbeitete Musik die Fähigkeiten der akustischen Verarbeitung verbesserte und die Regulierung des Herzens durch den vorderen Vagus-Ast erhöhte.[89]

In einer zweiten Veröffentlichung werden zwei Experimente beschrieben, die das Team um Porges durchführte. Bei dem einen trug eine

Gruppe von Kindern Schallschutz-Kopfhörer; sie wurde mit einer anderen Gruppe verglichen, die computerbearbeitete Musik zu hören bekam. Diese Musik war mittels eines Algorithmus bearbeitet, also nach einem bestimmten Muster, um die akustischen Merkmale der Prosodie, also der Eigenschaften einer Sprache wie Betonung, Rhythmus und Intonation (Sprechmelodie) zu verstärken. Im zweiten Experiment bekam eine Gruppe die computerbearbeitete Musik zu hören, die andere Gruppe hörte die gleiche Musik, aber ohne Computerbearbeitung. Bei beiden Experimenten zeigte nur jene Gruppe, die die computerbearbeitete Musik hörte, eine Verminderung der Geräuschüberempfindlichkeit.[90]

Ich hatte die Gelegenheit, diese spezielle Musik selbst zu hören. Nach einigen Minuten hatte ich das Gefühl, als seien die Muskeln des Mittelohrs stimuliert und trainiert worden. Mein Trommelfell kribbelte und es schien, als würden die Strukturen im Mittelohr hüpfen, tanzen und vibrieren. Vor allem war mein Hörvermögen besser und ich konnte die Menschen deutlicher sprechen hören.

Bei seinen Vorträgen zeigte Porges beeindruckende Videos mit einigen der Veränderungen bei den Kindern, wie sie beispielsweise aus ihrer vorherigen sozialen Isolation herauskamen und mit anderen Kontakt aufnahmen, als sie verstehen konnten, was gesprochen wurde. Stephen Porges arbeitet unablässig an der Verbesserung der von ihm eingesetzten akustischen Stimulation und den Möglichkeiten ihrer Übermittlung. Zum Zeitpunkt der Entstehung dieses Buches führte er offizielle klinische Studien in Melbourne, Los Angeles und Toronto durch.

Die Rolle des Hörens bei Störungen aus dem autistischen Formenkreis

Die Voraussetzung für Geselligkeit und für die Fähigkeit, Gespräche zu führen, ist, dass man hören und die Bedeutung dessen, was andere sagen, verstehen kann. Wie bereits beschrieben, sind Probleme mit dem Hören und Verstehen charakteristisch für viele Menschen mit Störungen aus dem autistischen Formenkreis. Dieses Phänomen ist allgemein bekannt; Stephen Porges wies erstmals darauf hin, als er begann, seine

Polyvagal-Theorie vorzustellen, und ich konnte das in meiner Praxis bestätigen. Diese Hörprobleme sind jedoch in den meisten Fällen mit einem funktionsgestörten V. und VII. Hirnnerv (wie Porges entdeckte) verbunden und nicht mit dem VIII. Hirnnerv, dem Hörnerv, von dem oft fälschlicherweise angenommen wird, dass nur er für das Hören verantwortlich sei.

Wenn ein Kind mit Autismus, dem Asperger-Syndrom oder einer anderen Schwierigkeit zu mir kommt, frage ich die Eltern, wie gut ihr Kind hören kann. Und sie sagen ausnahmslos, das Gehör sei von einem Fachmann getestet und für normal befunden worden. Bei den meisten autistischen Kindern wird das Hörvermögen auf die übliche Weise getestet: Sie reagieren auf verschiedene Lautstärken und Klangfrequenzen, die sie über einen Kopfhörer vorgespielt bekommen.

Den Eltern wird fast immer erzählt, ihr Kind höre gut, doch das Kernproblem der Hörschwierigkeiten des autistischen Kindes wird dabei übersehen: Es geht nicht darum, ob es einzelne Töne in einem Test ohne Hintergrundgeräusche hören kann. Es sollte darum gehen, ob es die menschliche Stimme bei gleichzeitigen Hintergrundgeräuschen hören kann, und ob es in der Lage ist, Hintergrundgeräusche, insbesondere niederfrequente, herauszufiltern.

Eine Mutter kam mit ihrem neunjährigen Sohn wegen seines aggressiven Verhaltens in der Schule zu mir. Meist mache ich meine eigenen einfachen Tests, um zu prüfen, ob der Klient gut hört. Ich bitte das Kind, sich umzudrehen, damit es nicht von meinen Lippen ablesen kann. Dann gebe ich ihm eine einfache Aufgabe – zum Beispiel, dass es seinen Mantel anziehen soll.

Oft protestieren die Eltern dann und sagen, dadurch werde das Kind benachteiligt, denn es sei am einfachsten, wenn es dem Sprechenden ins Gesicht sehen kann. Auch diese Mutter sagte etwas in der Art. Also fragte ich sie, was passiert, wenn ihr Sohn in einem anderen Zimmer ist oder ihr Gesicht nicht sieht, sie aber versucht, von ihm zu verlangen, etwas Bestimmtes zu tun.

„Wenn er nicht antwortet", sagte die Mutter, „bleibe ich ruhig und sage es ihm nochmals."

„Und wenn er immer noch nicht antwortet, was machen Sie dann?“

Sie antwortete: „Ich sage es ihm ein drittes Mal. Und wenn er es dann immer noch nicht macht, weiß ich, dass er mir nicht antworten will. Manchmal nervt mich das so, dass ich ihm sogar eine Ohrfeige gebe.“

Vom Standpunkt ihres Sohnes aus war es folgendermaßen: Er war mit etwas anderem beschäftigt und die „Ansage“ seiner Mutter war ihm gar nicht bewusst, da sein V. und VII. Hirnnerv nicht funktionstüchtig genug waren, um Hintergrundgeräusche herauszufiltern. Er bekam wahrscheinlich nicht einmal mit, dass seine Mutter ihm etwas zurief. Und dann, plötzlich, ohne dass er es verstand, gab sie ihm eine Ohrfeige und schrie ihn ärgerlich an.

Obwohl sie ihm etwas sogar dreimal gesagt hatte, war er nicht in der Lage gewesen, ihre Worte zu hören und zu verstehen. Aus eigener Frustration, weil sie nicht beachtet wurde, schlug sie ihn dann, doch aus seiner Sicht geschah das ohne Vorwarnung; er wusste gar nicht warum. So könnte er die Botschaft seiner Mutter logischerweise folgendermaßen interpretieren: „Wenn du jemandes Aufmerksamkeit willst, schlage ihn und sage ihm dann, worum es geht.“

Wenn der Junge in der Schule eines der anderen Kinder manchmal um etwas bat und das andere Kind es nicht sofort tat, schlug er es ohne Vorwarnung, um seine Aufmerksamkeit zu bekommen. Seine Mutter hatte ihm unbeabsichtigt dieses antisoziale Verhalten selbst beigebracht.

Wenn Kinder zu mir kommen, mir den Rücken zuwenden und nicht auf meinen einfachen Wunsch reagieren, ihren Mantel anzuziehen, gehe ich nicht davon aus, dass sie es gehört und verstanden haben, nur weil ich es gesagt habe. Stattdessen habe ich den Verdacht, dass eine Funktionsstörung des V. und VII. Hirnnervs vorliegt. Ist das tatsächlich der Fall – und Autisten können nicht verstehen, was andere sagen –, dann tun sie sich natürlich sehr schwer, den Umgang mit der Sprache zu begreifen, damit andere sie verstehen und ihnen helfen können.

Die Entwicklung des Hörens

In der Frühzeit der Evolution auf der Erde streiften große Beutetiere, auch die Dinosaurier und andere große Echsen, durch das Land und machten Jagd auf kleinere Säugetiere. Die größten Tiere, die diesen Dinos und Echsen gefährlich werden konnten, stampften beim Laufen oder Rennen mit den Füßen auf die Erde und erzeugten niederfrequente vibrierende Geräusche. Die Dinosaurier registrierten sie in den Nervenendigungen, die ihre großen Skelettknochen umgaben.

Informationen über das Nahen eines potenziellen Beutegreifers waren lebenswichtig, insbesondere zum Schutz der Nachkommen. Doch diese großen Tiere konnten höherfrequente Geräusche nicht hören. Paläontologen haben festgestellt, dass sich ihre Mittelohrknochen im Gegensatz zu späteren Arten am Kieferknochen befanden. Daher mutmaßt man, dass Dinosaurier „hörten", indem sie die niederfrequenten Vibrationen in ihren Skelettknochen registrierten, aber höherfrequente Töne, wie sie von Säugetieren hervorgebracht wurden, eben nicht hören konnten.

Säugertiere haben Ohren entwickelt, die ihnen und uns Menschen – wir gehören auch zur Gattung der Säuger – das Hören von höheren Frequenzen ermöglichen; unsere Mittelohrknochen, die sich vom Kiefer losgelöst haben, vibrieren aufgrund der von der Luft übertragenen Schallwellen. „Stimmen" von Säugetieren befinden sich in einem höheren Frequenzbereich als das Gepolter der Dinosaurier und großen Echsen. Daher konnten die frühen Säugetierarten miteinander kommunizieren, ohne von den größeren und schnelleren Tieren entdeckt zu werden, die es auf sie abgesehen hatten, und das war ein potenzieller Vorteil im Überlebenskampf.

Fänden jedoch alle Umgebungsgeräusche wahllos Eingang in die Ohren der Säuger, sowohl die sehr hohen als auch die niedrigen Frequenzen, würden wir eine verwirrende Kakofonie erleben. Die höheren und die niedrigeren Frequenzen würden die eigenen Stimmen übertönen. Beim Menschen sorgen die Töne im entsprechenden Frequenzbereich dafür, dass die überlebensnotwendigen Informationen in einer gefährlichen Situation auch beim Kind ankommen.

Wie stellt sich unser Gehör also auf die wichtigen Frequenzen ein? Die Fähigkeit der Säuger Geräusche herauszufiltern, hängt von den unterschiedlichen Spannungen im Steigbügelmuskel und im Spanner des Trommelfells im Mittelohr ab. Sie blockieren sowohl hoch- als auch niederfrequente Geräusche wirksam, sodass nur jene übrig bleiben, die etwa im Bereich der menschlichen Stimme liegen. Ein gut funktionierender Steigbügelmuskel kann Geräusche darüber und darunter herausfiltern – selbst solche, die ansonsten ohrenbetäubend wären.[91]

Die Entwicklung der Strukturen des Ohres und des Hörsinns ist in der Evolutionsbiologie von den frühen Dinosauriern ab einer Zeit von vor 190 Millionen Jahren bis heute gut dokumentiert. Bei den Säugern haben sich drei kleine Strukturen vom Kiefer getrennt; sie werden als Gehörknöchelchen bezeichnet. (*Os* bedeutet lat. „Knochen“ und *ossicula* ist die Verkleinerungsform und bedeutet „winzige Knochen“.) Diese drei Knöchelchen heißen Hammer (*malleus*), Amboss (*incus*) und Steigbügel (*stapes*); namengebend ist ihre Form, die diesen Strukturen ähnelt. Sie sind durch zwei echte Gelenke miteinander verbunden und werden durch ein Band in einer flexiblen „Kette“ zusammengehalten.

Die Bewegung der Gehörknöchelchen wird durch Anpassungen an die Anspannung des Trommelfellspanners und des Steigbügelmuskels kontrolliert (entweder erleichtert oder eingeschränkt), die an den Gehörknöchelchen am anderen Ende der Kette ansetzen. Diese Muskeln nehmen in unterschiedlicher Weise Einfluss auf das Gehör. Das Trommelfell ist so rund wie das Fell eines Schlagzeugs; der Spanner des Trommelfells verbindet es mit dem Hammer, einem der Knöchelchen.

Veränderungen in der Anspannung des Trommelfellspanners bestimmen, wie stark das Trommelfell vibrieren kann. Mit zunehmender Anspannung werden die Geräusche lauter. Der Spanner des Trommelfells wird von einem Ast des V. Hirnnervs innerviert und agiert als eine Art von Lautstärkenregler in Bezug darauf, wie viel Geräusch an die Rezeptoren des Hörnervs tief im Gehörgang weitergegeben wird.

Der Steigbügelmuskel ist etwa einen Millimeter lang und der kleinste Muskel im ganzen Körper. Er wird von einem motorischen Ast des VII. Hirnnervs innerviert, der die Muskelspannung verändert. Dieser

Muskel ist ebenfalls sehr dünn. Er entspringt in einer kleinen Höhle, die die Mittelohrknochen umgibt und setzt am Hals des Steigbügels (eines der drei Gehörknöchelchen) an. Dieser Muskel überträgt während der Anspannung und Entspannung nur bestimmte Frequenzbereiche. Bei normalem Hörvermögen werden die Klangfrequenzen der weiblichen Stimme des Menschen problemlos weitergeleitet, wohingegen Geräusche über- und unterhalb dieser Frequenzen größtenteils herausgefiltert werden.

Zur Erfassung der Frequenzveränderungen beim Sprechen eines Menschen bedarf es eines gut funktionierenden Steigbügelmuskels, um den für das Hören, Verstehen und Kommunizieren benötigten Klangbereich auszusondern. Diese Funktion ist für ein Kind zum Erlernen von Vokabeln und der Melodie einer Sprache unerlässlich.

Die Behandlung des Hörvermögens bei autistischen Kindern

Ein gemeinsames Merkmal von Menschen, die in Kontakt und Kommunikation sind, ist eine meist melodische Stimme, die Gefühle übermitteln kann. Diese Melodie der Stimme (Prosodie) macht es anderen Menschen leichter, uns zu verstehen. Im Gegensatz dazu haben Autisten oft eine flache, monotone Stimme, die schon fast mechanisch oder roboterhaft klingt.

Vielleicht ist ja der Mangel an Prosodie in ihrer eigenen Stimme der Grund, dass Betroffene sie wegen eines funktionsgestörten VII. Hirnnervs bei anderen Menschen nicht hören können. Wenn ein Kind die Emotionen nicht hören und erfassen oder spüren kann, die durch die Sprachmelodie von anderen Menschen übermittelt werden, kann es auch deren Vorzüge in der eigenen Stimme nicht nachvollziehen, geschweige denn lernen, sie auszudrucken.

Die stimmliche Qualität ist nicht primär ein Stimmproblem per se. Sobald wir Menschen mit einer Störung aus dem autistischen Formenkreis helfen, durch eine bessere Funktion ihrer Hirnnerven in einen Zustand von Kontakt und Kommunikation zu kommen, verändert sich die Qualität ihrer Stimme; sie klingt sofort melodischer und andere können leichter verstehen, was sie sagen.

Manchmal kann das Hören mithilfe der Grundübung durch eine Erhöhung der Durchblutung des Hirnstamms verbessert werden, denn dort entspringen der V. und der VII. Hirnnerv. Die Grundübung kann auch die Spannung zwischen der Schädelbasis (wo sich das Kerngebiet des V. Hirnnervs befindet) und den ersten drei Wirbeln lösen. Die neurofasziale Release-Technik kann ebenfalls ausreichen, um die Funktion dieser Nerven wiederherzustellen und das Sozialverhalten zu verbessern.

Aufgrund der durch das Studium der Polyvagal-Theorie gewonnenen Erkenntnisse habe ich meine eigene Methode zur Behandlung von Störungen aus dem autistischen Formenkreis entwickelt. Ich beurteile die Funktion der Hirnnerven V, VII, IX, X und XI und arbeite dann mit einer Auswahl spezifischer biomechanischer und kranialer Techniken, um die Beeinträchtigungen zu lösen und die ordnungsgemäße Funktion dieser Nerven wiederherzustellen.

Auf Basis meiner beruflichen Erfahrungen und des Feedbacks meiner Kursteilnehmer konnte ich bestätigen, dass es möglich ist, die Kommunikationsfähigkeit mancher Autisten zu verbessern.

Ich habe im Laufe der Jahre gelernt, mit der Aussage einer „Heilung von Autismus" vorsichtig zu sein, und stelle meist nur fest, dass ich einigen autistischen Menschen helfen konnte, ihr Gehör zu verbessern, empathischer zu werden und besser kommunizieren zu können. Viele Experten, die auf diesem Gebiet arbeiten, glauben, dass Autismus nicht heilbar ist; sie stehen einer Aussage, dass es in vielen Fällen möglich ist, die Kommunikation zu verbessern, jedoch aufgeschlossen gegenüber.

Die Behandlung von Autismus

In den letzten Jahren habe ich vielen Kindern und jungen Menschen mit einer Diagnose aus dem autistischen Formenkreis erfolgreich geholfen. Viele dieser Kinder haben Probleme mit einem normalen Sozialverhalten; sie scheinen an anderen Menschen nicht interessiert zu sein, vermeiden es, sie anzusehen oder Augenkontakt aufzunehmen. Sie scheinen

einen Mangel an Empathie zu haben und würden ihre Zeit lieber alleine verbringen oder mit elektronischen Geräten spielen.

Ihre Eltern mögen andere junge Menschen als „Freunde“ bezeichnen, wenn sie im selben Raum für eine gewisse Zeit beieinandersitzen können. Doch die Kinder gehen nicht wirklich mit diesen Freunden um, sondern bleiben in ihrer eigenen Welt, spielen nebeneinander, doch nicht miteinander, sondern jeder für sich.

Manche Autisten können sich überhaupt nicht sprachlich äußern und auch nicht an einem sinnvollen Gespräch mit anderen Menschen teilnehmen. Sie scheinen nicht in der Lage zu sein, Gesagtes zu hören oder zu verstehen, und sie zeigen auch keine Freude am gemeinsamen Spiel. Manche sprechen gar nicht; andere wiederholen, wenn sie sprechen, Gesagtes eventuell wie ein Papagei, oder sie wiederholen Sätze aus einem Film. Manchmal sprechen sie auch ohne Pause weiter, ohne dem Gegenüber Gelegenheit zu einer Antwort zu geben.

All diese unterschiedlichen Verhaltensweisen autistischer Menschen ergaben erst einen Sinn für mich, als ich feststellte, dass sie nicht sozial zugewandt waren und ihre Neurozeption fehlerhaft war. Einigen von ihnen habe ich helfen können, indem ich sie in einen Zustand von Kontakt und Kommunikation bringen konnte. In mehreren Fällen konnte ich die normale Funktion des Vagus und der anderen vier Hirnnerven des sozialen Nervensystems wiederherstellen. Das holte sie aus dem Stresszustand oder dem Rückzugsverhalten des aktiven hinteren Vagus-Astes heraus und verbesserte ihre Kommunikationsfähigkeit spontan.

Was ich in der Körpertherapie vielleicht am allerwenigsten erwartet hatte, ist jedoch, dass ich bei jedem Klienten mit der Diagnose ADHS oder einer Störung aus dem autistischen Formenkreis eine Verspannung im rechten Kopfwendermuskel (*Sternocleidomastoideus*, SCM) – und eine damit einhergehende Schädeldeformation, den „flachen Hinterkopf“, die sogenannte Plagiozephalie – festgestellt habe. In einer in der Fachzeitschrift *Pediatrics* veröffentlichten Forschungsarbeit wurde berichtet, dass diese meist nur einseitige Schädeldeformation bei Kindern mit Autismus oder ADHS in einem höheren Prozentsatz vorliegt als bei Kindern, die nicht von Autismus oder ADHS betroffen sind.[92]

Der Kopfwendermuskel setzt an der Basis des Schläfenbeins auf der Seite des Schädels an, sodass eine chronische Verspannung in diesem Muskel den Schädel in bestimmter Weise deutlich deformiert. Obwohl davon meist Kinder und junge Menschen betroffen sind, ist diese Schädeldeformation nicht auf sie beschränkt; ich sehe sie auch bei vielen Erwachsenen, die Schwierigkeiten mit Kontakt und Kommunikation haben. Mit meiner Methode können auch bei ihnen ähnliche Verbesserungen erzielt werden.

Können bestimmte charakteristische Schädelformen auf bestimmte Blutgefäße oder Nerven im Schädel drücken? Bei einem Baby sind die Schädelplatten, aus denen der Schädel besteht, durch festes Bindegewebe verbunden und bilden die Fontanellen. Ein ständiger Zug auf das Schläfenbein aufgrund einer chronischen Verspannung im Kopfwendermuskel kann zu einer Verformung des kindlichen Schädels führen. Wird die Muskelspannung nicht gelöst, wächst das Kind mit dieser Schädeldeformation auf.

Viele Eltern kommen zu mir, weil sie bereits wissen, dass ihr Kind einen flachen Hinterkopf hat. Ist ihnen das noch nicht klar, zeige ich ihnen vor Beginn der Behandlung, wie sie die Kopfform erfühlen und eine Asymmetrie feststellen können. Die Lösung der Verspannung auf einer Seite des Kopfwendermuskels führt innerhalb von wenigen Minuten zu einer deutlichen Verbesserung.

Technik zur Rundung eines flachen Hinterkopfes

Ich beginne damit, dass ich die beiden Kopfwender ertaste, und dann arbeite ich mit der Seite, die fester ist. Ich nehme den Muskel des Kindes zwischen Daumen und Zeigefinger; das darf nicht wehtun (vgl. „Sternocleidomasteoideus", Kopfwender, im Anhang). Ich bitte einen Elternteil, den Fuß auf der Seite zu halten, auf der wir den Muskel entspannen werden, ihn sanft mit einer Hand am Knöchelgelenk nach unten zu beugen und dann mit der anderen Hand die Zehen nach oben abzuwinkeln. Nach ein bis zwei Minuten entspannt sich das Kind, und der Kopfwender ist gelöster und flexibler. Zieht der Muskel nicht mehr auf einer Seite am Hinterkopf können die beiden Seiten symmetrisch werden. Der Hintergrund dieser Technik wird in Tom Myers' Buch *Myofasziale Leitbahnen für Manual- und Bewegungstherapeuten* (Elsevier 2010) erklärt, in dem er die *superficial front line*, die „oberflächliche vordere Linie" beschreibt.[93] (Die sogenannte SFL verbindet die gesamte vordere Körperoberfläche von den Fußspitzen bis zur Schädelseite.) Dann beurteile ich zusammen mit dem Elternteil den Hinterkopf des Kindes erneut. Er ist bisher immer etwas symmetrischer geworden. Wenn das Kind zu einer weiteren Behandlung wiederkommt, stelle ich fest, dass die Veränderungen nachhaltig sind.

Autismus: Eine Fallgeschichte

So spannend es für mich auch war, die Veränderungen bei den behandelten Kindern zu sehen und von ihren Besserungen zu hören – der nächste Schritt bestand darin herauszufinden, ob andere Menschen die Methode erlernen und ähnliche Erfolge haben könnten. In meinem Institut in Kopenhagen boten wir seinerzeit ein zweijähriges Programm an, das auf den biomechanischen Cranial-Techniken beruhte, die ich von meinem Lehrer Alain Gehin gelernt hatte. Viele Jahre lang brachte ich den Schülern gleich am ersten Tag des ersten Kurses die neuro-fasziale Release-Technik bei (vgl. Teil 2). Auf diese Weise wurde mir klar, wie einfach und wirkungsstark sie ist.

Am zweiten Tag fragte ich, ob jemand die gelernten Techniken ausprobiert und wenn ja, welche Erfahrungen er damit gemacht hatte. Ein junger Mann namens Thor erzählte der Klasse von seinem Erfolg. Er war mit dem Gedanken nach Hause gegangen, diese Techniken noch einmal durchzugehen, und behandelte seinen damals siebzehnjährigen jüngeren Bruder William, der die Diagnose infantiler Autismus hatte.

William war kontaktscheu und wenig gesellig und saß auf seinem Stuhl, den Blick auf die Spielekonsole gerichtet, oder er spielte mit seinen Schlüsseln. Er sprach nicht und stellte mit niemandem Augenkontakt her. Er konnte launenhaft sein; wenn ihn etwas ärgerte, auch wenn es anderen Menschen noch so banal erscheinen mochte; dann zog er sich in sich selbst zurück und schmollte. Thor erzählte von einer Episode, in deren Folge er drei Monate lang geschwiegen hatte, als er ein T-Shirt tragen musste, das er nicht tragen wollte. Obwohl er es nur einen Tag lang anhatte, schmollte er drei Monate stumm vor sich hin.

Nachdem Thor bei William die neuro-fasziale Release-Technik angewandt hatte, setzte er sich auf und sah im in die Augen, was er nie zuvor gemacht hatte. Dann stand er auf und balancierte auf einem Bein. Wie viele Autisten war auch sein Bruder nicht in der Lage, das Gleichgewicht gut genug zu halten, um auf einem Bein zu stehen. Dann verlagerte er das Gewicht auf das andere Bein und stand auf diesem. Diese eine Technik reichte aus, um William in einen Zustand von Kontakt und Kommunikation zu bringen. Er begann sich mit seiner Familie und Mitschülern zu verständigen und Freundschaften zu schließen.

Thor bat mich, William auch zu behandeln; die Hauptarbeit an seinem Nervensystem aber hatte Thor geleistet, bevor ich William überhaupt zu sehen bekam.

Im Laufe der nächsten Monate schloss er viele Freundschaften, reiste in den Ferien in andere europäische Länder, engagierte sich beim Theater, besuchte Yoga-Kurse und begann sich zu verabreden. Er machte einen Bachelor im Studiengang Medien an der Universität von Kopenhagen und studierte bis zum Mastergrad weiter.

Als ich William das letzte Mal sah, sagte er, es gehe ihm gut und berichtete stolz, er habe mit dreien seiner Freunde, allesamt ebenfalls junge Erwachsene mit schwierigen Diagnosen, Urlaub in Amsterdam gemacht. Sie hatten die ganze Reise selbst organisiert – sie buchten ein Hotel, fanden Restaurants, besuchten Museen, verbrachten eine schöne Zeit miteinander und genossen die Tour. William wurde Schachmeister und konnte viele Siege verbuchen. Er beginnt (zum Zeitpunkt der Entstehung dieses Buches) gerade mit einer Ausbildung zum Tongestalter bei einer dänischen Softwarefirma, die Videospiele produziert. (Auf YouTube können Sie Thor sehen, wie er Williams Geschichte auf Englisch erzählt; geben Sie folgende Begriffe in die Suchmaske ein: Autism, William, Stanley.)

Besondere Überlegungen bei der Behandlung autistischer Kinder

Die Behandlung von Kindern (insbesondere solcher mit Störungen aus dem autistischen Formenkreis) mit manuellen Techniken ist mit besonderen Herausforderungen verbunden. Selbst nicht-autistische Kinder bleiben meist nicht sehr lange ruhig auf einem Massagetisch liegen. Menschen mit einer Krankheitsgeschichte haben oft schon zahllose Arztbesuche und Krankenhausaufenthalte hinter sich, bei denen sie gezwungen waren, für eine Untersuchung oder schmerzhafte Injektionen stillzuliegen.

Es ist schwer vorstellbar, wie sich ein Kind mit so negativen Erfahrungen sicher fühlen soll, insbesondere bei der ersten Behandlung: Es liegt auf dem Rücken, in einer Position der völligen Hilflosigkeit, in einem Zimmer, das ihm nicht vertraut ist, und es nähert sich ihm ein völlig Fremder, der sich in voller Größe vor ihm aufbaut und anfängt, irgendetwas an ihm zu machen. Dadurch wird verständlicherweise ein Widerstand ausgelöst und es erfordert Geduld, Geschick und Erfahrung vonseiten des Therapeuten, um solchen Kindern zu einem Gefühl von Sicherheit zu verhelfen.

Dazu kommt, dass sich viele autistische Kindern nicht gerne anfassen lassen. Eine solche Behandlung ist oft ein improvisierter „Tanz" des Kindes, des begleitenden Elternteils und von mir, bevor das Kind genügend Vertrauen gefasst hat, damit es sich auf dem Massagetisch entspannt und mir erlaubt, es mit meinen Händen zu behandeln. Ich finde jedoch, der Erfolg ist immer zutiefst bereichernd.

Wenn Sie autistische Kinder behandeln, sollten Sie einige Dinge wissen. Wenn sie zum ersten Mal in Ihre Räumlichkeiten kommen, ist es ganz natürlich, dass sie sich nicht sicher fühlen. Sie kennen Sie nicht und sie reagieren oft mit Angst, wenn sie einen Massagetisch sehen, der wie eine medizinische Untersuchungsliege aussieht. Sie mögen die besten therapeutischen Absichten haben, doch das wissen diese Kinder nicht. Es ist kontraproduktiv, wenn Sie oder ihre Eltern sie festhalten; sie fühlen sich sogar noch stärker bedroht und empfinden das vielleicht als Übergriff.

Alle Kinder können misstrauisch gegenüber Berührungen sein, insbesondere durch eine fremde Person. Viele dieser Klienten haben Kopf- und Nackenschmerzen, also genau an den Stellen, an denen ich arbeiten möchte. Vielleicht erlauben sie mir, ihr Knie oder den Ellbogen zu berühren, schieben aber meine Hände weg, wenn ich versuche, sie am Kopf oder im Nacken anzufassen. Die Techniken, für die ich mich entscheide, müssen daher sehr wirksam sein, da es nur ein ganz kleines Zeitfenster gibt, wann ich diese Kinder berühren kann, insbesondere zu Beginn ihrer allerersten Sitzung.

Zuerst muss ich dafür sorgen, dass sie sich sicher fühlen – und das klappt eventuell bei der ersten Behandlung gar nicht. Ich könnte dem Kind ein Spielzeug geben, mit dem es sich beschäftigen kann und warten, bis es abgelenkt ist, oder ich kann einen Elternteil bitten, sich auf den Massagetisch daneben zu legen oder vielleicht sogar das Kind mit dem Rücken auf ihren Bauch zu legen. Ich halte Augenkontakt mit dem Kind und sobald ich Schmerzen oder Unbehagen sehe, unterbreche ich das, was ich gerade mache, und warte, bis das Kind sich entspannt, bevor ich zum nächsten Schritt übergehe.

Mein oberstes Gebot bei der Behandlung von Kindern, insbesondere von autistischen Kindern, ist, dass sie sich sicher fühlen und respektiert werden müssen, bei jedem einzelnen Behandlungsschritt. Das ist eine Voraussetzung für bestimmte Techniken, insbesondere für die, die dem Nervensystem des Kindes helfen.

Wenn ich in meiner Praxis einen Ersttermin für ein Kind festlege, telefoniere ich gerne zuerst mit einem Elternteil; ich spreche nicht gerne über die „Probleme" des Kindes, wenn es dabei ist. Ich sage den Eltern, dass sie nicht zu viel von der ersten Sitzung erwarten sollten, dass es mir eventuell nicht einmal möglich ist, das Kind zu berühren, geschweige denn gleich eine Behandlung durchzuführen. Ich informiere sie darüber, dass ich es mir zur Gewohnheit gemacht habe, den Widerstand des Kindes bei der ersten Sitzung zu respektieren, und ich es nur so lange behandle, wie es sich dabei wohlfühlt. Ich sage den Eltern auch, dass sie nicht versuchen sollten, mir zu helfen, indem sie ihr Kind zwingen, ruhig liegenzubleiben.

Empfindet das Kind die erste oder zweite Sitzung bei mir als gut, wird es eher bereit sein, eine weitere Sitzung zu akzeptieren, still zu liegen und mir erlauben, dass ich an ihm arbeite. Anstatt mit Angst und Panik auf mich zu reagieren, schaut es mich dann öfter an und lächelt vielleicht sogar. Ich glaube, dass das von erheblicher Bedeutung ist, denn eines der Merkmale von Kindern mit Störungen aus dem autistischen Formenkreis ist, wie Sie bereits wissen, dass sie es meist vermeiden, andere anzusehen, Augenkontakt herzustellen oder zu lächeln.

Ein Problem von Autisten, deren Kommunikationsfähigkeiten eingeschränkt sind, ist der Umstand, dass sie das gesprochene Wort nicht gut genug verstehen können, um zu wissen, was sie bei einer therapeutischen Begegnung erwartet. Der Wert der Therapie mag für ihre Eltern oder die Gesundheitsfachleute offensichtlich sein, doch autistische Kinder verstehen nicht, warum sie sind, wo sie sind, oder welchen Wert die Behandlung für sie haben könnte. Sie empfinden ihr eigenes Verhalten auch nicht als außergewöhnlich und können daher nicht nachvollziehen, wie es anders sein könnte.

Ihr Verhalten ändert sich jedoch, sobald ihnen klar wird, dass sie bei Ihnen in sicheren Händen sind, insbesondere dann, wenn es ihnen durch Ihre Behandlung besser geht.

Schlussbemerkungen

Durch die Polyvagal-Theorie bin ich zwar zu mehr Klarheit und Verständnis in Bezug auf die Behandlung verschiedener schwieriger psychischer, körperlicher und mentaler Leiden gekommen; doch die Erkenntnisse, die ich hinsichtlich der Behandlung von Menschen mit Störungen aus dem autistischen Formenkreis gewonnen habe, sind durchaus die profundesten.

Ein gemeinsames Merkmal dieser Menschen ist, dass sie Schwierigkeiten mit der normalen Kommunikation haben, nicht nur mit den Menschen in ihrem alltäglichen Umfeld, sondern auch mit ihren Betreuern und mit den Menschen, die versuchen, sie zu behandeln. Dadurch werden die Möglichkeiten in ihrem Leben sowie die Bemühungen anderer, sich mit ihnen zu verständigen und sie zu behandeln, eingeschränkt. Das bedeutet eine Leidenszeit für sie und ihre Familien. Verständlicherweise fühlen sich ihre Betreuer oft hilflos, infrage gestellt oder der Aufgabe nicht gewachsen. Wenn man Menschen mit Störungen aus dem autistischen Formenkreis hilft, begibt man sich auf einen Weg in ein riesiges, unerforschtes Gebiet.

Denn Betreuer und Therapeuten, die versuchen, die Eigentümlichkeiten im Verhalten zu begreifen, die diese Menschen zeigen, tragen eventuell nur noch mehr zur Verwirrung bei. Vom Standpunkt der Polyvagal-Theorie aus betrachtet erkennen wir jedoch, dass wir Autisten vielleicht einfach durch die Funktionsverbesserung ihres vorderen Vagus-Astes helfen können.

Ein Mensch kann zu einem beliebigen Zeitpunkt immer nur in einem der drei Zustände des autonomen Nervensystems sein. Autistische Menschen können plötzlich vom Stress zum Rückzug wechseln, ohne dass andere verstehen, warum das geschieht. Den Zustand von Kontakt und Kommunikation durch die Funktionsverbesserung der betreffenden Hirnnerven zu aktivieren, hat eventuell das Potenzial, sie zu stabilisieren und einige der Schwierigkeiten zu verringern, die diese Menschen in der Regel haben.

Zudem führt eine Korrektur der akustischen Probleme durch eine Funktionsverbesserung des V. und VII. Hirnnervs oft zu einer spektakulären Besserung der kommunikativen Fähigkeiten, des Sozialverhaltens und der Empathie. Positive Veränderungen dieser Art verstärken sich in der Folge von selbst weiter und unterstützen die Entwicklung der Betroffenen.

Sind zwei Menschen in Kontakt und Kommunikation und verständigen sie sich von Angesicht zu Angesicht, übermitteln sie Information über ihren emotionalen Zustand durch die kleinen Bewegungen der Gesichtsmuskeln. Dadurch werden auch die Nerven im Gesicht stimuliert, sodass der V. und VII. Hirnnerv ihnen ein ständiges Feedback und eine ganz klare Vorstellung davon geben, wie sie sich selbst fühlen und wie es ihnen in Bezug auf ihr Gegenüber geht.

Unsere Gesellschaft verlässt sich in zunehmendem Maße auf E-Mails und Textnachrichten. Männliche und weibliche Fernsehmoderatoren haben oft ausdruckslose Gesichter oder stellen eine aufgesetzte Miene zur Schau. Immer mehr Menschen lassen ihr Gesicht mittels Botox erstarren oder verringern ihre Ausdrucksfähigkeit mithilfe der plastischen Chirurgie. Je mehr wir uns jedoch austauschen, ohne das unverfälschte Gesicht zu zeigen und zu sehen und die Veränderungen des Tonfalls in unserer Stimme und der des Gegenübers zu hören, desto unpersönlicher wird dieser Austausch und desto weniger sind wir in der Lage, auf emotionale Weise zu kommunizieren. Wir können uns unterhalten, doch mit Worten allein übermitteln wir lediglich Informationen.

Telefongespräche stehen in der Kommunikation über E-Mails, denn sie erfassen Veränderungen im stimmlichen Ausdruck. Bei der Videotelefonie hören wir den Klang der Stimme und sehen den Gesichtsausdruck – doch die persönliche Kommunikation von Angesicht zu Angesicht ohne Technik ist unschlagbar.

Je weniger Kinder mit Erwachsenen zu tun haben, die in diesem Sinne mit melodischer Stimme und einem ausdrucksstarken Gesicht kommunizieren, desto weniger kommt die Ausdrucksfähigkeit ihres eigenen Gesichts zum Zuge und bleibt unterentwickelt. Ist es wirklich ein Wunder, dass die Anzahl der Kinder mit Autismus, ADHS und anderer Kommunikationsstörungen ständig zunimmt?

Natürlich haben nicht nur Autisten solche Schwierigkeiten, sondern auch ganz normale Menschen erleben zwischenmenschliche Probleme im täglichen Miteinander. Unser Umgang mit anderen Menschen wäre so einfach, wenn alle Beteiligten immer in Kontakt und Kommunikation sein könnten. Doch erstens ist es hilfreich, wenn man sich klar macht, dass bei niemandem – bei uns selbst nicht und bei anderen auch nicht – immer nur der vordere Vagus-Ast aktiv ist. Und zweitens wissen wir jetzt, dass wir etwas tun können, um uns und unser Gegenüber in Kontakt und Kommunikation zu bringen.

Ich habe das Gefühl, dass wir gerade erst damit begonnen haben, das Potenzial der Polyvagal-Theorie zu erforschen, nicht nur, um Menschen mit Störungen aus dem autistischen Formenkreis zu unterstützen, sondern um uns allen in unseren Beziehungen zu anderen zu helfen.

TEIL 2
Übungen zur Wiederherstellung des sozialen Nervensystems

Übungen zur Wiederherstellung des sozialen Nervensystems

Teil 2 dieses Buches befasst sich mit der Heilkraft des Vagus-Nervs. Optimale Gesundheit ist nur möglich, wenn sein vorderer Ast funktionstüchtig ist. Die Übungen und Techniken können den meisten Menschen helfen, eine chronische Aktivität des sympathischen Grenzstrangs (Stresszustand) oder des hinteren Vagus-Astes (Zustand des Abschottens) zu beenden und in einen Zustand von Kontakt und Kommunikation zu gelangen. Sie können auch präventiv eingesetzt werden, um die Entwicklung von Problemen im autonomen Nervensystem zu verhindern und ein allgemeines Maß an Wohlbefinden aufrechtzuerhalten.

Ich schlage vor, dass Sie zeitgleich mit dem Übungsbeginn anfangen, sich Notizen zu machen. Schreiben Sie alle Symptome oder Probleme auf, die Ihnen zu schaffen machen. Sehen Sie sich auch die vielen Symptome noch einmal an, die zu Beginn von Teil 1 unter der Überschrift „Die vielköpfige Hydra" aufgelistet sind. Vielleicht ist da das eine oder andere für Ihre Liste dabei.

Notieren Sie, wie oft ein bestimmtes Symptom bisher aufgetreten ist. Es kann sich zum Beispiel „immer", „jeden Morgen", „einmal in der Woche" oder „einmal im Monat" zeigen. Haben Sie jeden Tag Migräne, ist es sicher Ihr Ziel, sich ganz davon zu befreien, doch jede Besserung wäre willkommenes positives Ergebnis.

Notieren Sie auch, wie stark Ihre Symptome sind. Sie könnten zum Beispiel schreiben: „Sie stören mich zwar, aber ich komme immerhin durch den Tag." „Es ist nötig, Medikamente zu nehmen". „Sie sind so stark, dass ich nicht zur Arbeit gehen oder an normalen geselligen Aktivitäten teilnehmen kann." „ Ich kann nicht schlafen." Oder: „Ich kann morgens nicht aufstehen." Vielleicht bewerten Sie die Schmerzen oder Symptome auch lieber auf einer Skala von 1 bis 10

Wenn Sie die Übungen eine Zeit lang gemacht haben, können Sie sich Ihre Liste wieder vornehmen und alle Veränderungen notieren, zum

Beispiel: „Die Migräne tritt nicht mehr so häufig auf." „Die Schmerzen sind weniger stark." Oder: „Ich gebe monatlich weniger Geld für Schmerzmittel aus." Befassen Sie sich auch damit, inwiefern die Übungen dazu beigetragen haben, dass die Symptome seltener auftreten oder dass das Problem nicht mehr so schwerwiegend ist. Die Symptome, die noch vorhanden sind, lassen vielleicht nach oder verschwinden ganz, wenn Sie die Übungen weiterhin durchführen.

Eventuell stellen Sie ja auch noch andere positive Veränderungen fest, zum Beispiel: Schlafen Sie besser? Hat sich Ihre Atmung verbessert? Hat sich Ihr Appetit normalisiert? All das trägt dazu bei, dass Sie gesünder und widerstandsfähiger werden.

Die Grundübung

Ziel dieser Übung ist die Verbesserung des sozialen Nervensystems. Sie bringt den Atlas (C1, erster Halswirbel) und die Axis (C2, zweiter Halswirbel) wieder in die richtigen Positionen und vergrößert die Beweglichkeit der Halswirbelsäule sowie der gesamten Wirbelsäule. (vgl. „Axis" und „Atlas" im Anhang). Sie erhöht die Durchblutung des Hirnstamms, in dem die fünf Hirnnerven des sozialen Nervensystems entspringen. Das kann sich positiv auf den vorderen Ast des Vagus-Nervs (X) sowie auf die betreffenden Hirnnerven V, VII, IX und XI auswirken.

Die Grundübung ist wirksam, leicht zu erlernen und durchzuführen und sie dauert nicht einmal zwei Minuten. Ich bringe sie meinen Klienten meist gleich in der ersten Sitzung bei.

Vor und nach der Durchführung der Grundübung

Beurteilen Sie die relative Bewegungsfreiheit von Kopf und Hals. Drehen Sie Ihren Kopf so weit nach rechts, wie es bequem möglich ist. Kommen Sie zur Mitte zurück, pausieren Sie kurz und drehen ihn dann nach links. Wie weit können Sie ihn zu jeder Seite drehen? Kommt es zu Schmerzen oder Steifheit?

Wiederholen Sie diese Bewegungen, wenn sie die Übung gemacht haben. Hat sich der Bewegungsradius vergrößert? Wenn Sie vor der Übung Schmerzen beim Drehen des Kopfes hatten: Sind sie danach weniger geworden?

Die meisten Menschen, die ich behandelt habe, stellten überrascht fest, dass sich ihr Bewegungsradius nach beiden Seiten erweiterte. Eine größere Beweglichkeit führt oft zu einer besseren Blutzufuhr zum Hirnstamm und dadurch kommt es zu einer Funktionsverbesserung des vorderen Vagus-Astes.

Die Grundübung – Anleitung

Anfangs sollten Sie bei der Grundübung auf dem Rücken liegen. Wenn sie Ihnen geläufig ist, können Sie sie im Sitzen, Stehen oder Liegen machen.

1. Sie liegen bequem auf dem Rücken und verschränken die Finger (vgl. Fotos 4, 5, 6).

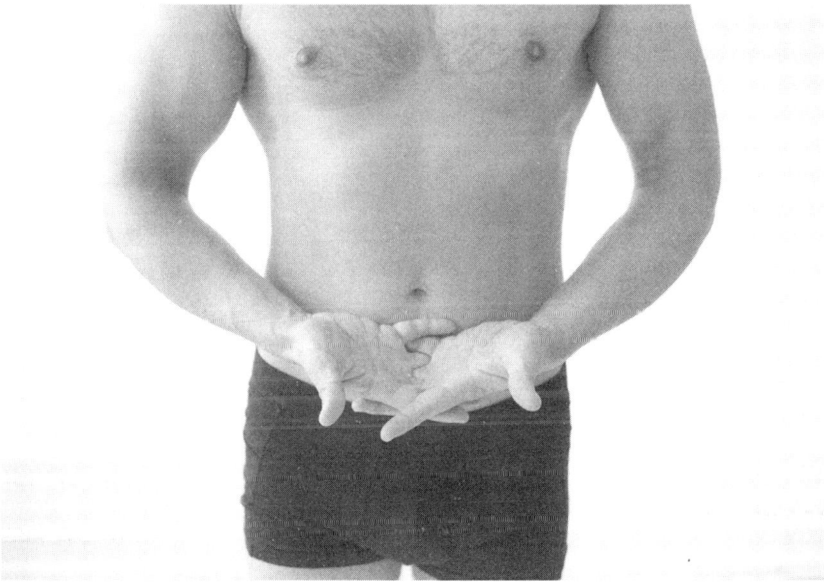

Foto 4: Verschränkte Finger

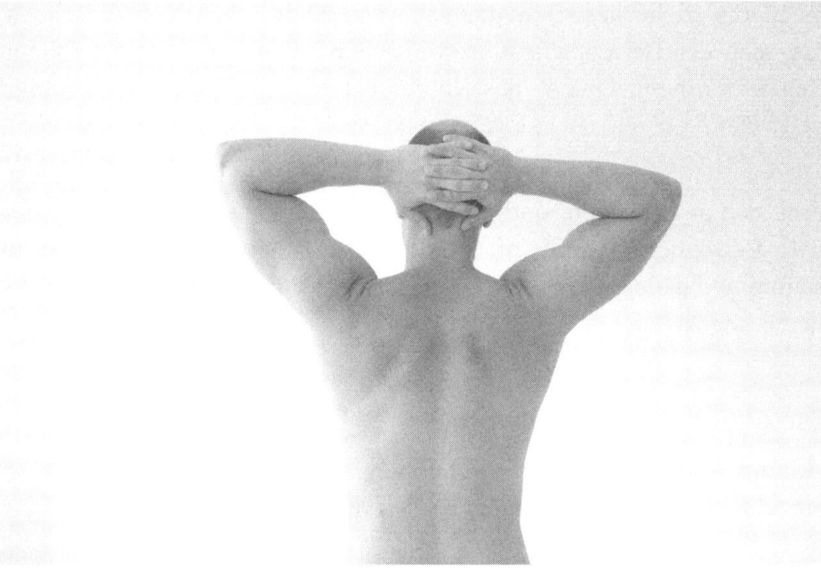

Foto 5: Hände hinter dem Kopf

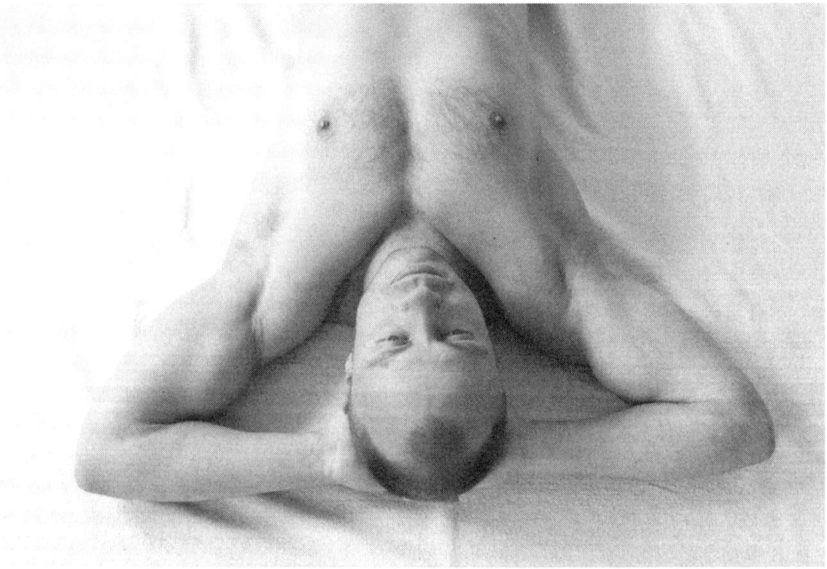

Foto 6: Auf dem Rücken liegen

2. Legen Sie die Hände unter den Hinterkopf, wobei das Gewicht des Kopfes bequem auf den verschränkten Fingern liegt. Sie sollten die Härte des Schädels mit den Fingern und die Knochen Ihrer Finger auf dem Hinterkopf spüren. Wenn Sie eine steife Schulter haben und nicht beide Hände zum Hinterkopf führen können, reicht auch eine Hand; Finger und Handfläche sollten dann aber quer über dem ganzen Hinterkopf liegen.
3. Der Kopf wird nicht bewegt, Sie blicken nach rechts und bewegen dabei nur die Augen, soweit das problemlos möglich ist. Wichtig: Nicht den Kopf, nur die Augen bewegen. Halten Sie den Blick nach rechts gerichtet (Foto 7).
4. Nach kurzer Zeit – bis zu 30 oder sogar 60 Sekunden – werden Sie schlucken, gähnen oder seufzen. Das ist ein Zeichen dafür, dass sich Ihr autonomes Nervensystem entspannt. (Auf ein normales Einatmen folgt ein normales Ausatmen, doch ein Seufzer ist etwas anderes – auf das Einatmen folgt ein zusätzliches weiteres Einatmen vor dem Ausatmen.)

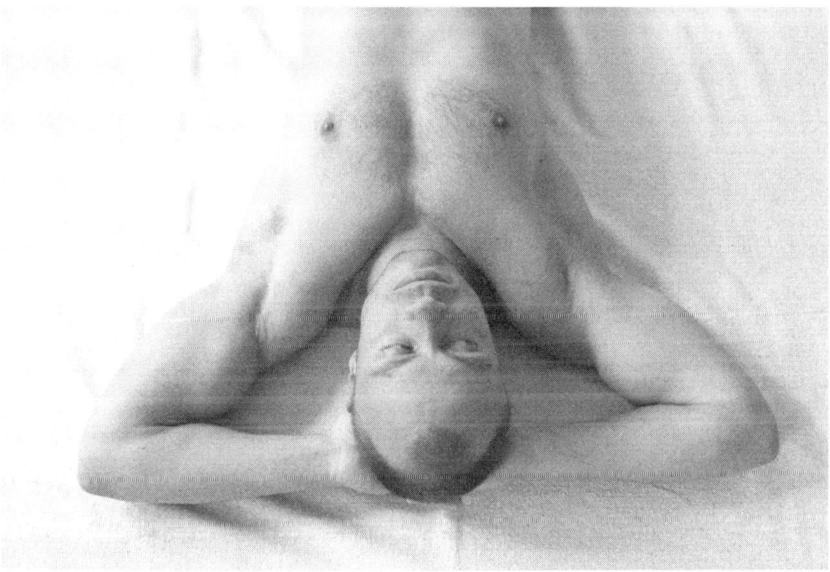

Foto 7: Nach rechts schauen

5. Führen Sie die Augen wieder zur Mitte und schauen Sie geradeaus.
6. Lassen Sie die Hände an Ort und Stelle und halten Sie den Kopf still. Bewegen Sie diesmal die Augen nach links (Foto 8).

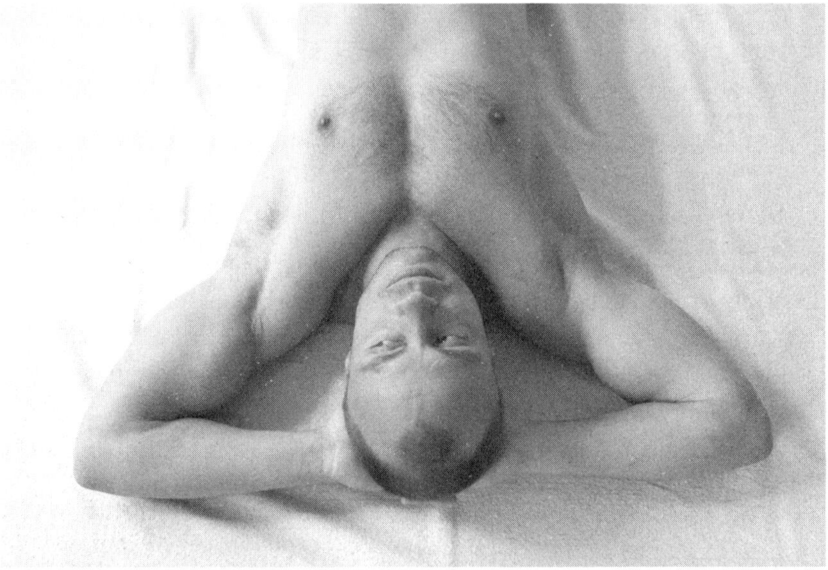

Foto 8: Nach links schauen

7. Halten Sie den Blick nach links gerichtet, bis Sie seufzen, gähnen oder schlucken müssen.

Damit ist die Grundübung beendet; nehmen Sie die Hände vom Kopf und setzen Sie sich aus dem Liegen oder stehen Sie aus dem Sitzen auf.

Wie ist es Ihnen ergangen? Hat sich die Beweglichkeit des Kopfes verbessert? Hat sich Ihre Atmung verändert? Fällt Ihnen etwas anderes auf?

Anmerkung: Wenn Ihnen beim Aufsetzen oder Aufstehen schwindlig wird, liegt das wahrscheinlich daran, dass Sie sich im Liegen entspannt haben und Ihr Blutdruck gesunken ist. Es dauert meist ein bis zwei Minuten, bis er sich wieder anpasst und das Gehirn mehr durchblutet wird.

Zusammenhang von Halswirbeln und Funktionsstörung des vorderen Vagus-Astes

Wenn ich bei Klienten eine Funktionsstörung im vorderen Vagus-Ast feststelle, beobachte ich auch eine Fehlausrichtung der oberen Halswirbel, also eine Verschiebung von C1 (Atlas) und ein Kippen von C2 (Axis) aus ihrer optimalen Position. Durch die Grundübung wird die Ausrichtung von C1 und C2 meist besser, und nach erneutem Überprüfen stelle ich fest, dass der vordere Vagus-Ast wieder richtig funktioniert.

Eine Verschiebung von C1 und C2 kann auf die *Arteria vertebralis*, die Wirbelschlagader drücken, die beidseitig den Stirnlappen und den Hirnstamm versorgt, in dem die fünf Hirnnerven des sozialen Nervensystems entspringen. Aufgrund meiner Beobachtungen glaube ich, dass schon ein einziger negativer Gedanke genügt, damit sich C1 und C2 verschieben und die Haltung sowie die physiologischen Vorgänge beeinflussen können.

Ich habe das einige Male in meinen Craniosacral-Kursen für Fortgeschrittene demonstriert. Ich lag auf dem Rücken, und zuerst sollten die Teilnehmer die Position meines C1 feststellen, indem sie die Daumenbeeren sanft auf beide Seiten des Querfortsatzes legten. Bei einem nicht verschobenen Atlas würden die Daumen nahezu horizontal liegen. Läge ein Daumen jedoch höher als der andere, wäre das ein Hinweis auf eine Verschiebung.

Zu Beginn des Experiments stellte der überprüfende Teilnehmer fest, dass seine Daumen horizontal lagen. Dann dachte ich einfach an etwas, das mich beunruhigte. Sofort bewegte sich der Querfortsatz von C1; eine Seite verschob sich nach vorne oben, die andere nach hinten unten. Die Position fühlte sich an, als habe sich der Wirbel um etwa 45 Grad aus der Horizontalen verschoben. (Zwar widerspricht diese Feststellung den tatsächlichen anatomischen Möglichkeiten einer Rotation von C1 allein, doch es fühlt sich für die Daumen auf dem Querfortsatz so an. Die einzige Erklärung, die ich dafür habe, ist, dass die Verschiebung in einer komplizierten Kombination erfolgen muss, durch die sich C1, C2 und C3 gemeinsam neu positionieren. C1 muss irgendwie aus dem Gelenk rutschen, sodass er sich noch weiter verschieben kann.)

Ich empfand die Erfahrung als höchst unangenehm, zumal ich eine Veränderung meines Zustands – weg von Kontakt und Kommunikation – erleben musste. Die anderen Kursteilnehmer konnten sehen, wie sich meine Atmung veränderte und ich blass wurde. Ich bat den Teilnehmer dann, die manuelle Technik zur myofaszialen Lösung (vgl. „Neurofasziale Release-Technik“, S. 269) durchzuführen, um C1 und C2 wieder auszurichten. Diese Wirbel kamen jedoch nicht so schnell in ihre Stellung zurück, wie sie aus ihr geglitten waren. Er musste die Technik mehrmals wiederholen, bis C1 wieder horizontal lag. Schließlich fühlte ich mich wieder wie immer.

Die Verschiebung von C1 und C2 ist entwicklungsgeschichtlich für das Überleben von Nutzen; wie bereits erwähnt, drückt sie auf die Wirbelschlagader und verringert die Durchblutung zum Hirnstamm, wodurch die Funktion der fünf Hirnnerven des sozialen Nervensystems beeinträchtigt wird. Das hemmt die Aktivität des vorderen Vagus-Astes, was in Fällen von Kampf oder Flucht oder wenn wir die aktuelle Situation physisch oder psychisch nicht aushalten können, durch Ausschalten der höheren Funktionen überlebenswichtig sein kann.

Nimmt die Neurozeption, also die unbewussten Sinneswahrnehmungen aus der Umwelt mittels neuronaler Schaltkreise, Signale einer Bedrohung oder Gefahr aus der Umwelt wahr, sollte sich unsere Physiologie augenblicklich verändern – und das tut sie auch. Interessanterweise ist unser Nervensystem zwar rasch aus der Fassung zu bringen, doch es dauert länger, bis es zur Ruhe kommt, wenn wir wieder in Sicherheit sind.

Es bedarf keines Traumas, um C1 und C2 in Mitleidenschaft zu ziehen; die Erinnerung an ein früheres Ereignis reicht aus. Studien mit Gehirnscans bei Frauen, die an einer posttraumatischen Belastungsstörung leiden, zeigen eine Verringerung der Durchblutung der Stirnlappen, wenn ihnen ihr traumatisches Ereignis erneut geschildert wird.[94]

Warum kommt es durch ein Trauma, durch die Erinnerung an ein Trauma oder auch nur durch einen negativen Gedanken zu einer strukturellen Veränderung wie einer Verschiebung von C1 und C2? Zehn kleine Muskeln verbinden das *Os occipitale*, das Hinterhauptbein an der Schädelbasis mit dem ersten und dem zweiten Halswirbel. Acht dieser Muskeln werden Suboccipitalmuskeln genannt, sie liegen unterhalb des Hinterhaupts auf der Rückseite der Wirbel. Zwei weitere, der *Rectus capitis lateralis*, der seitliche gerade Kopfmuskel, und der *Rectus capitis anterior*, der vordere gerade Kopfmuskel, liegen auf der Vorderseite dieser beiden Wirbel. Sie werden vom auf der Schädeldecke am Hinterhaupt gelegenen Occipitalnerv, dem Hinterhauptnerv innerviert (vgl. „Suboccipitalmuskeln“, „Wirbelaterien“, „Suboccipitalmuskeln mit Wirbeln“ und „Hinterkopfnerv“ im Anhang). Inadäquate Verspannungen in diesen Muskeln reichen aus, damit C1 und C2 verschoben werden und auch verschoben bleiben. Der Querfortsatz jedes Halswirbels hat Öffnungen (fachsprachlich *Foramen*, Plural *Foramina*), durch die die Wirbelarterien ziehen. Eine Verschiebung oder ein Kippen der Wirbel kann diese Arterien verdrehen oder Druck auf sie ausüben und die Durchblutung verringern. Sie können sich das vorstellen wie bei einem Gartenschlauch aus Plastik, den man verbiegt und dadurch den Wasserdurchfluss verringert oder unterbricht. Die Stärke der Durchblutung hängt von der Position der oberen Halswirbel ab.

Bei der Durchführung der Grundübung legen wir das Gewicht des Kopfes auf die Finger. Dieser Druck reicht aus, um den Hinterhauptnerv zu stimulieren, der dafür sorgt, dass sich die Muskeln entspannen und ins Gleichgewicht gebracht werden. Bei der Grundübung bewegen sich die ersten beiden Halswirbel in eine bessere Position zu einander.

Wenn C1 und C2 wieder ihren Platz einnehmen, nimmt der Zug auf die Wirbelarterien ab, Gehirn und Hirnstamm werden besser durchblutet, und wir kommen wieder in Kontakt und Kommunikation. Eine ausreichende Blutversorgung der Hirnnerven, des Hirnstamms und des Gehirns ist für die ordnungsgemäße Funktion des sozialen Nervensystems sowie für andere Körperfunktionen erforderlich.

Daher kommt es gleichzeitig mit der Wiederausrichtung von C1 und C2 zu einer Linderung der Symptome, die wir an anderer Stelle als die „Köpfe der Hydra“ beschrieben haben.

Warum werden bei der Grundübung Augenbewegungen durchgeführt?

Zur Grundübung gehören Augenbewegungen, weil es eine direkte neurologische Verbindung zwischen den acht Suboccipitalmuskeln und den Muskeln gibt, die die Augäpfel bewegen.

Die Verbindung zwischen Augenbewegung und Spannungsveränderungen in den Muskeln wird direkt erfahrbar, wenn wir einen Finger quer über den Hinterkopf legen, und zwar direkt unter und parallel zum unteren Schädelrand. Wenn wir die Augen nach rechts oder links, nach oben oder unten oder schräg nach oben oder unten bewegen und den Kopf dabei ruhig halten, sollten wir bei jeder Augenbewegung unter dem leichten Druck des Fingers eine geringfügige Bewegung des oberen Halswirbels oder eine Veränderung in der Stärke der Spannung in den Nackenmuskeln spüren.

In meiner Praxis habe ich festgestellt, dass sich bei Menschen, die in Kontakt und Kommunikation sind, C1 und C2 in der richtigen Position befinden. Auch ihr autonomes Nervensystem funktioniert ordnungsgemäß, es ist flexibel und in der Lage, auf eine Vielzahl von Situationen und innerlichen Befindlichkeiten entsprechend zu reagieren.

Kontakt und Kommunikation sind kein unveränderlicher Zustand, und auch die Position von C1 und C2 sollte nach der Grundübung nicht starr bleiben. Diese Knochen bewegen sich in dem Augenblick, wenn sich unser psychischer Zustand in Momenten des Glücks, der Zufriedenheit, der Angst, der Wut oder des Rückzugs verändert oder wechselt zwischen sozialer Zugewandtheit, einem aktiven hinteren Vagus-Ast oder einem aktiven Grenzstrang des Sympathikus.

Unser autonomes Nervensystem rastert ständig sowohl das externe als auch das interne Milieu ab. Ist alles in Ordnung, gleiten C1 und C2 in die richtige Position und der Hirnstamm wird entsprechend durchblutet. Ist der hintere Vagus-Ast aktiv oder der Grenzstrang des Sympathikus, verschieben sich C1 und C2 aus ihrer Lage und die Durchblutung der Stellen im Hirnstamm, an denen die fünf Hirnnerven entspringen, sowie mancher Hirnareale verringert sich. Dieser physiologische Mechanismus entfernt uns von unserer sozialen Zugewandtheit, doch er ermöglicht uns auch zu reagieren, wenn wir mit Herausforderungen konfrontiert werden oder in Gefahr geraten, wie ich bereits ausgeführt habe. Dies ist ein instinktiver, unmittelbarer Mechanismus, bei dem das bewusste Denken umgangen wird. Wir nehmen die Veränderung meist nicht wahr.

Eine der Säulen meiner Behandlung bei Stress und Depressionen ist die Wiederausrichtung von C1 und C2 mithilfe der Grundübung oder mit der manuellen myofaszialen Release-Technik (vgl. „Neuro-fasziale Release-Technik“ auf S. 269). Diese Maßnahmen lösen Spannungsungleichgewichte in den kleinen Muskeln, die den Schädel und die ersten beiden Wirbel miteinander verbinden, und dadurch werden Atlas und Hinterhaupt neu positioniert. Die verbesserte Ausrichtung der Wirbel, insbesondere von C1 und C2, optimiert die Gehirndurchblutung und führt meist zu einer raschen Funktionsverbesserung der fünf Nerven des sozialen Nervensystems.

Es gibt andere Formen der manuellen Therapie, bei denen mit Manipulationstechniken von kurzem Druck und hoher Geschwindigkeit gearbeitet wird, die darauf ausgerichtet sind, C1 zu reponieren. Ich bevorzuge jedoch eine sanfte Technik. Kann ich dem Körper mit einer sanften Berührung an der richtigen Stelle die richtige Information geben, bringt er sich selbst wieder ins Gleichgewicht. Da man nicht erwarten kann, dass sich C1 und C2, einmal wieder in seine Position gebracht, nie mehr verschieben, sollten diese Ausgleichstechniken häufig beziehungsweise bei Bedarf wiederholt werden. Da es so etwas wie einen stabilen Gleichgewichtszustand nicht gibt, ist es sinnvoller, das Ausgleichen als fortlaufenden Prozess zu betrachten.

Die neuro-fasziale Release-Technik für Kontakt und Kommunikation

Bevor ich überhaupt von der Polyvagal-Theorie gehört oder einen Klienten mit einer Störung aus dem autistischen Formenkreis behandelt hatte, gelang mir die Entwicklung einer manuellen Technik an der Schädelbasis, die ich zufällig auch später einsetzen konnte, um vielen Menschen bei der Verbesserung ihrer Kommunikationsfähigkeit und Sozialkompetenz zu helfen. Manchmal arbeite ich damit in meiner Praxis sogar lieber als mit der Grundübung. Ich habe sie „Neuro-fasziale Release-Technik" genannt.

Diese Technik habe ich aufgrund meines Verständnisses von den Prinzipien der biomechanischen Craniosacral-Therapie, der Osteopathie und des Rolfing (einer Bindegewebstechnik) entwickelt, mehr als 25 Jahre lang mit großem Erfolg angewandt und einige Tausend Therapeuten darin geschult.

Die Technik nimmt weniger als fünf Minuten in Anspruch, erfordert keinerlei Kraftaufwand und ist hochwirksam. Sie können sie bei sich selbst und auch bei anderen anwenden.

Wann ist die neuro-fasziale Release-Technik einsetzbar?

Die Grundübung ist eine leicht erlernbare und durchzuführende Methode zur Selbsthilfe und eine einfache und wirksame Möglichkeit, eine Funktionsverbesserung des vorderen Vagus-Astes zu erzielen. Sind Sie jedoch Körpertherapeutin oder Körpertherapeut, arbeiten Sie vielleicht lieber selbst mit den Händen, als dass Sie Übungen machen lassen; eventuell möchten Sie ja auch Selbsthilfeübungen mit manuellen Techniken kombinieren.

Die neuro-fasziale Release-Technik kann eine Alternative zur Grundübung sein. Sie ist besonders wertvoll bei der Behandlung von Babys, Kindern und Erwachsenen mit Störungen aus dem autistischen Formenkreis, mit denen keine entsprechende Verständigungsmöglichkeit besteht, die also Ihren Anweisungen für die Grundübung nicht folgen können. Es bedarf keiner Worte, denn Sie können mit Ihren Händen die vorteilhaften Veränderungen im Nervensystem der betreffenden Personen herbeiführen.

Wenn Sie Massagen geben oder in anderer Weise manuell arbeiten, schlage ich Ihnen vor, diese Technik anzuwenden oder Ihren Klienten, vorausgesetzt, dass das möglich ist, vor den Sitzungen die Grundübung machen zu lassen. Diese Empfehlung steht im Einklang mit den

Forschungsarbeiten von Porges, Cottingham und Lyon (von denen bereits die Rede war) und gewährleistet ein anpassungsfähiges autonomes Nervensystem Ihrer Klienten sowie den größtmöglichen Nutzen durch Ihre Behandlung.

Ein weiterer Vorschlag ist, Ihre Sitzungen mit dieser Technik abzuschließen.

Die neuro-fasziale Release-Technik – Anleitung

Wenn Sie es gewöhnt sind zu massieren, müssen Sie nun Ihre Hände anders einsetzen, um mit dieser Technik Erfolg zu haben. Üben Sie an sich selbst und lernen Sie, wie man Spannungen löst, bevor Sie das bei jemand anderem versuchen. Um Ihre Klienten damit in Kontakt und Kommunikation zu bringen, müssen Sie die Reflexe der Nerven stimulieren, die direkt im lockeren Bindegewebe unter der Kopfhaut der Schädelbasis liegen. So wird die Spannung in den kleinen Muskeln zwischen der Schädelbasis und den Halswirbeln ausgeglichen.

Diese Technik ist leichter zu erlernen, wenn derjenige, an dem Sie sie erlernen, auf dem Bauch liegt, sodass Sie Ihre Finger sehen können. Beginnen Sie auf einer Seite des Hinterkopfes.

1. Drücken Sie sanft auf einer Seite auf die Schädelbasis und fühlen Sie die Härte des Hinterhauptbeins. Testen Sie die „Gleitfähigkeit" der Haut auf einer Seite. Schieben Sie die Haut sanft über den Knochen nach rechts und lassen Sie sie dann wieder zurückgleiten.
2. Schieben Sie dann die Haut nach links und lassen Sie sie ebenfalls zurückgleiten. In welcher Richtung gab es mehr Widerstand?
3. Schieben Sie die Haut in die Richtung des größeren Widerstands. Gehen Sie sehr langsam vor und hören Sie beim allerersten Anzeichen von Widerstand auf, auch wenn es schon nach einigen Millimetern oder weniger ist. Schieben Sie nicht weiter und halten Sie diese Position. Spüren Sie den leichten Widerstand. Während Sie nichts weiter tun, wird der Betreffende irgendwann seufzen oder schlucken und der Widerstand in der Haut löst sich auf.

4. Bei einer Überprüfung sollte sich die Haut nun leicht in beide Richtungen schieben lassen.
5. Wiederholen Sie die Technik auf der anderen Seite.

Wenn Sie den Vagus-Nerv wieder überprüfen (vgl. Kapitel 4), sollte er ordnungsgemäß funktionieren. Der Bewegungsradius des Kopfes nach links und nach rechts sollte sich ebenfalls vergrößert haben.

Die Durchführung der neuro-faszialen Release-Technik mit beiden Händen – Anleitung

Wenn Sie die Technik mit einer Hand geübt haben, können Sie die Übung auch mit beiden Händen machen.

1. Legen Sie den Finger einer Hand auf einer Seite am Hinterhauptbein auf die Schädelbasis. Testen Sie die Gleitfähigkeit der Haut wie oben beschrieben. Die Haut sollte sich in der einen Richtung leichter über den Knochen schieben lassen als in der anderen.
2. Legen Sie einen Finger der anderen Hand oben auf den Nacken derselben Seite. Wenn Sie etwas weiter hineindrücken, sollten Sie die Muskeln spüren können. Testen Sie mit diesem Finger die Gleitfähigkeit der Haut über diesen Muskeln. Die Richtung, in der sich die Haut leichter verschieben lässt, es also weniger Widerstand gibt, sollte die Gegenrichtung zur Schieberichtung (mit weniger Widerstand) des unteren Fingers sein (Foto 9).
3. Nachdem Sie das getestet haben, arbeiten Sie mit weniger Druck weiter. Schieben Sie die Haut mit beiden Händen in verschiedene Richtungen, bis Sie einen Widerstand spüren.
4. Stoppen Sie dort und halten Sie die leichte Spannung; warten Sie, bis der Klient seufzt oder schluckt.
5. Nehmen Sie die Finger weg und lassen Sie die Haut in die Ausgangsposition zurückgleiten.
6. Wiederholen Sie die Technik auf der anderen Seite.

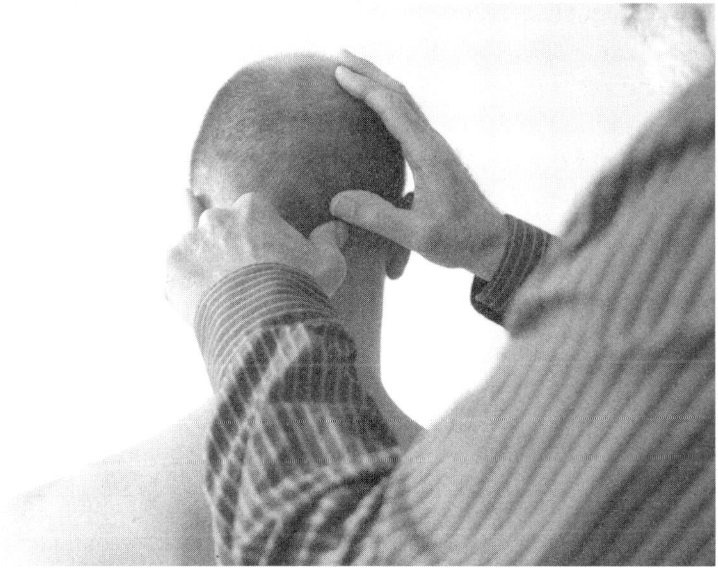

Foto 9: Die Haut mit beiden Händen über das Hinterhauptbein gleiten lassen

Wenn Sie den Vagus-Nerv wieder überprüfen, sollte er jetzt ordnungsgemäß funktionieren. Der Bewegungsradius des Kopfes nach links und nach rechts sollte sich auch vergrößert haben.

Die richtige Anwendung der neuro-faszialen Release-Technik

Der Schlüssel zur erfolgreichen Anwendung der neuro-faszialen Release-Technik ist, die Haut gleiten zu lassen und beim ersten Anzeichen von Widerstand zu stoppen. Arbeiten Sie mit den Fingerspitzen auf der Haut und mit der leichtest möglichen Berührung. Schieben Sie die Haut dann nur ein ganz kleines Stückchen über die darunterliegenden Schichten aus Muskeln, Knochen und Sehnen.

Diese Technik unterscheidet sich von den Techniken, wie sie bei anderen Formen der Massage eingesetzt werden, die in erster Linie auf das Muskelsystem abzielen und daher mit Druck auf den Körper arbeiten. Bitte nehmen Sie sich genügend Zeit, diese Schritt-für-Schritt-Anleitungen durchzulesen, damit Sie lernen, die Übungen richtig zu machen.

Diese manuellen Techniken dehnen das direkt unter der Haut gelegene lockere Bindegewebe. (Um eine Vorstellung davon zu bekommen, wie fein und zart dieses Gewebe ist, suchen Sie im Internet den YouTube-Beitrag „Strolling under the Skin“, zu Deutsch ein wenig locker etwa „Flanieren unter der Haut“, in englischer Sprache.) Dieses Bindegewebe ist reich an propriozeptiven Nervenendigungen, also solchen, die körpereigene Reize wahrnehmen. Wenn Sie ganz sanft ein sehr kleines Stück über die Muskeln und Knochen gleiten – auch hier, bis Sie das erste Anzeichen von Widerstand spüren – erzeugen Sie einen leichten Zug in diesem lockeren Bindegewebe, der ausreicht, um die Nerven zu stimulieren.

Da Sie direkt an den propriozeptiven Nervenendigungen arbeiten, brauchen Sie nicht die Kraft einzusetzen, die bei den meisten, auf die Muskeln ausgerichteten Massageformen nötig ist. Bei einer unnötigen Anwendung von Kraft und bei einem Schieben der Haut über das erste Anzeichen von Widerstand hinaus oder einem zu schnellen Schieben, ziehen sich die Muskeln und die Bänder noch mehr zusammen. Dadurch können Sie zwar keinen Schaden anrichten, doch das Lösen der Spannung dauert einfach länger. Im schlimmsten Fall stellen sich die gewünschten Veränderungen auch gar nicht ein.

Manchmal schieben Sie vielleicht so leicht, dass der Betreffende sagt, er könne gar nichts spüren. Das ist ein gutes Feedback! Mit fortschreitender manueller Arbeit werden Sie eine spürbare Verbesserung in der Gleitfähigkeit der Haut feststellen.

Die Salamander-Übungen

Die folgenden „Salamander-Übungen“ erhöhen zunehmend die Flexibilität der Brustwirbelsäule, indem sie für die freie Beweglichkeit in den Gelenken zwischen den einzelnen Rippen und dem Sternum, dem Brustbein sorgen. Das steigert die Atemkapazität und hilft, durch eine bessere Ausrichtung des Kopfes die vorgeschobene Kopfhaltung zu verringern; gleichzeitig wird damit eine Skoliose (anormale Wirbelsäulenkrümmung) verringert.

Ganze 80 Prozent der Nervenfasern des Vagus sind afferente (sensorische) Fasern, was bedeutet, dass sie Information aus dem Körper zum

Gehirn leiten; dagegen sind nur 20 Prozent efferent (motorisch) und bringen die Informationen aus dem Gehirn zum Körper. Manche der afferenten Fasern aus Teilen des IX. und X. Hirnnervs überwachen den Sauerstoff- und Kohlendioxidgehalt im Blut. Durch eine Verbesserung des Atemmusters aufgrund dieser Übungen wird dem Gehirn (über die afferenten Nerven) vermittelt, dass wir in Sicherheit sind und unsere inneren Organe ordnungsgemäß funktionieren. Dadurch kann wiederum der vordere Vagus-Ast leichter aktiv werden.

Doch wie ist die Reihenfolge? Ist ein eingeschränktes Atemmuster das Ergebnis einer Funktionsstörung im vorderen Vagus-Ast oder wird seine mangelhafte Funktion durch eine suboptimale Atmung verursacht? Wenn Verspannungen im Zwerchfell und den Interkostalmuskeln (den Zwischenrippenmuskeln, die die Rippen bewegen) bestehen, melden die afferenten Vagusfasern, die diese Bewegungen überwachen, eine anormale Atmung, wodurch der vordere Vagus-Ast eventuell nicht aktiv werden kann; ebenso kann eine Wiederherstellung der Aktivität des vorderen Vagus-Astes die physiologische Voraussetzung dafür verbessern. In der Praxis spielt es jedoch keine Rolle, was zuerst verbessert wird.

Eine nach vorne geschobene Kopfhaltung verringert den im oberen Brustkorb für die Atmung zur Verfügung stehenden Raum. Die Salamander-Übungen können hier mehr Raum für Herz und Lunge schaffen. Wird die Kopfhaltung verbessert, wird auch der Druck von den Nerven genommen, die vom Rückenmark zum Herzen, zur Lunge und zu den inneren Organen ziehen. Die Salamander-Übungen nehmen mit einer verbesserten Ausrichtung der Halswirbel auch den Druck von den Wirbelarterien und können Schmerzen zwischen den Schultern lindern.

Bei den Salamander-Übungen bringen Sie den Kopf in eine Linie mit der Wirbelsäule. Diese Haltung ähnelt der eines Salamanders, der keinen Hals hat, sodass sein Kopf wie ein zusätzlicher Wirbel auf der Wirbelsäule sitzt. Das Tier kann seinen Kopf nicht wie Reptilien und Säugetiere im Verhältnis zum ersten Halswirbel gesondert beugen, strecken, drehen oder zur Seite wenden oder ihn über das Niveau der Wirbelsäule hinaus anheben. Diese Übungen werden so durchgeführt, dass der Kopf in einer Linie mit der Wirbelsäule verläuft.

In Bezug auf die Bewegungen der Wirbelsäule bringen diese Übungen Ihren Kopf in eine Position, in der er weder nach oben, noch nach unten gerichtet ist. Die Brustwirbelsäure kann sich jetzt besser zur Seite „schlängeln“, ein wenig wie ein Salamander. Mit diesen Bewegungen der Brustwirbel lassen sich die Verspannungen in den Muskeln zwischen den Rippen und der Brustwirbelsäule lösen. Das trägt zu mehr Bewegungsfreiheit des Brustkorbs bei und fördert eine optimale Atmung.

Bei der Streckung und Beugung der Wirbelsäule des Menschen ist die Elastizität der Halswirbel- und Lendenwirbelsäule meist größer als die der Brustwirbelsäule. Diese vergrößert sich jedoch bei der Neigung zur Seite spektakulär. Die Facettengelenke der Brustwirbelsäule sind beweglich, dadurch kann sie sich leichter zur Seite neigen. (Die Facettengelenke gehören zu den Verbindungen zwischen den Wirbeln; die Wirbelbögen besitzen Fortsätze nach oben und unten. Je zwei untere Fortsätze bilden mit den oberen Fortsätzen des darunterliegenden Wirbelbogens das sogenannte Facettengelenk; Anm. d. Übers.)

Stufe 1: Der „halbe" Salamander

Für den ersten Teil der Salamander-Übung – zur rechten Seite hin – nehmen Sie eine bequeme Position im Sitzen oder Stehen ein.

1. Blicken Sie nach rechts, ohne den Kopf zu drehen.
2. Ohne die Position der Augen zu verändern, neigen Sie den Kopf nach rechts, sodass das rechte Ohr näher zur rechten Schulter kommt; dabei wird die Schulter nicht angehoben, um dem Ohr „entgegenzukommen“ (Foto 10).
3. Halten Sie den Kopf 30 bis 60 Sekunden in dieser Position.
4. Bringen Sie ihn dann zur Mitte zurück; die Augen sollen jetzt wieder geradeaus schauen.
5. Wiederholen Sie die Übung zur anderen Seite in derselben Weise (zunächst nach links schauen, dann den Kopf nach links neigen).

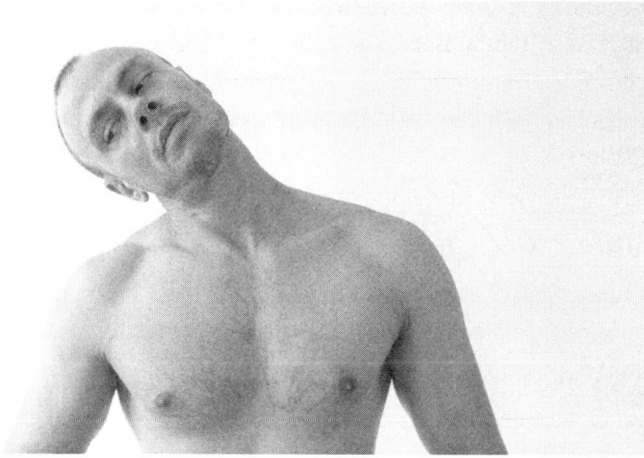

Foto 10: Der „halbe" Salamander, die Augen blicken nach rechts

Der „halbe" Salamander – eine Variante

Bei dieser Variante der Übung verfahren Sie wie zuvor, nur dass die Augen nach rechts blicken, während Sie den Kopf nach links neigen und umgekehrt (Foto 11). Die Augenbewegung in die entgegengesetzte

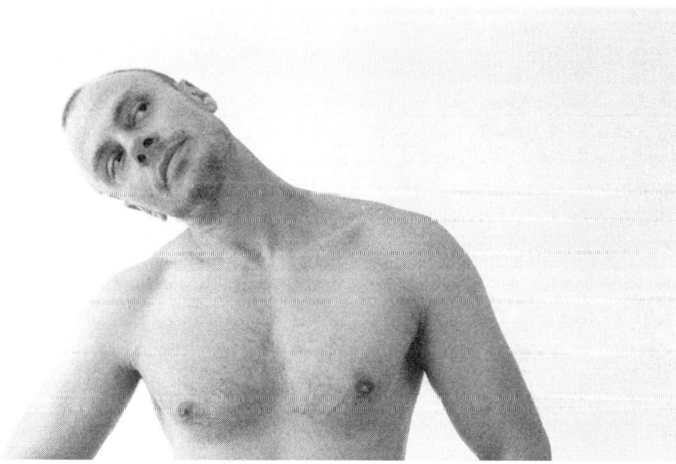

Foto 11: Der „halbe" Salamander, die Augen blicken nach links

Richtung, also bevor Sie den Kopf bewegen, erhöht den Bewegungsradius; Sie sollten in der Lage sein, den Kopf noch weiter nach links zu neigen. Behalten Sie diese Position 30 bis 60 Sekunden lang bei und wiederholen Sie das zur anderen Seite (Augen nach links, Kopf nach rechts).

Stufe 2: Der „ganze" Salamander

Zur ganzen Salamander-Übung gehört die Neigung der gesamten Wirbelsäule zur Seite, nicht nur der Halswirbelsäule. Der Körper wird auch anders positioniert.

1. Gehen Sie in den Vierfüßlerstand; Ihr Gewicht ruht dabei auf den Knien und den Handflächen. Sie können die Hände auf den Boden legen oder sie auf einem Kissen abstützen. Der Kopf sollte in einer Linie mit der Wirbelsäule gehalten werden (Foto 12).
2. Bei dieser Übung sollte die Position des Kopfes so sein, dass die Ohren sich auf gleicher Höhe mit der Wirbelsäule befinden. Um die

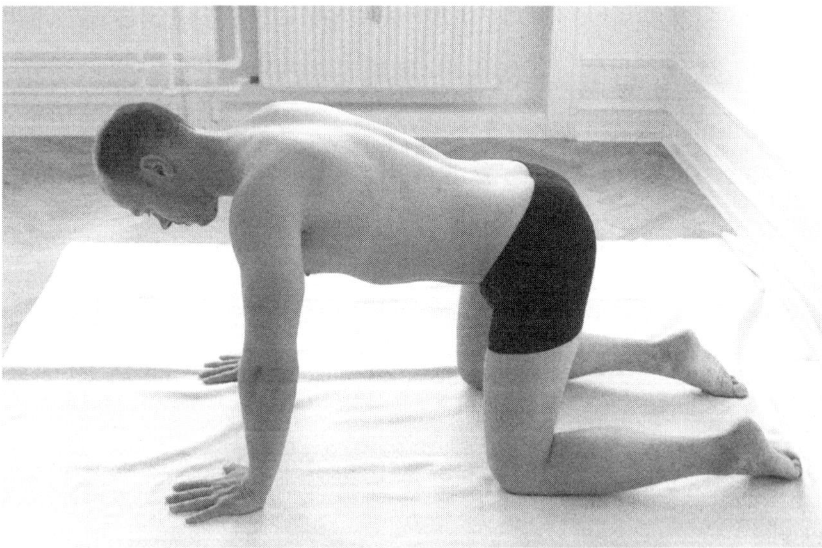

Foto 12: Die Salamander-Übung auf allen Vieren

richtige Position für den Kopf zu finden, heben Sie ihn ein klein wenig höher an als Sie denken, dass es richtig ist. Sie sollten spüren können, dass Ihr Kopf leicht angehoben ist. Senken Sie ihn dann ein wenig weiter als Sie denken, dass es richtig ist. Sie sollten spüren, dass er nun weiter unten ist, als er sein sollte. Wechseln Sie zwischen diesen beiden Positionen hin und her. Heben Sie den Kopf ein wenig höher und senken Sie ihn dann ein wenig. Versuchen Sie eine Position in der Mitte zu finden, in der er sich nicht zu weit oben und nicht zu weit unten anfühlt. Auch wenn Sie diese Position vielleicht nie ganz exakt finden, sollten Sie sich dennoch darauf zu konzentrieren.

3. Haben Sie eine gute Kopfposition gefunden, wenden Sie (zunächst nur) die Augen nach rechts, halten sie die Blickrichtung und neigen dann den Kopf nach rechts, indem Sie das rechte Ohr zur rechen Schulter bringen.
4. Vervollständigen Sie die Übung, indem Sie den gesamten Rumpf vom Nacken bis zum Ende der Wirbelsäule zur selben Seite neigen.

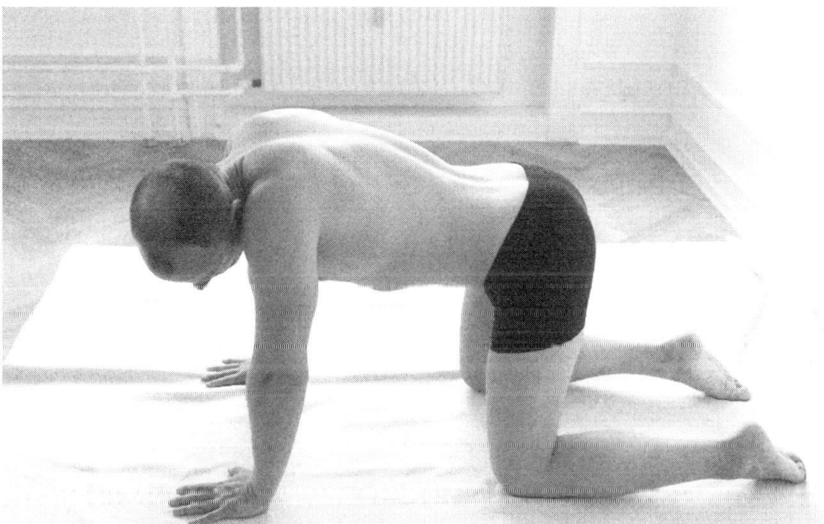

Foto 13: Salamander-Übung, der Kopf ist nach links geneigt

5. Halten Sie diese Position 30 bis 60 Sekunden lang.
6. Bringen Sie die Wirbelsäule und den Kopf zur Mitte zurück.
7. Wiederholen Sie die Übung nun auf der linken Seite (Foto 13).

Massage bei Migräne

Im Anhang sind die Zeichnungen der vier verschiedenen Migränemuster rot dargestellt (vgl. Darstellungen der „Kopfschmerzen“). Die mit X gekennzeichneten Stellen weisen auf die Lokalisation der Triggerpunkte hin, die man massieren kann, um die Verspannungen in den betroffenen Muskeln zu lösen.

Die vier Zeichnungen zeigen die vier typischen Muster von Migräneschmerzen. Stellen Sie fest, welches Schmerzmuster zu Ihren Symptomen passt. Wenn Sie das wissen, können Sie sehen, welcher Teil welches Muskels sich verspannt hat und wo er massiert werden muss.

Die Triggerpunkte (mit X gekennzeichnet) sind Bereiche auf einem Muskel, wo es eine hohe Konzentration von Nervenendigungen gibt. Einige davon fühlen sich dicker oder fester an als der restliche Muskel. Betroffene stellen oft fest, dass die Triggerpunkte, die entspannt werden müssen, schmerzhaft auf Druck reagieren.

Finden und Lösen von Verspannungen an Triggerpunkten

Da Sie an Nerven arbeiten, die an der Oberfläche des Muskels liegen, reicht meist eine leichte Berührung aus, um die Spannung im gesamten Muskel zu lösen. Sie müssen also nicht, wie bei einer „normalen“ Massage, den ganzen Muskel massieren, sondern meist nur die Triggerpunkte, und Sie brauchen keine Kraft aufzuwenden oder tief in den Körper drücken.

Die Triggerpunkte in der Tiefe oder mit viel Kraft zu massieren, ist meist schmerzhaft und kann kontraproduktiv sein. Unter übermäßigem Druck fühlt sich der Körper nicht sicher, und das autonome Nervensystem gerät in einen Zustand, in dem der Grenzstrang des Sympathikus oder das Rückzugsverhalten des hinteren Vagus-Astes aktiviert wird. Das ist nicht gefährlich, führt aber nicht zum Erfolg, denn es braucht Zeit, bis der Körper sich wieder beruhigt.

Machen Sie einige kleine Kreisbewegungen auf dem Triggerpunkt. Warten Sie dann, bis Sie eine Reaktion des Nervensystems in Form von Seufzen oder Schlucken feststellen. Innerhalb weniger Minuten sollte die Schmerzintensität nachzulassen beginnen oder der Schmerz sollte ganz aufhören. Das können Sie wiederholen, wann immer es nötig ist.

Nicht alle mit X gekennzeichneten Stellen müssen massiert werden. Auch wenn ein X bei einem bestimmten Schmerzmuster einen Triggerpunkt anzeigt, ist er nicht aktiv, wenn er nicht fest oder schmerzhaft ist. Sie sollten keine Zeit mit der Massage eines solchen Punktes verschwenden, sondern sich auf jene Triggerpunkte konzentrieren, die sich fest oder dick anfühlen oder schmerzhaft sind.

Übung für den Kopfwender bei steifem Nacken

Mit dieser Übung für den Kopfwender (*Sternocleidomasteoideus*, SCM) erweitern Sie den Bewegungsradius bei der Drehung des Kopfes, lindern die Symptome eines steifen Nackens und beugen einer Migräne vor. Sie ähnelt den allerersten Bewegungen, die ein Baby macht, wenn es auf dem Bauch liegt und sich mit den Ellbogen abstützt, damit es den Kopf ungehindert drehen und umherschauen kann.

1. Legen Sie sich auf den Bauch (Foto 14). Heben Sie den Kopf und bringen Sie die Arme unter die Brust. Das Gewicht des Oberkörpers liegt nun auf den Ellbogen (Foto 15).
2. Wenden Sie den Kopf so weit nach rechts, wie das bequem möglich ist. Halten Sie diese Position 60 Sekunden lang.
3. Drehen Sie den Kopf zur Mitte zurück.
4. Wenden Sie nun den Kopf so weit nach links, wie das bequem möglich ist, und halten Sie diese Position 60 Sekunden lang (Foto 16).

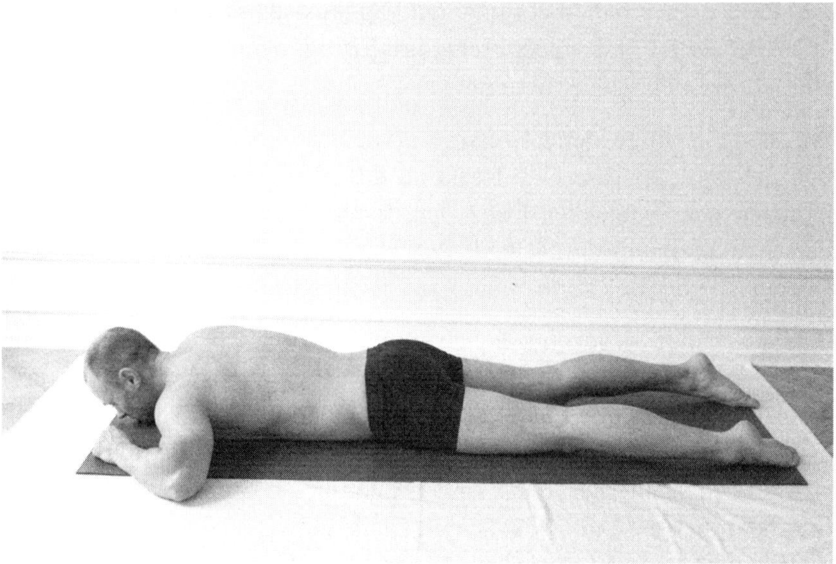

Foto 14: In Bauchlage

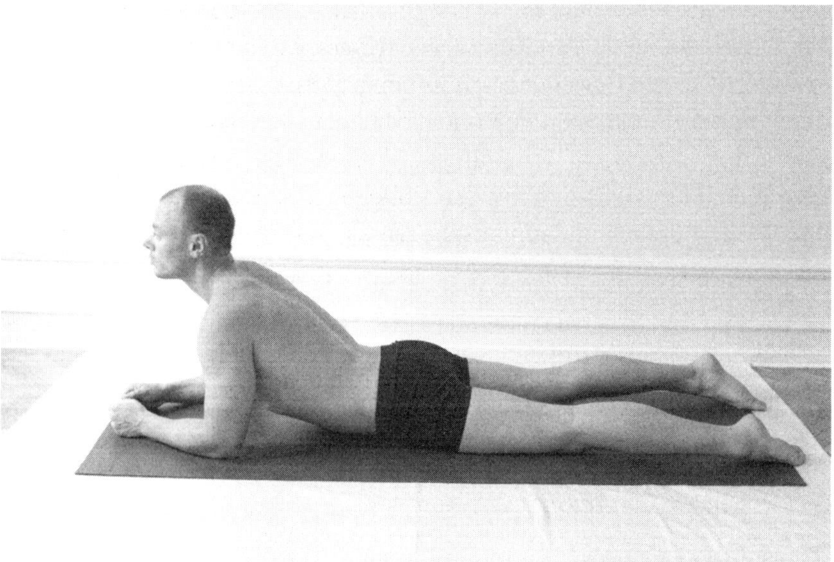

Foto 15: Anheben des Kopfes

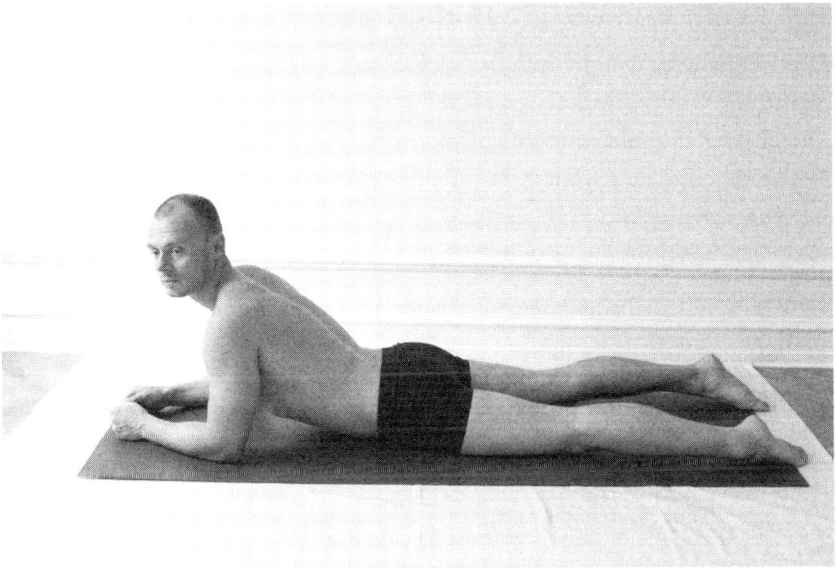

Foto 16: Kopfwendung nach links

Wenn Sie den Bewegungsradius des Kopfes mit dieser Übung erweitert haben, die Bewegung aber auf einer Seite noch nicht Ihren Vorstellungen entspricht, dann liegt die Einschränkung wahrscheinlich an einem anderen Muskel, dem *Levator scapulae*, dem Schulterblattheber, der von den Rückenmarksnerven C3 bis C5 innerviert wird. Diese Form eines steifen Nackens kann man nicht beheben, indem man lediglich die Funktion des XI. Hirnnervs sowie des Trapezmuskels und des Kopfwenders verbessert. (vgl. „Schulterblattheber“ auf S. 160).

Der steife Nacken kann zum Teil vielleicht auch einer Hiatushernie (Zwerchfellbruch) und der Verkürzung der Speiseröhre geschuldet sein, da sich der Vagus um die Speiseröhre windet (vgl. „Erleichterung bei COPD und Zwerchfellbruch“ auf S. 146).

Die Dreh- und Wendeübung für den Trapezmuskel

Die Dreh- und Wendeübung verbessert den Tonus eines schlaffen Trapezmuskels und bringt jeden seiner drei Teile mit den beiden anderen ins Gleichgewicht. Sie unterstützt auch die Dehnung der Wirbelsäule, die Verbesserung der Atmung und die Korrektur einer verschobenen Kopfhaltung nach vorn (FHP). Dadurch werden im Gegenzug oft Schulter und Rückenschmerzen gelindert.

Diese Übung ist für jeden von Nutzen, nicht nur für Menschen mit einer FHP. Sie dauert nicht einmal eine Minute, und das Gefühl einer positiven Veränderung stellt sich sofort ein. Es ist empfehlenswert, sich einen Augenblick Zeit für diese Übung zu nehmen, wenn man eine Weile gesessen hat, und sie regelmäßig zu wiederholen. Ich mache sie fast jedes Mal, wenn ich von der Arbeit an meinem Computer aufstehe. Immer wenn Sie diese Übung machen, werden Sie eine Verbesserung der Atmung und der Haltung feststellen und ihre positiven Wirkungen steigern sich mit der Zeit.

Der Gedanke dahinter hat nichts mit einer Stärkung oder Dehnung des Trapezmuskels zu tun. Man nimmt an, dass dieser Muskel stark genug ist und einfach nur die Nerven der schlaffen Muskelfasern stimuliert werden müssen. Sie „wecken" sie also „auf", damit sie ihren Teil der Arbeit übernehmen können, so wie damals, als wir Babys waren und auf allen Vieren herumkrabbelten.

Wenn ein Baby auf dem Bauch liegt, nutzt es alle Fasern des dreiteiligen Trapezmuskels, damit die Schulterblätter zusammengeführt werden und zusammenbleiben, um den Kopf zu heben und ihn hin- und herzudrehen, damit es umherschauen kann. Später nutzt das Baby diese Muskelfasern auch, wenn es in den Vierfüßlerstand geht, um zu krabbeln und umherzuschauen.

Kommt es jedoch zum Stehen, werden nicht mehr alle Fasern des Trapezmuskels gleichermaßen genutzt. Manche spannen sich dann mehr an, während andere ihren Tonus verlieren und schlaffer werden. Der Kopf wird nicht mehr auf dieselbe Weise von allen drei Teilen des Trapezmuskels gestützt. Im Laufe der Zeit gleitet er tendenziell weiter nach vorne, sodass die Mitte der Ohren vor der Schultermitte liegt. Die Schultern neigen dann dazu, sich nach vorne und zur Mittellinie zu senken.

Nach der Durchführung dieser Übung haben alle Muskelfasern des dreiteiligen Trapezmuskels einen gleichmäßigeren Tonus. Und wenn Sie dann stehen oder sitzen, gleitet Ihr Kopf ganz natürlich von selbst wieder zurück und nach oben, sodass die Verschiebung der Kopfhaltung nach vorne verringert und die Haltung verbessert werden.

Anleitung für die Dreh- und Wendeübung

Diese Übung besteht aus drei Teilen. Sie unterscheiden sich durch die Position der Arme.

1. Sie sitzen bequem auf einer festen Fläche, zum Beispiel auf einem Stuhl oder einer Bank. Blicken Sie geradeaus.
2. Verschränken Sie die Arme und legen Sie die Hände leicht auf die Ellbogen (Foto 17). Drehen Sie den Schultergürtel rasch und ohne Unterbrechung von einer Seite zu anderen, ohne dabei die Hüften zu bewegen.

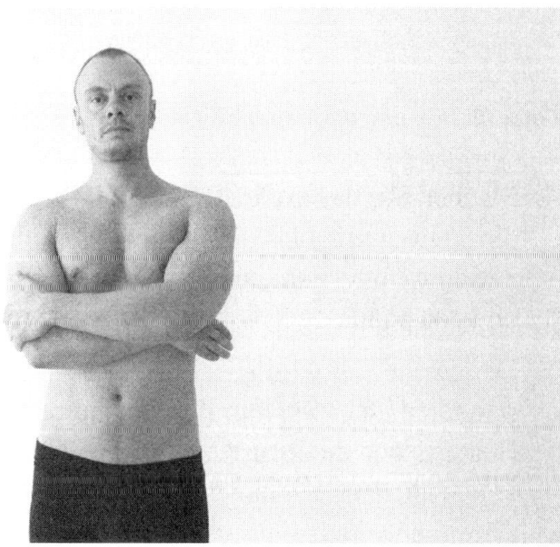

Foto 17: Hände auf den Ellbogen

3. Beim ersten Teil der Übung bleiben die (Arme und die) Ellbogen vor dem Körper. Drehen Sie die Schultern, sodass sich die Ellbogen bewegen, zuerst zu einer Seite, dann zurück zur anderen. Dabei gleiten die Arme leicht über die Körpervorderseite (in der Magengegend). Dadurch werden die Fasern des oberen Trapezmuskels aktiviert (Foto 18).

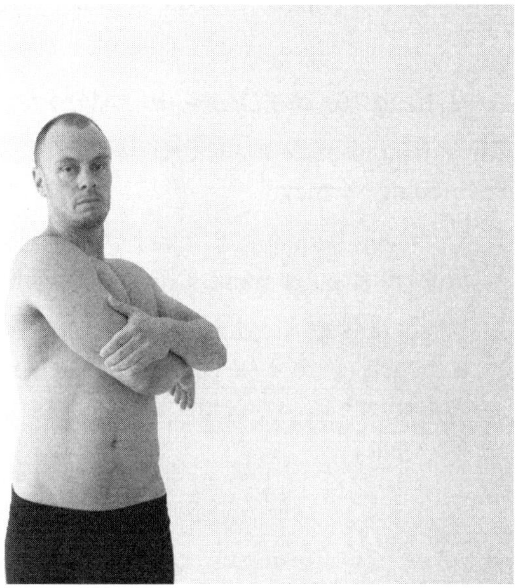

Foto 18: Drehung des Trapezmuskels

4. Machen Sie das dreimal. Strengen Sie sich nicht an und machen Sie die Bewegung ohne Unterbrechung. Bewegen Sie die Schultern zwanglos und ohne sie festzuhalten; Ihre Bewegungen sind leicht und entspannt.
5. Der zweite Teil wird genau wie der erste gemacht; der einzige Unterschied ist, dass Sie nun Ihre (Arme und) Ellbogen auf der Höhe des Herzens vor die Brust halten (Foto 19). Drehen Sie sie zuerst zur einen und dann zur anderen Seite (Foto 20). Machen Sie das dreimal. Dadurch werden die Muskelfasern des mittleren Trapezmuskels aktiviert.

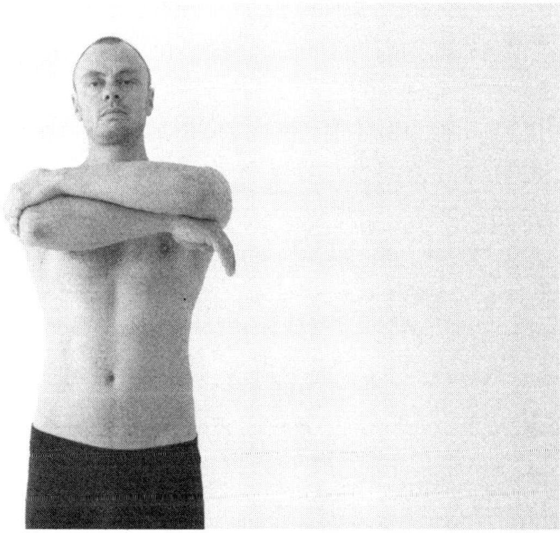

Foto 19: Drehung des Trapezmuskels mit angehobenen (Armen und) Ellbogen

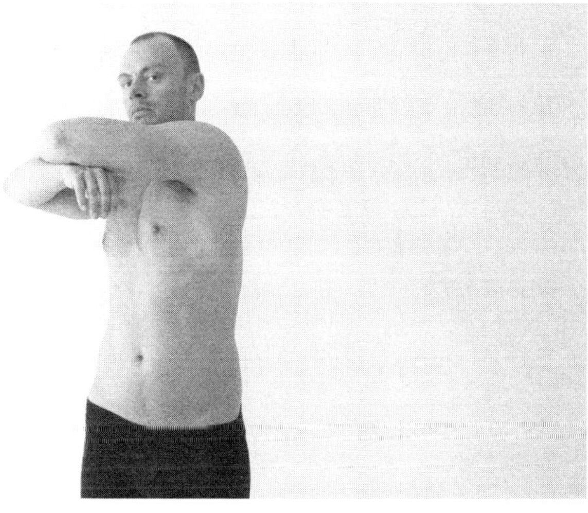

Foto 20: Drehung des Trapezmuskels nach rechts

6. Für den dritten Teil der Übung heben Sie (Arme und) Ellbogen so hoch, wie es bequem möglich ist, und wiederholen Sie die obige Übung (Foto 21). Drehen Sie sie dreimal von einer Seite zu anderen (Foto 22). Dadurch werden die Muskelfasern des unteren Trapezmuskels aktiviert.

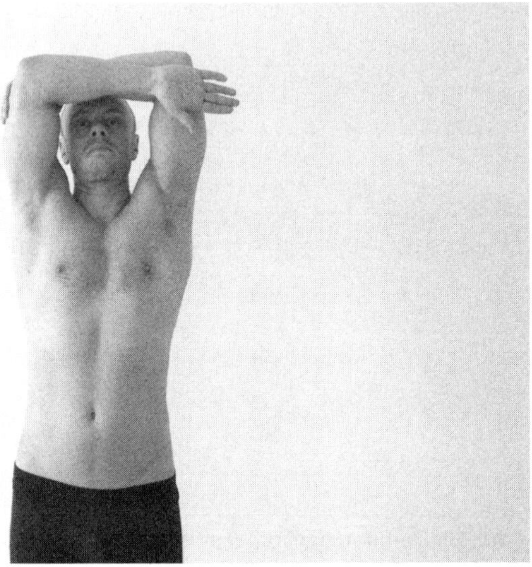

Foto 21: Arme und Ellbogen angehoben

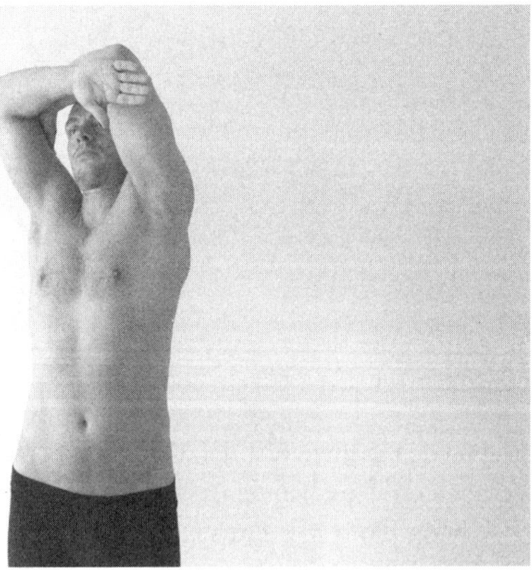

Foto 22: Drehung des Trapezmuskels mit angehobenen Armen und Ellbogen

Nach der Übung stellen Sie eventuell fest, dass sich Ihr Kopf leichter anfühlt und sich wieder zur richtigen Stelle bewegt hat (keine vorgeschobene Kopfhaltung mehr). Es ist nicht ungewöhnlich, dass Menschen mit einer ausgeprägten vorgeschobenen Kopfhaltung um bis zu 5 cm größer werden, wenn die Übung zum ersten Mal gemacht wird. Schaut man Sie dann von der Seite an, kann man bemerken, dass Ihr Kopf nicht mehr so weit vorgeschoben ist, falls Sie die Tendenz dazu hatten.

Natürliches „4-Minuten-Facelifting“, Teil 1

Zu den Vorzügen dieser sanften und angenehmen Gesichtsbehandlung gehören das Entspannen der Gesichtsmuskeln und ein natürlicheres Lächeln durch die Funktionsverbesserung des V. und VII. Hirnnervs. Sie können die Übung alleine oder mit anderen zusammen machen. Die Gesichtsbehandlung:

- verbessert die Durchblutung der Haut,
- belebt die mimischen Muskeln im mittleren Drittel des Gesichts im Bereich zwischen den Mund- und Augenwinkeln,
- verbessert die Durchblutung der Gesichtshaut,
- gibt dem Gesicht eine jugendliche Lebhaftigkeit, die Sie spüren und die andere sehen können,
- führt dazu, dass Sie natürlicher und öfter lächeln,
- verbessert Ihre Reaktionsfähigkeit im Umgang mit anderen sichtbar und erhöht Ihre Empathie,
- lässt flache Wangenknochen etwas mehr hervortreten und flacht sehr hohe Wangenknochen etwas ab.

Betrachten Sie Ihr Gesicht im Spiegel, bevor sie diese Technik anwenden. Wenn Sie sie bei anderen durchführen, geben Sie ihnen einen Handspiegel, damit sie ihr Gesicht beobachten und die Veränderungen verfolgen können. Schauen sie ganz besonders auf die Haut um die Wangenknochen.

Arbeiten Sie zuerst auf der einen Seite des Gesichts. Überprüfen Sie dann, ob Sie zwischen den beiden Seiten einen Unterschied sehen oder spüren können. Die Unterschiede werden meist offenkundig, wenn Sie sprechen oder lächeln. Arbeiten Sie dann auf der anderen Seite. Danach sollte das Gesicht wieder ebenmäßiger erscheinen.

Wo wird die Technik angewandt?

Es gibt einen Akupunkturpunkt im Gesicht, den Endpunkt des Dickdarmmeridians, Di 20 (vgl. „Akupunkturpunkte" im Anhang). In der chinesischen und japanischen sowie in der Thai-Massage ist das ein Schönheitspunkt. In der klassischen Thai-Massage wird er „goldener Bambus" genannt. In der traditionellen chinesischen Medizin heißt er „Willkommen der Düfte" und öffnet die Nase durch Verbesserung der Atmung.

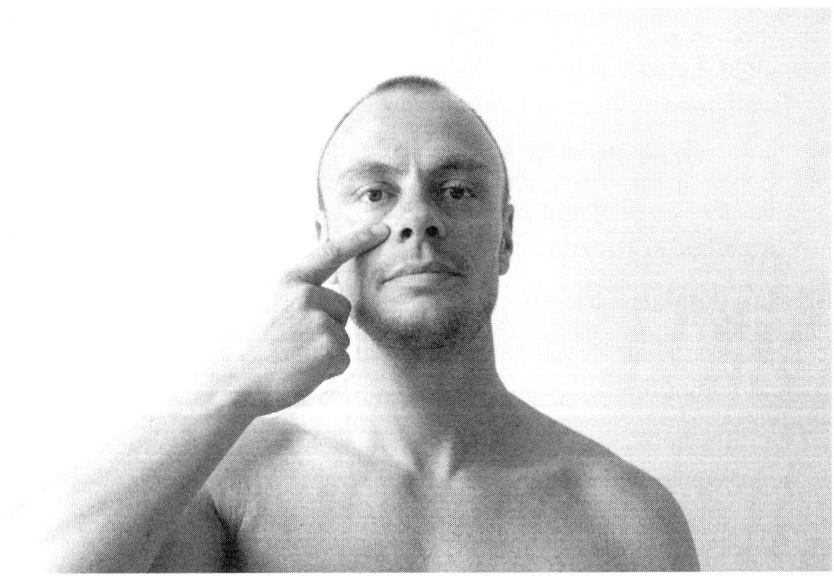

Foto 23: Massage von Di 20

Was die mitteleuropäische Anatomie betrifft, so ist dieser Punkt aus der chinesischen Medizin interessant. Er liegt direkt über einem Gelenk zwischen dem Oberkiefer und dem Zwischenkiefer (*Os incisivum*, auch Goethe-Knochen genannt, ist ein paariger, die oberen Schneidezähne tragender Knochen des Gesichtsschädels und grenzt an das Nasenbein und das Oberkieferbein; Anm. d. Übers.). In der evolutionären Entwicklung unserer Spezies waren die beiden Knochen vor langer Zeit getrennte Einheiten, verschmolzen aber in einem frühen Stadium durch Verkalkung zu einem einzigen Knochen. In der modernen Anatomie wird die Struktur Oberkiefer / Zwischenkiefer (Maxilla / Prämaxilla) als ein Knochen bezeichnet und heißt nur noch Oberkiefer bzw. Maxilla.

Der Endpunkt des Dickdarmmeridians ist leicht zu finden, sie ist an diesem Punkt empfindlicher als in der Umgebung (Foto 23).

Wie und warum wird die Technik angewendet?

Die Gesichtshaut wird unter der Oberfläche von Ästen des V. Hirnnervs durchzogen. Eine leichte Berührung stimuliert diese Nervenendigungen.

1. Streichen Sie ganz leicht über den Punkt Di 20. Lassen Sie Ihre Fingerspitze dann in die Haut sinken, sodass er mit ihr„verschmelzen“ kann.
2. Schieben Sie die Haut nach oben und unten, um festzustellen, in welcher Richtung der Widerstand größer ist. Drücken Sie leicht in diesen Widerstand. Stoppen Sie dann.
3. Halten Sie diesen Punkt und warten Sie, bis Sie spüren, dass er sich entspannt.
4. Schieben Sie die Haut nun (ein wenig) nach innen zur Mitte (Nasolabialfalte) und (ein wenig) nach außen zur Seite, um festzustellen, in welcher Richtung der Widerstand größer ist.
5. Stoppen Sie dort wieder und drücken Sie leicht. Halten Sie diesen Punkt und warten Sie, bis Sie spüren, dass er sich entspannt.

Die Gesichtsmuskeln werden von Ästen des VII. Hirnnervs durchzogen. Es gibt zwei Schichten von Gesichtsmuskeln direkt unter der Haut.

6. Lassen Sie Ihre Fingerspitze nun sanft in die Muskelschichten der Haut sinken. Bringen Sie Ihre Fingerspitze mit der ersten Muskelschicht in engen Kontakt, als wäre sie ein Klettband.
7. Wenn Sie sorgsam darauf achten, nicht zu fest zu drücken, und wenn Sie spüren, was unter Ihrer Fingerspitze passiert, können Sie diese beiden Muskelschichten übereinander gleiten lassen; lassen Sie zuerst eine Schicht mit einer kleinen Kreisbewegung über die andere gleiten.
8. Während des Kreisens stellen Sie vielleicht fest, dass es beim Gleiten in die eine Richtung mehr Widerstand gibt. Drücken Sie sanft weiter in diese Richtung und halten Sie den Punkt, bis es bei Ihnen oder der Person, an der Sie arbeiten, zu einer Entspannung in Form von Seufzen oder Schlucken kommt.
9. Drücken Sie im nächsten Schritt ein wenig tiefer. Jetzt haftet die tiefere Muskelschicht an der oberen und an der Haut. Sie können beide Schichten zusammen über den Wangenknochen schieben.
10. Während des Kreises stellen Sie vielleicht fest, dass es beim Gleiten in einer Richtung mehr Widerstand gibt. Drücken Sie sanft weiter in diese Richtung und halten Sie den Punkt, bis es bei Ihnen oder der Person, an der Sie arbeiten zu einer Entspannung in Form von Seufzen oder Schlucken kommt.

Alle Knochen sind von einem Bindegewebe, der Knochenhaut, dem sogenannten Periost umgeben (von *peri*, altgriechisch für „um … herum“, und von *osteon* für „Knochen“). Dieses Gewebe besitzt sehr viele Nervenendigungen aus den Rückenmarksnerven oder, wie in diesem Fall, den Hirnnerven.

11. Lassen Sie Ihre Fingerspitze noch tiefer in das Gesicht sinken, bis sie leicht auf dem Knochen aufliegt.
12. Eine Massage auf der Knochenhaut hat eine tief greifende Wirkung auf das autonome Nervensystem. Drücken Sie leicht, aber dennoch fest genug, um den Knochen auf Di 20 zu erreichen. Bewegen Sie Ihre Fingerspitze von einer Seite zur anderen, bleiben Sie dann mit leichtem Druck auf dem Knochen und warten Sie, bis Sie eine Entspannung feststellen.

Beim Embryo sind Oberkiefer und Zwischenkiefer noch zwei Knochen. Auch wenn sie zu einem Knochen verschmolzen sind, können die meisten Menschen noch spüren, dass es einmal zwei waren.

Diese Massage des V. und VII. Hirnnervs stimuliert die Nerven in der Haut und die Gesichtsmuskeln. Sie beseitigt nicht alle Falten, aber verringert manche und entspannt die Gesichtsmuskulatur, sodass das Gesicht jünger und frischer aussieht. Und es gibt keine Nebenwirkungen wie Narbengewebe nach einem operativen Facelifting oder eine Anhäufung von giftigem Botox.

Noch wichtiger ist, dass diese Massage dem Gesicht zu mehr Ausdruckskraft, Aufgeschlossenheit und Reaktionsfähigkeit verhilft – mit einem Wort, es lässt mehr soziale Zugewandtheit erkennen. Es sollte also anpassungsfähiger und in der Lage sein, unterschiedliche emotionale Reaktionen in verschiedenen Situationen auszudrücken. Der Gesichtsausdruck ist ein unerlässlicher Teil unserer Kommunikation mit anderen Menschen.

Die Anpassungsfähigkeit des Gesichts ist nicht nur von Bedeutung, um unsere eigenen Emotionen auszudrücken, sondern auch für Kontakt und Kommunikation. Ist unser Gesicht entspannt und schauen wir jemanden an, spiegelt es durch entsprechende Mikro-Bewegungen automatisch den Gesichtsausdruck des Gegenübers. Dabei handelt es sich um ganz geringfügige Bewegungen und sie verändern sich sehr schnell.

Diese Veränderungen in der Hautspannung und den Gesichtsmuskeln geben dann ein Feedback über die afferenten, zum Gehirn führenden Bahnen des V. und VII. Hirnnervs an das Gehirn, das uns sofort unterschwellige Informationen darüber gibt, wie es anderen Menschen geht. Das ist eine Voraussetzung für uns, um Empathie für einen anderen Menschen empfinden zu können.

Sind die Gesichtsmuskeln unter der Haut im Allgemeinen entspannt, hat der Betreffende meist ein weiches, angenehmes und als schön geltendes Gesicht. Leider bleiben viele Menschen jahrelang im selben emotionalen Muster stecken, das im Gesicht zum Ausdruck kommt. Ihre Gesichtsmuskeln üben Zug auf die Haut aus und führen zu Falten oder einem Doppelkinn. Entspannt dieser Mensch seine Gesichtsmuskeln nicht und bleibt er im selben emotionalen Zustand, werden diese Falten mit der Zeit immer tiefer.

Zusätzlich zu dieser Technik kann ein leichtes Streicheln der Gesichtshaut den V. Hirnnerv stimulieren und die Verspannung in der ganzen Gesichtsmuskulatur verringern.

Natürliches „4-Minuten-Facelifting", Teil 2

Teil 1 konzentriert sich auf Di 20, den Akupunkturendpunkt des Dickdarmmeridians am Nasenflügel. Die Stimulierung dieses Punktes verbessert das Gleichgewicht und den Tonus der Muskeln im Bereich um Nase und Mund. Teil 2 konzentriert sich dagegen auf die Augen. Diese Technik ist in mancherlei Hinsicht derjenigen von Teil 1 ähnlich. Hier arbeiten Sie mit dem Akupunkturpunkt des Blasenmeridians Bl 2 am inneren (zur Mitte hin gelegenen) Ende der Augenbraue, direkt über dem inneren Augenwinkel. Menschen reiben diesen Punkt oft ganz automatisch, ohne darüber nachzudenken, wenn sie müde sind. Das Massieren von Haut und Muskeln dient hier dazu, sich selbst zu beruhigen (Foto 24).

Fassen Sie mit dem Daumen oder mit einem Finger auf Bl 2. Arbeiten Sie sich dann durch jede Schicht: die Haut, zwei Muskelschichten und das Periost, die Knochenhaut.

Dieser Punkt ist auch ein Triggerpunkt für den Augenringmuskel *Musculus orbicularis oculi*, ein dünner, flacher Muskel, der die Augenhöhle umgibt. Die Augen werden manchmal als Spiegel der Seele bezeichnet.

Vor der Arbeit an Bl 2 ist der Muskel eventuell zu angespannt und das Auge ist müde, oder er könnte einen zu geringen Tonus haben und es ist zu weit „aufgerissen". Nach der Übung können wir andere besser sehen und werden selbst auch besser gesehen: Wir sehen wieder klarer, und unser Gegenüber kann im Gegenzug leichter Augenkontakt mit uns herstellen. Wir sehen die Welt dann mit „anderen Augen".

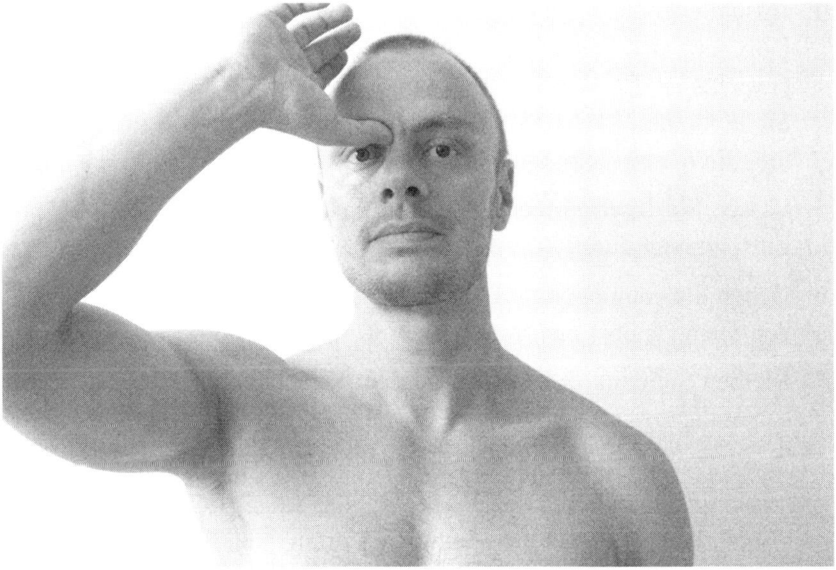

Foto 24: Massage von Bl 2

Wenn man tiefer geht, befindet sich dieser Akupunkturpunkt am Rand eines winzigen Gesichtsknochens, des *Os lacrimale*, des Tränenbeins. Manchmal können die Augen eines Menschen trocken sein und glanzlos erscheinen; bei anderen kann es auch zu lästigem Tränenfluss kommen.

Berührt man diesen Knochen an Bl 2 und hält dabei Kontakt mit dem Tränenbein, gleicht man den Feuchtigkeitsfluss zu den Augen aus, sodass sie wieder glänzen und funkeln. Ziel der „Facelift“-Massage ist ein Lächeln auf Ihren Lippen und ein Funkeln in Ihren Augen.

1. Suchen Sie eine Stelle am inneren (zur Mitte hin gelegenen) Ende der Augenbraue, direkt über dem inneren Augenwinkel, die empfindlicher ist als der umliegende Bereich.
2. Streichen Sie zuerst mit der Fingerspitze einige Male leicht über die Haut.
3. Lassen Sie die Fingerspitze an Bl 2 leicht auf der Haut liegen, bis Sie eine Entspannung durch Seufzen oder Schlucken feststellen.

4. Anschließend drücken Sie sanft in die Schicht der Gesichtsmuskeln. Dort setzt der flache, runde Augenringmuskel an den Knochen des Gesichts an. Lassen Sie Ihren Finger in die Haut sinken und gleiten Sie in kleinen Kreisen leicht über die Haut; achten Sie auf die Richtung, in der es mehr Widerstand gibt.
5. Lassen Sie Ihren Finger auf diesem Widerstand ruhen, bis Sie eine Entspannung durch Seufzen oder Schlucken feststellen.
6. Gehen Sie dann noch tiefer hinein, bis Sie den Knochen spüren. Reiben Sie auch dort mehrmals.
7. Bleiben Sie dann in Kontakt mit dem Knochen, bis es zu einer Entspannung kommt.

Ist der Augenringmuskel verspannt und schließt das Augenlid, sodass Sie nur noch blinzeln können, sollte sich das Auge dadurch wieder besser öffnen lassen. War das Auge zu weit offen, solle sich das Augenlid durch diese Technik etwas senken lassen, ohne dass das Auge sich zu weit schließt.

Dies ist der zweite der beiden Schönheitspunkte in der klassischen Thai-Massage.

Das Abtrennen aller Köpfe der Hydra

Der Zweck dieser Übungen zur Selbsthilfe und der manuellen Techniken ist, die Aktivität des hinteren Vagus-Astes zu beenden und eine Aktivierung des vorderen Vagus-Astes zu ermöglichen. Nur so können wir alle „Köpfe der Hydra“ abtrennen und unsere Fähigkeit zu körperlicher und psychischer Gesundheit wiederherstellen.

Literaturverzeichnis

1 Jerzy Grotowski, ed. Eugenio Barba, Towards a Poor Theatre (New York: Routledge Theatre Arts, 2002), 27

2 Ida P. Rolf, PhD, Rolfing: Reestablishing the Natural Alignment and Structural Integration of the Human Body for Vitality and Well-Being, rev. ed. (Rochester, VT: Healing Arts Press, 1989)

3 "The Nobel Prize in Physiology or Medicine 1937," Nobel Media AB 2014 (Oct 4, 2016), www.nobelprize.org/nobel_prizes/medicine/laureates/1937/

4 There is another aspect and medical definition of stress that refers to pushing our muscles and/or organs with sports training and other physical regimens such as fasting, and it has been said that a certain level of this kind of stress is good for an organism.

5 Alain Gehin's definitive book on his technique is called The Atlas of Manipulative Techniques for the Cranium and the Face (Seattle: Eastland Press, English translation, 1985). In this book, Gehin teaches more than 150 biomechanical techniques, and describes which techniques to choose when attempting to improve the function of the individual cranial nerves.

6 Ronald Lawrence and Stanley Rosenberg, Pain Relief with Osteomassage (Santa Barbara, CA: Woodbridge Press, 1982)

7 CN VIII is the coccleovestibular nerve. There are two specialized organs in the bony labyrinth of the temporal bone. "Cochlear" refers to the auditory component of CN VIII, which transduces sound into electrical impulses to the brain. "Vestibular" refers to the part of CN VIII that translates information from the movement of a thick fluid in three semicircular canals embedded in the temporal bone. As we change the position of the head in relationship to gravity, fluid in these canals moves, pushing on hairs that stimulate nerves to give us information about the position and movement of the head.

8 Harold Magoun, DO, Osteopathy in the Cranial Field, 3rd ed. (Indianapolis, IN: The Cranial Academy, 1976)

9 The idea that the cranial bones move is contrary to almost all teachings in anatomy and physiology. The commonly held belief is that the bones fuse together at different ages, the last of these growing fast to the rest of the skull at the age of thirty-eight. However, I saw collections of separate human skull bones from an older adult in an anatomy lab; the bones had been separated by filling a prepared skull with rice and submerging it in a bucket of water. As the rice absorbed the water and expanded, it pushed the bones apart from each other. If the bones had fully grown together, as is taught in many anatomy classes, this separation of bones would not be possible in an adult of this age.

10 Lauren M. Wier, MPH (Thomson Reuters) and Roxanne M. Andrews, PhD (AHRQ), Statistical Brief #107: The National Hospital Bill: The Most Expensive Conditions by Payer, 2008, Healthcare Cost and Utilization Project Statistical Brief #107 (Rockville, MD: Agency for Healthcare Research and Quality, 2011), www.hcup-us.ahrq.gov/reports/statbriefs/sb107.pdf

11 M. Widen, "Back Specialists are Discouraging the Use of Surgery," American Academy of Pain Medicine, 17th annual meeting, Miami Beach, FL (2001)

12 Markus Melloh, Christoph Röder, Achim Elfering, Jean-Claude Theis, Urs Müller, Lukas P. Staub, Emin Aghayev, Thomas Zweig, Thomas Barz, Thomas Kohlmann, Simon Wieser, Peter Jüni, and Marcel Zwahlen, "Differences Across Health Care Systems in Outcome and Cost-Utility of Surgical and Conservative Treatment of Chronic Low Back Pain: A Study Protocol," BMC Musculoskeletal Disorders 9, no. 81 (2008)

13 Lumbar Spinal Stenosis, American Academy of Orthopaedic Surgeons (2010), www.knowyourback.org/Pages/SpinalConditions/DegenerativeConditions/LumbarSpinalStenosis.aspx

14 Michael Gershon, The Second Brain (New York: Harper Collins Publishers, 1999)

15 B. Zahorska-Markiewicz, E. Kuagowska, C. Kucio, and M. Klin, "Heart Rate Variability in Obesity," International Journal of Obesity and Related Metabolic Disorders 17, no. 1 (Jan 1993): 21–23

16 Gernot Ernst, Heart Rate Variability (London: Springer-Verlag, 2014), 261

17 Stephen W. Porges, "Orienting in a Defensive World: Mammalian Modifications of our Evolutionary Heritage—A Polyvagal Theory," Psychophysiology 32 (1995): 301–18

18 Fischer, Philip, MD, "Postural Orthostatic Tachycardia Syndrome (POTS)," Mayo Clinic podcast (Apr 23, 2008), http://newsnetwork .mayoclinic.org/discussion/postural-orthostatic-tachycardia-syndrome-pots-24cc80/

19 P. J. Carek, S.E. Laibstain, and S.M. Carek, "Exercise for the Treatment of Depression and Anxiety," The International Journal of Psychiatry in Medicine 41, no. 1 (2011): 15–28

20 For a list of health issues that can develop, at least in part, from a dysfunctional ventral branch of the vagus nerve, see the table at the beginning of Part One listing the "Heads of the Hydra."

21 Stephen W. Porges, "Neuroception: A Subconscious System for Detecting Threats and Safety," Zero to Three 24, no. 5 (May 2004): 19–24.

22 Ben Hogan, Five Lessons: The Modern Fundamentals of Golf (New York: Simon and Schuster, 1957)

23 Vasilios Papaioannou, Ioannis Pneumatikos, and Nikos Maglaveras, "Association of Heart Rate Variability and Inflammatory Response in Patients with Cardiovascular Diseases: Current Strengths and Limitations," Psychosomatic Medicine 67, suppl. 1 (2005): S29–S33

24 B. Pomeranz, R. J. Macauley, M. A. Caudill, I. Kutz, D. Adam, and D. Gordon, "Assessment of Autonomic Function in Humans by Heart Rate Spectral Analysis," American Journal of Physiology 248 (1985): H151–H153

25 U. I. Zulfiqar, D. A. Jurivich, W. Gao, and D. H. Singer, "Relation of High Heart Rate Variability to Healthy Longevity," American Journal of Cardiology 105, no. 8 (Apr 15, 2010): 1181–85, doi: 10.1016/j.amj card.2009.12.022 (epub Feb 20, 2010), erratum 106, no. 1 (Jul 1, 2010): 142

26 P. Jönsson, "Respiratory Sinus Arrhythmia as a Function of State Anxiety in Healthy Individuals," International Journal of Psychophysiology 63 (2007): 48–54

27 P. Nickel and F. Nachreiner, "Sensitivity and Diagnosticity of the 0.1-Hz Component of Heart Rate Variability as an Indicator of Mental Workload," Human Factors 45, no. 4 (2003): 575–90

28 J. F. Brosschot, E. Van Dijk, and J. F. Thayer, "Daily Worry is Related to Low Heart Rate Variability During Waking and the Subsequent Nocturnal Sleep Period," International Journal of Psychophysiology 63 (2007): 39–47

29 A. J. Camm, M. Malik, J. T. Bigger, G. Breithardt, S. Cerutti, R. J. Cohen, P. Coumel, E .L. Fallen, H. L. Kennedy, R. E. Kleiger, F. Lombardi, A. Malliani, A. J. Moss, J. N. Rottman, G. Schmidt, P. J. Schwartz, and D. H. Singer (Task Force of the European Society of Cardiology and the North American Society of Electrophysiology), "Heart Rate Variability: Standards of Measurement, Physiological Interpretation, and Clinical Use," Circulation 93 (1996): 1043–65

30 Arpi Minassian, PhD, Mark A. Geyer, PhD, Dewleen G. Baker, MD, Caroline M. Nievergelt, PhD, Daniel T. O'Connor, MD, Victoria B. Risbrough, PhD, and the Marine Resiliency Study Team, "Heart Rate Variability in a Large Group of Active-Duty Marines and Relationship to Posttraumatic Stress," Psychosomatic Medicine 76, no. 4 (May 2014): 292–301

31 Vasilios Papaioannou, Ioannis Pneumatikos, and Nikos Maglaveras, "Association of Heart Rate Variability and Inflammatory Response in Patients with Cardiovascular Diseases: Current Strengths and Limitations," Psychosomatic Medicine 67, suppl. 1 (2005): S29–S33

32 Masari Amano, Tomo Kando, U. E. Hidetoshi, and Toshio Moriani, "Exercise Training and Autonomic Nervous System Activity in Obese Individuals," Medicine and Science in Sports and Exercise 33 (2001): 1287–91

33 Amelia M. Stanton, Tierney A. Lorenz, Carey S. Pulverman, and Cindy M. Meston, "Heart Rate Variability: A Risk Factor for Female Sexual Dysfunction," Applied Psychophysiology and Biofeedback 40 (2015): 229–37

34 Ji Yong Lee, Kwan-Joong Joo, Jin Tae Kim, Sung Tae Cho, Dae Sung Cho, Yong-Yeun Won, and Jong Bo Choi, "Heart Rate Variability in Men with Erectile Dysfunction," International Neurourology Journal 15, no. 2 (Jun 2011): 87–91

35 Jacqueline M. Dekker, PhD, Richard S. Crow, MD, Aaron R. Folsom, MD, MPH, Peter J. Hannan, MStat, Duanping Liao, MD, PhD, Cees A. Swenne, PhD, and Evert G. Schouten, MD, PhD, "Clinical Investigation and Reports: Low Heart Rate Variability in a 2-Minute Rhythm Strip Predicts Risk of Coronary Heart Disease and Mortality from Several Causes: The ARIC Study," Circulation 102 (2000): 1239–1244

36 Robert M. Carney, Kenneth E. Freedland, and Richard C. Veith, "Depression, the Autonomic Nervous System, and Coronary Heart Disease," Psychosomatic Medicine 67 (May–Jun 2005): S29–S33. Studies of medically well, depressed psychiatric patients have found elevated levels of plasma catecholamines and other markers of altered ANS function compared with controls. Studies of depressed patients with coronary heart disease (CHD) have also uncovered evidence of ANS dysfunction, including elevated heart rate, low heart rate variability, exaggerated heart rate responses to physical stressors, high variability in ventricular repolarization, and low baroreceptor sensitivity. All these indicators of ANS dysfunction have been associated with increased risks of mortality and cardiac morbidity in patients with CHD

37 M. Malik, P. Barthel, R. Schneider, K. Ulm, and G. Schmidt, "Heart-rate Turbulence after Ventricular Premature Beats as a Predictor of Mortality after Acute Myocardial Infarction," The Lancet 353, no. 9162 (Apr 24, 1999): 1390–96

38 U.S. Department of Health and Human Services, National Center for Health Statistics, "Health, United States 2015: Special Feature on Racial and Ethnic Health Disparities" (accessed June 2016), www.cdc.gov/nchs/hus/

39 A. B. Kulur, N. Haleagrahara, P. Adhikary, and P. S. Jeganathan, "Effect of Diaphragmatic Breathing on Heart Rate Variability in Ischemic Heart Disease with Diabetes," Arquivos Brasilieros Cardiologia 92, no. 6 (Jun 2009): 423–29, 440–47, 457–63

40 Peter Levine is a leading shock and trauma therapist. He uses verbal techniques, combined with a close observation of the client in terms of subtle changes in their autonomic nervous system, as the client regresses to the time of a traumatic event. He wrote Waking the Tiger (Berkeley: North Atlantic Books, 1997). Since then, his teaching has grown into a form called Somatic Experiencing.

41 Stephen Porges developed, patented, and marketed a vagal-tone monitor to measure HRV through a small company called Delta-Biometrics, Inc. That company no longer exists; however, there are now many vagal-tone measuring devices manufactured by other companies.

42 James Oschman, PhD is a research scientist and author of the bestselling book Energy Medicine (London: Churchill Livingstone, 2000)

43 The Listening Project Protocol is now available through Integrated Listening Systems as the "Safe and Sounds Protocol: A Portal to Social Engagement," http://integratedlistening.com/ssp-safe-sound-protocol.

44 John T. Cottingham, Stephen W. Porges, and Todd Lyon, "Effects of Soft Tissue Mobilization (Rolfing Pelvic Lift) on Parasympathetic Tone in Two Age Groups," Physical Therapy 68, no. 3 (Mar 1988): 352–56

45 D. Buskila and H. Cohen, "Comorbidity of Fibromyalgia and Psychiatric Disorders," Current Pain and Headache Reports 11, no. 5 (Oct 2007): 333–38

46 P. Schweinhardt, K. M. Sauro, and M. C. Bushnell, "Fibromyalgia: a disorder of the brain?" Neuroscientist 14, no. 5 (2008): 415–21

47 A systematic review of antidepressant efficacy failed to demonstrate superior effectiveness compared to psychotherapy, alternative therapy such as exercise, acupuncture, and relaxation, or active intervention controls such as sham acupuncture or therapies not specific to depression. Arif Khan, Charles Faucett, P. Lichtenberg, I. A. Kirsch, and W. A. Brown, "A Systematic Review of Comparative Efficacy of Treatments and Controls for Depression," PLOS (Jul 30, 2012), http://dx.doi.org/10.1371/journal.pone.0041778

48 My primary biomechanical craniosacral teacher is Alain Gehin, the French osteopath who wrote The Atlas of Manipulative Techniques for the Cranium and the Face. (See note 5 above.)

49 Monica J. Fletcher, Jane Upton, Judith Taylor-Fishwick, Sonia A. Buist, Christine Jenkins, John Hutton, Neil Barnes, Thys Van Der Molen, John W. Walsh, Paul Jones, and Samantha Walker, "COPD Uncovered: An International Survey on the Impact of Chronic Obstructive Pulmonary Disease [COPD] on a Working-Age Population," BMC Public Health Journal 11, no. 612 (2011), www.biomedcentral.com/1471-2458/11/612#B1, doi :10.1186/1471-2458-11-612

50 The 10 Leading Causes of Death in the World, 2000 and 2012, World Health Organization Fact Sheet No. 310 (Geneva, Switzerland: World Health Organization, 2013)

51 Robert I. Miller and Sterling K. Clarren, "Long-Term Developmental Outcomes in Patients with Deformational Plagiocephaly," Pediatrics 105, no. 2 (Feb 2000): e26

52 David G. Simons, MD, Janet G. Travell, MD, and Lois S. Simons, PT, Myofascial Pain and Dysfunction: The Trigger Point Manual, 6th ed., vol. 2 (London: Churchill Livingstone, 2008)

53 Ida P. Rolf, PhD, Rolfing: Reestablishing the Natural Alignment and Structural Integration of the Human Body for Vitality and Well-Being, rev. ed. (Rochester, VT: Healing Arts Press, 1989)

54 John T. Cottingham, Stephen W. Porges, and Todd Lyon, "Effects of Soft Tissue Mobilization (Rolfing Pelvic Lift) on Parasympathetic Tone in Two Age Groups," Physical Therapy 68, no. 3 (Mar 1988): 352–56. Their experiment is discussed in detail in Chapter 4

55 C. C. Lunardi, F. A. Marques da Silva, Rodrigues Mendes, Marques A. P. Stelmach, and Fernandes Carvalho, "Is there an Association Between Postural Balance and Pulmonary Function in Adults with Asthma?" Clinics 68, no. 11 (São Paulo, Brazil: Department of Physical Therapy, School of Medicine, University of São Paulo, Nov 2013)

56 D. M. Kado, M. H. Huang, H. S. Karlamangla, E. Barrett-Connor, and G.A. Greendale, "Hyperkyphotic Posture Predicts Mortality in Older Community-Dwelling Men and Women: A Prospective Study," Journal of the American Geriatric Society 52, no. 10 (Oct 2004): 1662–67

57 Mayo Clinic Newsletter (Nov 3, 2000)

58 Alf Breig, Adverse Mechanical Tension in the Central Nervous System: An Analysis of Cause and Effect: Relief by Functional Neurosurgery (Stockholm: Almqvist & Wiksell International, 1978)

59 Roger W. Sperry, "Roger Sperry's Brain Research," Bulletin of The Theosophy Science Study Group 26, no. 3–4 (1988): 27–28. Also see Sperry's review of The Formation of Nerve Connections by R. M. Gaze in Quarterly Review of Biology 46 (Jun 1971): 198

60 A. I. Kapandji, The Physiology of the Joints, 6th ed., vol. 3 (London: Churchill Livingstone, 2008)

61 T. A. Smitherman, R. Burch, H. Sheikh, and E. Loder, "The Prevalence, Impact, and Treatment of Migraine and Severe Headaches in the United States: A Review of Statistics from National Surveillance Studies," Headache 53, no. 3 (Mar 7, 2013): 427–36

62 L. D. Goldberg, "The Cost of Migraine and its Treatment," American Journal of Managed Care 11, no. 2 suppl. (Jun 2005): S62–67

63 David G. Simons, MD, Janet G. Travell, MD, and Lois S. Simons, PT, Myofascial Pain and Dysfunction: The Trigger Point Manual, 6th ed., vol. 2 (London: Churchill Livingstone, 2008)

64 M. S. Robbins and R. B. Lipton, "The Epidemiology of Primary Headache Disorders," Seminal Neurology 30 (Apr 2010): 107–19

65 Jes Olesen, Headaches, 3rd ed. (Philadelphia: Lippincott, Williams & Wilkins, 2006), 246–47

66 R. C. Kessler, W. T. Chiu, O. Demler, K. R. Merikangas, and E. E. Walters, "Prevalence, Severity, and Comorbidity of 12-Month DSM-IV Disorders in the National Comorbidity Survey Replication," Archives of General Psychiatry 62, no. 6 (Jun 2005): 617–27

67 Phil Barker, Psychiatric and Mental Health Nursing: The Craft of Caring (London: Arnold, 2003)

68 Michael Passer, Ronald Smith, Nigel Holt, Andy Bremner, Ed Sutherland, and Michael Vliek, Psychology (UK: McGrath Hill Higher Education, 2009)

69 The National Intimate Partner and Sexual Violence Survey (Atlanta, GA: National Center for Injury Prevention and Control, Centers for Disease Control and Prevention, 2017), www.cdc.gov/violenceprevention/nisvs/

70 M. J. Breiding, J. Chen, and M. C. Black, Intimate Partner Violence in the United States—2010 (Atlanta, GA: National Center for Injury Prevention and Control, Centers for Disease Control and Prevention, 2014), www.cdc.gov/violenceprevention/pdf/cdc_nisvs_ipv_report_2013_v17_single_a.pdf

71 T. Frodi, E. Meisenzahl, T. Zetsche, R. Bottlender, C. Born, C. Groll, M. Jäger, G. Leinsinger, K. Hahn, and H.J. Möller, "Enlargement of the Amygdala in Patients with a First Episode of Major Depression," Biological Psychiatry 51, no. 9 (May 1, 2002): 708–14

72 Bruce S. McEwen, "L1 Stress Induced, Hippocampal, Amygdala and Prefrontal Cortex Plasticity and Mood Disorders," Behavioral Pharmacology 15, no. 5–6 (2001): A1

73 There was no published report from this treatment project. This summary is condensed from personal conversations with psychologist Marc Levin over several years.

74 Thomas Insel, "Antidepressants: A Complicated Picture," The National Institute of Mental Health Directors Blog (Dec 6, 2011), www.nimh.nih.gov/about/directors/thomas-insel/blog/2011/antidepressants-a-complicated-picture.shtml

75 Peter Wehrwein, "Astounding Increase in Antidepressant Use by Americans," Harvard Health Blog (Oct 20, 2011), www.health.harvard.edu/blog/astounding-increase-in-antidepressant-use-by-americans-201110203624

76 Andreas Vilhelmsson, "Depression and Antidepressants: A Nordic Perspective," Frontiers in Public Health 1, no. 30 (Aug 26, 2013), doi: 10.3389/fpubh.2013.00030

77 Craig W. Lindsley, ed., "2013 Statistics for Global Prescription Medications," ACS Chemical Neuroscience 5, no. 4 (Apr 16, 2014): 250–251, www.ncbi.nlm.nih.gov/pmc/articles/PMC3990946/, doi: 10.1021/cn500063v

78 Jay C. Fournier, MA, Robert J. DeRubeis, PhD, Steven D. Hollon, PhD, Sona Dimidjian, PhD, Jay D. Amsterdam, MD, Richard C. Shelton, MD, and Jan Fawcett, MD, "Antidepressant Drug Effects and Depression Severity: A Patient-Level Meta-analysis," Journal of the American Medical Association 303 (2010): 47–53

79 Mark Olfson, MD and Steven C. Marcus, PhD, "National Patterns in Antidepressant Medication Treatment," Archives of General Psychiatry 66, no. 8 (2009). 848–856, doi: 10.1001/archgenpsychiatry.2009.81

80 R. C. Kessler, P. A. Berglund, O. Demler, R. Jin, K. R. Merikangas, and E.E. Walters, "Lifetime Prevalence and Age-of-Onset Distributions of DSM-IV Disorders in the National Comorbidity Survey Replication," Archives of General Psychiatry 62, no. 6 (Jun 2005): 593–602

81 See Chapter 5, "Relieving COPD and Hiatal Hernia," for more about hiatal hernias and their treatment

82 Centers for Disease Control and Prevention, "Prevalence of Autism Spectrum Disorder Among Children Aged 8 Years—Autism and Developmental Disabilities Monitoring Network," Surveillance Summaries (Mar 28, 2010): 1–21

83 Centers for Disease Control and Prevention Autism and Developmental Disabilities Monitoring Network Surveillance Year 2010 Principal Investigators, Jon Baio, EdS, corresponding author, "Prevalence of Autism Spectrum Disorder among Children Aged 8 Years—Autism and Developmental Disabilities Monitoring Network, 11 Sites, United States, 2010," Morbidity and Mortality Weekly Report 63, no. SS02 (Mar 28, 2014): 1–21

84 Ariane V. Buescher, MSc; Zuleyha Cidav, PhD, Martin Knapp, PhD, and David S. Mandell, ScD, "Costs of Autism Spectrum Disorders in the United Kingdom and the United States," Journal of the American Medical Association Pediatrics 168, no. 8 (Aug 2014): 721–28

85 Tara A. Lavelle, PhD, Milton C. Weinstein, PhD, Joseph P. Newhouse, PhD, Kerim Munir, MD, MPH, DSc, Karen A. Kuhlthau, PhD, and Lisa A. Prosser, PhD, "Economic Burden of Childhood Autism Spectrum Disorders," Pediatrics 133, no. 3 (Mar 1, 2014): e520–29

86 Nicole Ostrow, "Autism Costs More Than 2 Million Dollars over Patient's Lifetime," Bloomberg Business (Jun 10, 2014), www.bloomberg.com/news/articles/2014-06-09/autism-costs-more-than-2-million-over-patients-life

87 Also see Erik Borg and S. Allen Counter, "The Middle-Ear Muscles," Scientific American 261, no. 2 (Aug 1989): 74–80

88 The listening project protocol is now available through Integrated Listening Systems as the "Safe and Sounds Protocol: A Portal to Social Engagement," http://integratedlistening.com/ssp-safe-sound-protocol

89 Porges, S. W., Macellaio, M., Stanfill, S. D., McCue, K., Lewis, G. F., Harden, E. R., and Heilman, K. J., "Respiratory Sinus Arrhythmia and Auditory Processing in Autism: Modifiable Deficits of an Integrated Social Engagement System?" International Journal of Psychophysiology 88, no. 3 (2013): 261–270

90 Stephen W. Porges, Olga V. Bazhenova, Elgiz Bal, Nancy Carlson, Yevgeniya Sorokin, Keri J. Heilman, Edwin H. Cook, and Gregory F. Lewis, "Reducing Auditory Hypersensitivities in Autism Spectrum Disorder: Preliminary Findings Evaluating the Listening Project Protocol," Frontiers in Pediatrics 2, no. 80 (Aug 1, 2014), doi: 10.3389/fped.2014.00080

91 This is based on conversations with Stephen and his lab assistant, who tested the function of my stapedius muscle on two different visits. See also Erik Borg and S. Allen Counter, "The Middle-Ear Muscles," Scientific American 261, no. 2 (Aug 1989): 74–80

92 R. I. Miller and S. K. Clarren, "Long-Term Developmental Outcomes in Patients with Deformational Plagiocephaly," Pediatrics 105, no. 2 (Feb 2000), http://pediatrics.aappublications.org/content/105/2/e26.short

93 Thomas W. Myers, Anatomy Trains: Myofascial Meridians for Manual and Movement Therapists, 3rd ed. (London: Churchill Livingstone, 2014)

94 J. Douglas Bremner, MD, "Neuroimaging Studies in Post-Traumatic Stress Disorder," Current Psychiatry Reports 4 (2002): 254–63

Stichwortverzeichnis

K

M

N

P

R

S

T

U

V

Z

Glossar

Craniosacral-Therapie: Körperorientierte manuelle Behandlungsform, die sich in der ersten Hälfte des 20. Jahrhunderts aus der Osteopathie entwickelt hat. Sie beruht auf der Arbeit mit dem sich über das Bindegewebe im ganzen Körper ausbreitenden und daher überall tastbaren craniosacralen Rhythmus, der sich im feinen Pulsieren der Gehirn- und Rückenmarksflüssigkeit zeigt, die das Nervensystem vom Schädel (*Cranium*) bis zum Kreuzbein (*Sacrum*) nährt, bewegt und schützt. Durch die unterstützende Behandlung lösen sich Verspannungen, Schmerzen oder Bewegungseinschränkungen; das Immunsystem wird gestärkt und die Vitalfunktionen stabilisieren sich.

Dissoziierung: Trennung von Wahrnehmungs- und Gedächtnisinhalten

Herzfrequenzvariabilität: HRV, von *engl. heart rate variability*, Fähigkeit des Herzens, sich an den Atemrhythmus anzupassen.

Ganglien: Anhäufung von Nervenzellkörpern im peripheren Nervensystem. Ganglien werden auch als Nervenknoten bezeichnet.

Grenzstrang des Sympathikus, sympathischer Grenzstrang: Eine Kette aus sympathischen Nerven, die aus vertikal untereinander verbundenen Ganglien bestehen. Er verläuft an beiden Seiten der Wirbelsäule und gehört zum Sympathikus.

Hinterer Vagus-Ast, dorsales vagales System: Der (stammesgeschichtlich) älteste Teil des autonomen Nervensystems, der „alte" Vagus-Ast. Er schaltet die beiden anderen Systeme ab, bringt den Organismus in einen Zustand von Erstarrung, Rückzug, depressivem Verhalten, Totstellen, Dissoziation und passiver Vermeidung bei höchster Lebensgefahr; sorgt im Zustand der Sicherheit für „Ruhe und Verdauung".

Homöostase: Aufrechterhaltung des sogenannten inneren Milieus des Körpers mithilfe von Regelsystemen, z. B. Kreislauf, Körpertemperatur, Elektrolythaushalt usw.

Motorisch: Den Bewegungsablauf betreffend; insbesondere bei Nerven: Bewegungen steuernd; im weiteren Sinne auch die Strukturen, die für eine Bewegung benötigt werden, z. B. Muskulatur und Innervation (motorische Nerven oder Nervenfasern).

Physiologie: Die Physiologie ist, als Teilgebiet der Biologie, die Lehre von den physikalischen und biochemischen Vorgängen in den Zellen, Geweben und Organen aller Lebewesen; sie bezieht das Zusammenwirken aller Lebensvorgänge im gesamten Organismus in ihre Betrachtung.

Prosodische Vokalisation: Ausdrucksweise in Form von Betonung, Rhythmus und Tonhöhe der Stimme beim Sprechen.

Sensibel: Im Gegensatz zum englischen Sprachgebrauch, wo für jede Sinneswahrnehmung der Begriff „sensorisch" verwendet wird, spricht man im Deutschen beim Tastsinn von sensiblen Nerven und sensibler Sinnesempfindung; dazu gehören Druck, Berührung, Vibration, Schmerz und Temperatur.

Sensorisch: Bezieht sich auf die Wahrnehmung mit den Sinnen. Sensorische Nerven und Nervenfasern sind solche, die diese Wahrnehmungen weiterleiten. Zu den sensorischen Wahrnehmungen gehören Sehen, Hören, Schmecken, Riechen und der Gleichgewichtssinn.

Social-Engagement-System: Stammesgeschichtlich jüngstes Anpassungssystem, nur bei der Klasse der Säuger und damit auch beim Menschen ausgebildet, kontrolliert das immer noch vorhandene archaische Verhalten von Kampf oder Flucht. Im Deutschen kann es als System von Kontakt und Kommunikation, soziale Zugewandtheit und soziales Nervensystem bezeichnet werden.

Soziales Nervensystem: Vorderer Vagus-Ast (ventrales vagales System), sorgt zusammen mit den Hirnnerven V, VII, IX und XI für Kontakt und Kommunikation, soziale Zugewandtheit, Wohlbefinden, Frieden, Leichtigkeit, Mitgefühl, Verbundenheit, Liebe u. a.

Sympathikus: Unterdrückt bei Gefahr den vorderen Vagus-Ast (das soziale Nervensystem); verursacht schnelle Reaktionen, Stress, „Kampf oder Flucht", Leistungsbereitschaft, Abbau von Körperreserven.

Vorderer Vagus-Ast, ventrales vagales System: Der (stammesgeschichtlich) „neue" Vagus-Ast; unterstützt Ruhe und Gelassenheit, fördert soziale Verbundenheit und Kommunikation; der Organismus ist im „Normalmodus".

Danksagungen

Mein Dank gilt Stephen Porges, der die Polyvagal-Theorie konzipiert hat – seine Lehre und seine Schriften eröffneten mir eine neue Dimension der Erkenntnis und ermöglichten es mir, vielen Klienten zu helfen und andere, im Gesundheitswesen arbeitende Fachleute auszubilden. Wir sind seit mehr als zehn Jahren befreundet, und er hat mich bei der Konzeption und der Niederschrift dieses Buches inspiriert. Er sah auch einen frühen Entwurf dieses Manuskripts durch und half bei der Klärung wichtiger Punkte.

Ich danke Alain Gehin, meinem Freund, Mentor und wichtigsten Lehrer der Osteopathie und Craniosacral-Therapie über mehr als 25 Jahre. Mein Dank geht auch an Professor Pat Coughlin an der Geisinger Commonwealth School of Medicine (vormals Commonwealth Medical College), der mein hauptsächlicher Lehrer in Anatomie und Physiologie war und mir bei der Bearbeitung der anatomischen Bezüge in diesem Text half. Linda Thorborg verdanke ich Impulse bei der Entwicklung vieler Aspekte meiner manuellen Techniken; sie gab mit mir zusammen Kurse für optimales Atmen.

Ich danke Kathy Glass, meiner Lektorin, die sich meiner chaotischen Notizen annahm und sie zu diesem Buch formte. Ich lebe seit 35 Jahren in Dänemark und spreche seither Dänisch, worunter mein Englisch, insbesondere mein schriftlicher Ausdruck, gelitten hat. Rückblickend sehe ich, dass Kathy mit der Hilfe bei der Formulierung meiner Gedanken eine nahezu unmögliche Aufgabe übernahm – und das ist ihr formvollendet gelungen. Benjamin Shield und Jacqueline Lapidus halfen mir ebenfalls beim Korrekturlesen früher Entwürfe.

Ich danke auch Mary Buckley, Erin Wiegand und Nina Pick von North Atlantic Books, die mein Manuskript in seine endgültige Fassung brachten.

Mein Dank gilt auch, stellvertretend für alle meine Lehrer, Jim Oschman, Autor von *Energiemedizin: Konzepte und ihre wissenschaftliche Basis*; Tom Myers, Autor von *Anatomy Trains: Myofasziale Leitbahnen*;

meinen vier Ausbildern in Tai Chi und Chi Gong: John Chung Li, Ed Young, Prof. Cheng Man-Ch'ing und Hans Finne; meinem Lehrer für Achtsamkeit und Vipassana-Meditation, Joseph Goldstein; meinen Rolfing-Lehrern Peter Melchior, Peter Schwind, Michael Salveson und Louis Schultz; ich danke auch Timothy Dunphy, Ann Parks sowie allen anderen, die mich im Laufe der Jahre in Heiltechniken, Massage und anderen Körpertherapien ausgebildet haben.

Ebenso danke ich meinen Kolleginnen und Kollegen am Stanley-Rosenberg-Institut sowie allen meinen Studenten, Klienten und meinen vielen jahrelangen Freunden, insbesondere Ina Brind, Benjamin Shield, Anne und Philip Neess, Lise Pagh, Charlotte Soe, Mohammed Al Mallah, Gordon Enevoldson, DeeDee Schmidt Petersen, Trine Rosenberg und Donna Smith. Mein Dank geht auch an Filip Rankenberg und meine anderen Kollegen bei Manuvision.

Ich danke auch Sri Sri Ravi Shankar für sein Interesse an unserer Form der Craniosacral-Therapie und für seine Unterstützung über all die Jahre.

Und ich danke meinen Kindern Annatrine, Erik und Tau, meinen Enkelkindern, meinen Eltern und meinen Brüdern Jack, Allen und Arnold.

Über den Autor

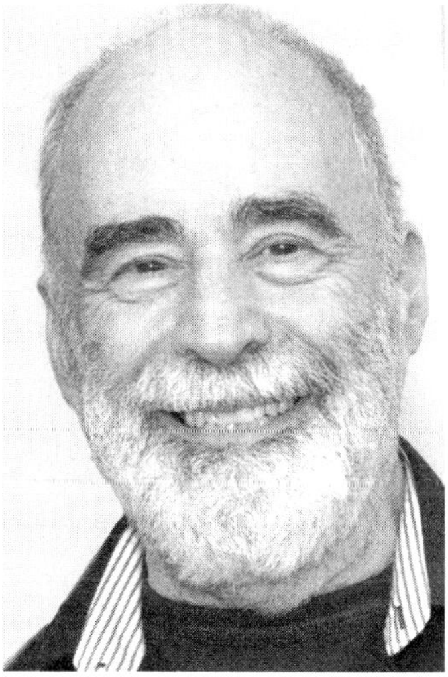

Stanley Rosenberg ist gebürtiger Amerikaner und lebt als Autor und Körpertherapeut in Dänemark. Seit 1983 ist er Rolfer und seit 1987 arbeitet er mit der Craniosacral-Therapie. Er hat viele Jahre lang bei Alain Gehin gelernt, der am Upledger-Institut in biomechanischer Craniosacral-Therapie ausgebildet wurde, und wurde von Giorgia Milne in biodynamischer Craniosacral-Therapie geschult; er lernte die Behandlung von Kindern bei Benjamin Shield und besuchte Osteopathie-Kurse bei Jean-Pierre Barral.

Er leitete viele Jahre lang ein Ausbildungsinstitut in Dänemark und lehrte strukturelle Integration, myofasziale Release-Techniken (Verbesserung der Beweglichkeit und Verschiebbarkeit des Bindegewebes), die Lösung von Narbengewebe, biomechanische Craniosacral-Therapie, viszerale Bauchmassage und Biotensegrität. Er hat vier Bücher geschrieben, die in Dänemark veröffentlicht wurden: *Nevermore Pain in the Back* (zu Deutsch etwa: „Nie mehr Rückenschmerzen“), *Nevermore Stiff Neck* (zu Deutsch etwa: „Nie mehr steifer Hals“), *Pain Relief with Osteomassage* (zu Deutsch etwa: „Schmerzen lindern mit Osteomassage“) und *Hwa Yu Tai Chi*. Zusätzlich zu seiner Arbeit als Körpertherapeut hat er auch am Theater gearbeitet und an verschiedenen Einrichtungen, darunter an der Yale University, der Brandeis University, dem Swarthmore College und an den Staatlichen Theaterschulen von Dänemark und Island; er hat Schauspieler in Yoga und Akrobatik ausgebildet und in Stimmbildung unterrichtet.

Mehr Informationen über die in diesem Buch vorgestellten Techniken finden Sie (in englischer Sprache) auf seiner Website: *www.stanleyrosenberg.com*